经肛腔镜直肠癌手术
基础·入门·进阶

Transanal Endoscopic Rectal Cancer Surgery
Basic to Mastery

名誉主编　李国新　康　亮

主　　编　尤　俊　冯　波

副 主 编　王廷豪　张　森

编　　者（以姓氏汉语拼音为序）

厦门大学附属第一医院

白浩宇　陈　识　杜卫卫　洪　叶　洪清琦　林和新
唐祖芝　王廷豪　徐志文　杨小云　尤　俊　余荒岛
赵　洁　朱靖涛

上海交通大学医学院附属瑞金医院

巴突尔　蔡正昊　丁呈圣　冯　波　乃吉普　殳舵获
宋海勤　徐玺谟　杨　晓　余梦亲　张　森　钟　昊

人民卫生出版社
·北京·

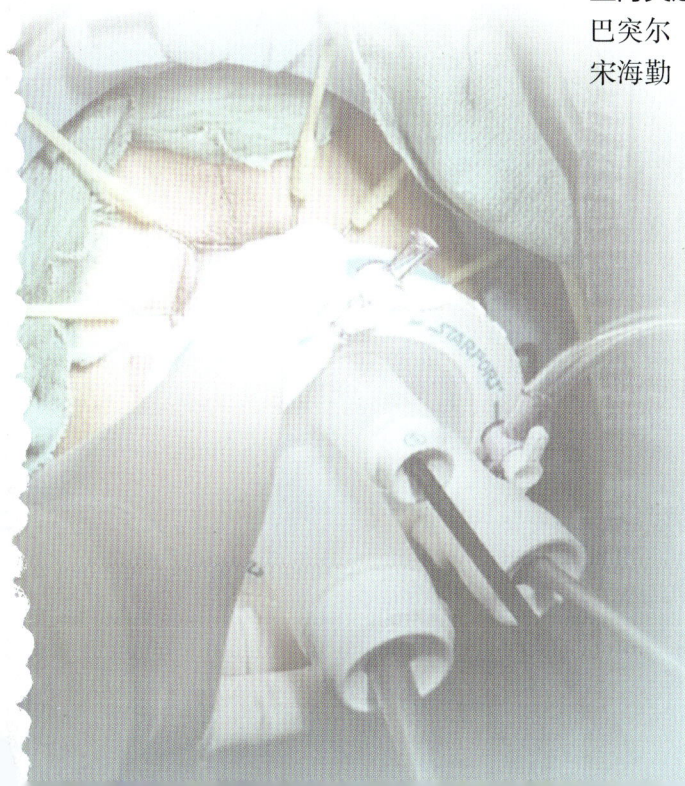

图书在版编目（CIP）数据

经肛腔镜直肠癌手术：基础·入门·进阶 / 尤俊，冯波主编. -- 北京：人民卫生出版社，2025. 5.
ISBN 978-7-117-37875-8

I. R735. 305

中国国家版本馆 CIP 数据核字第 2025ZB0938 号

人卫智网	www.ipmph.com	医学教育、学术、考试、健康，购书智慧智能综合服务平台
人卫官网	www.pmph.com	人卫官方资讯发布平台

经肛腔镜直肠癌手术 —— 基础·入门·进阶
Jinggang Qiangjing Zhichang'ai Shoushu
——Jichu · Rumen · Jinjie

主　　编：尤　俊　冯　波
出版发行：人民卫生出版社（中继线 010-59780011）
地　　址：北京市朝阳区潘家园南里 19 号
邮　　编：100021
E - mail：pmph @ pmph.com
购书热线：010-59787592　010-59787584　010-65264830
印　　刷：北京瑞禾彩色印刷有限公司
经　　销：新华书店
开　　本：787 × 1092　1/16　　印张：11
字　　数：275 千字
版　　次：2025 年 5 月第 1 版
印　　次：2025 年 5 月第 1 次印刷
标准书号：ISBN 978-7-117-37875-8
定　　价：158.00 元

打击盗版举报电话：010-59787491　E-mail：WQ @ pmph.com
质量问题联系电话：010-59787234　E-mail：zhiliang @ pmph.com
数字融合服务电话：4001118166　E-mail：zengzhi @ pmph.com

李国新，主任医师，二级教授，博士研究生导师。

历任南方医科大学南方医院普通外科主任，广东省胃肠肿瘤精准微创诊疗重点实验室主任，广东省微创外科工程技术研究中心主任，南方医院副院长。现任清华大学长聘教授、清华大学医疗总监，并担任北京清华长庚医院胃肠外科主任医师。

享受国务院政府特殊津贴专家（2021年），国家卫生健康突出贡献中青年专家（2020年），中国腹腔镜胃肠外科研究组（Chinese Laparoscopic Gastrointestinal Surgery Study Group，CLASS）的创始人，英格兰皇家外科学院院士（Fellow of the Royal College of Surgeons of England，FRCS）。

从事胃肠肿瘤及胃肠外科疾病诊疗工作35年，擅长微创外科，创立了胃肠肿瘤精准微创外科关键技术体系，牵头成立CLASS。其胃癌微创临床研究成果改写了国际外科指南，书写了"中国方案"，并研发了胃癌淋巴结转移、腹膜转移、生存预后及化疗疗效的个性化精准预测新方法。

主持国家重点研发计划2项（担任首席科学家），承担包括国家自然科学基金及广东省重大科技专项在内的30余项国家及省部级科研项目。获得国际或国内专利授权36项、软件著作权19项，取得三类医疗器械注册证2项、二类医疗器械注册证2项。其研究成果已转化为4种创新微创外科设备器械，并在临床广泛应用。以第一或通信作者身份，在 JAMA、Journal of Clinical Orthodontics、Annals of Oncology、Lancet Digital Health、Gut、JAMA Surgery、Annals of Surgery 等国际权威期刊发表论文200余篇。以第一完成人身份获中华医学科技奖1项、省部级科技进步奖一等奖3项。

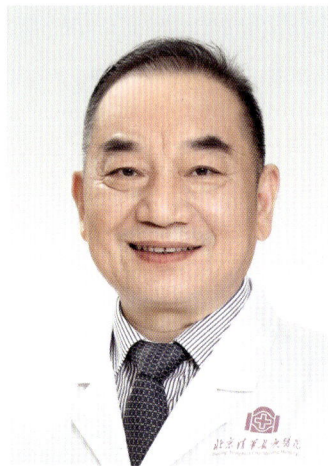

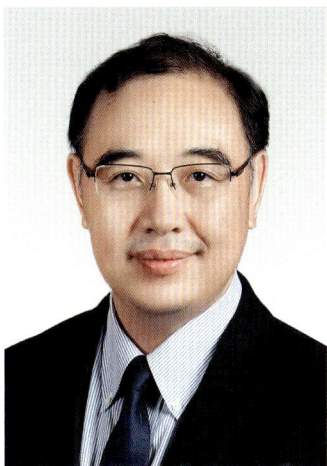

康　亮，主任医师，二级教授，结直肠外科博士研究生导师。

现任中山大学附属第六医院副院长。兼任中国医师协会外科医师分会经肛腔镜外科专家工作组组长、中国医师协会肛肠医师分会经肛腔镜外科学组组长、广东省医师协会肿瘤外科医师分会副主任委员、国家卫生健康委能力建设和继续教育外科学专家委员会委员。

专业领域为肠癌的临床及基础研究。现担任 *Diseases of the Colon & Rectum*、*Gastroenterology Report*，以及《中华胃肠外科杂志》《中华消化外科杂志》《中国实用外科杂志》等国内外知名期刊的编委及审稿专家。主编《经肛全直肠系膜切除术》（人民卫生出版社）。代表性论文发表于 *Annals of Surgery*、*Advanced Science*、*Cancer Immunology Research* 等国际知名期刊。

主持国家自然科学基金面上项目及省部级科研基金 10 余项。曾获广东省科技进步奖一等奖、教育部科技进步奖一等奖、中华医学科技奖二等奖，以及"十大医学促进专家"等荣誉称号。近五年在国内外核心期刊发表论文 100 余篇，其中 SCI 收录 40 余篇，并参编、参译著作 9 部。

尤　俊，医学博士，主任医师，副教授，硕士研究生导师。现担任厦门大学附属第一医院胃肠肿瘤外科主任。兼任中国抗癌协会肿瘤胃肠病学专业委员会常务委员、中国抗癌协会手术安全与质量控制专业委员会委员、中国抗癌协会腔镜与机器人外科分会委员、中国研究型医院学会结直肠肛门外科专业委员会常务委员、中国医师协会外科医师分会肿瘤外科专家工作组专家委员、中国医师协会外科医师分会微创外科专家工作组专家委员、中日医学科技交流协会消化外科分会常务委员、中国抗癌协会胃癌专业委员会微创外科学组委员、中国抗癌协会大肠癌专业委员会腹腔镜学组委员、中国医师协会肛肠医师分会极限保肛和功能康复学组组员、中国医师协会外科医师分会经肛腔镜外科专家工作组专家委员、中国研究型医院学会微创外科学专业委员会委员、中国老年保健医学研究会肿瘤防治分会第二学术部（大肠癌专业）常务委员、海峡两岸医药卫生交流协会肿瘤学分会常务委员、海峡两岸医药卫生交流协会肿瘤学分会胃癌学组副组长、《中华消化外科杂志》编委。

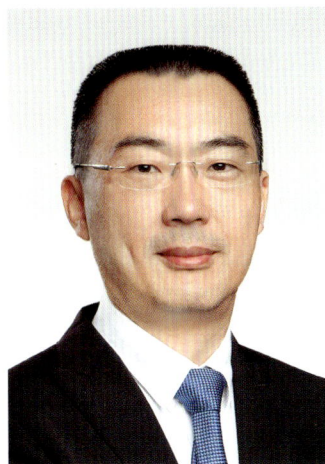

主 编 简 介

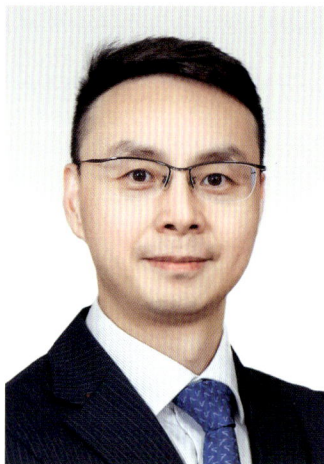

冯 波，医学博士，主任医师，博士研究生导师，博士后合作导师。

现任上海交通大学医学院附属瑞金医院胃肠外科副主任。兼任中华医学会外科学分会结直肠外科学组委员、中国研究型医院学会结直肠肛门外科专业委员会副主任委员、中国医师协会结直肠肿瘤专业委员会微创解剖学组副主任委员、中国医师协会结直肠肿瘤专业委员会青年委员会副主任委员、中国医师协会外科医师分会多学科综合治疗专业委员会青年委员会副主任委员、中国医师协会外科医师分会结直肠外科医师委员会委员、中国医师协会外科医师分会肛肠外科医师委员会委员、中国抗癌协会大肠癌专业委员会委员、上海市抗癌协会胃肠肿瘤腹腔镜专业委员会副主任委员、上海市医学会外科专科分会结直肠外科学组委员。担任《中华胃肠外科杂志》《结直肠肛门外科》《中华普外科手术学杂志（电子版）》《中华结直肠疾病电子杂志》等期刊的编委。曾任美国康奈尔大学（Cornell University）访问学者。

　　"悟微创解剖真谛，颂腔镜外科艺术"是当代中国胃肠外科医师的基础实践，也是精神追求。本书是作者通过孜孜不倦的临床实践，对外科腔镜技术及微创解剖领域的一次很有意义的探索。书中的每一个字、每一张图都凝聚了作者对经肛腔镜外科的心得体会与独到见解，值得已开展或准备开展经肛腔镜手术的结直肠外科同道精读或查阅。

　　经肛腔镜外科是一门新兴学科，一经问世便蓬勃发展。近年来，关于经肛腔镜的循证医学证据逐渐增多，初步证实了经肛腔镜在低位直肠肿瘤应用中的安全性和有效性。经肛腔镜外科在低位直肠癌保肛手术中，尤其是在男性、肥胖、小骨盆、前列腺肥大及新辅助放化疗后等病例中，优势更为明显。然而，经肛腔镜与传统腹腔镜的手术路径完全不同，绝大多数腹部外科医师对自下而上、"倒行逆施"的解剖方式感到陌生，不同的解剖视角带来了不同的解剖方式和解剖标识。经肛膜解剖也有别于传统腹腔镜辅助全直肠系膜切除术；同时，经肛腔镜下的括约肌间隙分离也具有其独特的特点与优势。本书针对经肛腔镜的特殊性，通过三个篇章较为系统地介绍了经肛腔镜直肠癌手术的方方面面，包括基本概念篇、技术入门篇和技能精进篇。更为重要的是，作者将自身对经肛腔镜的独到见解和深厚造诣倾囊相授，内容实操性强，更贴合广大结直肠外科医师的需求。

　　一名优秀的胃肠外科医师应是一名出色的"守门员"，竭尽所能帮助患者保留肛门的结构及功能。在部分超低位直肠癌患者中，胃肠外科医师的决策与技术往往决定了患者余生的生活质量。经肛腔镜手术是指应用腔镜经肛入路开展的外科手术，提供了一种与经腹腔镜手术截然不同的手术路径与术野。相较于传统经肛入路术野不清的缺陷，经肛腔镜能够清晰显现筋膜的微创解剖，使外科医师在解剖标志和层面寻找上更加精准，达到"庖丁解牛"的境界。保护好细小的神经、血管乃至肌肉组织是保证患者术后排便、排尿等功能康复的基础，同时也确保了肿瘤学的根治性与肛门的功能性，从而最终实现保留肛门的解剖结构与功能。

　　经肛腔镜外科是一项操作难度较高的外科分支：空间狭小且结构复杂，组织细微且功能分明。正因如此，作者无私地将所学、所思、所悟凝聚于此书，旨在帮助更多同道掌握经肛腔镜外科技术，从而造福更多有需要的患者。

　　"逆水行舟经肛路，柳暗花明腔镜行。"

2024 年秋

序　二

　　理论上来说，作为一种局部治疗疾病的手段，理想的外科手术应在精准完整切除病灶的同时，最大限度地保护健康的组织和器官。本人以为与传统的被动损伤控制外科（damage control surgery）理念不同，这是另一种意义上的主动损伤控制外科理念。随着现代工业技术的飞速发展，以腔镜技术和机器人为代表的外科新型仪器设备不断涌现，同时伴随着多学科诊疗（multi-disciplinary team，MDT）等肿瘤治疗新理念的提出、新药物的研发及内镜外科等相关学科的革新式进步，共同推动现代外科手术朝着微创的方向不断发展，将外科手术带来的损伤或创伤降低到前所未有的程度。我以为甚至可以称之为创伤控制外科（trauma control surgery）。

　　在创伤控制理念的指导下，作为一名胃肠外科医师，不破坏腹壁完整性、没有切口的经自然腔道手术显然是最好的选择。经自然腔道内镜手术（natural orifice transluminal endoscopic surgery，NOTES）源于内镜医师的创新，是软镜应用从诊断到局部治疗的重大突破。而现在，外科医师在这种理念的启迪下，将单孔腔镜微创外科的技艺融入其中，创造了一片新的天地。近年来，这一技术已成为国内外胃肠外科医师的临床研究热点。

　　在尤俊和冯波两位青年才俊的主持下，又一部关于经自然腔道手术的外科著作业已完成。作者们也都是充满活力的可畏后生们，这是我期待已久的事！《古今贤文》中曾提到："一花独放不是春，百花齐放春满园。"任何一件事情，如果没有志同道合者的共同努力并惠及大众，总是难以称为一件有重大意义的事情。而时代进步的担子，总归是要落在年轻人的肩膀上。

　　本书的架构与传统专业书籍不同。它从理论概念出发，分段讲解基本技能，然后逐个剖析临床问题，实操目的性强。书中采用了两位主编所在团队的大量手术图片及视频，对经肛腔镜直肠癌手术进行了分层递进、从了解到精通的系统阐释。在阅读书稿的过程中，我处处感受到作者们源于临床一线工作中的心得体会，这对我的工作也具有很大的借鉴意义。相信广大胃肠外科医师在此书的帮助下会大获裨益。

　　读书获取理论知识，进而指导实践工作。希望广大读者在本书的指导下，充分消化吸收作者们的心血，并将其应用于自身的临床工作中，从而帮助更多患者摆脱疾病的痛苦。若能如此，作者们的心愿达成，幸甚至哉！

张宏
2024 年秋

20 世纪 80 年代，Gerhard Buess 首次将腔镜设备器械应用于经肛入路手术中，用于治疗直肠良性病变，称为经肛内镜显微手术（transanal endoscopic microsurgery，TEM），开启了直肠良性病变经肛入路腔镜下局部切除手术的全新时代。随着 NOTES 理念的推广、直肠肿瘤基础研究的不断深入及经肛腔镜单孔操作平台的革新，Sylla 于 2010 年首次报道了腹腔镜辅助下应用 TEM 平台进行直肠癌根治性手术的临床研究，并逐步发展成为经肛全直肠系膜切除术（transanal total mesorectal excision，TaTME）。腔镜系统的应用为经肛入路手术提供了良好的高清术野，显著提高了直肠良性病变手术切除的质量，并有望提高直肠癌根治性手术的外科学、肿瘤学和功能学疗效，在一定程度上改善了患者的生活质量。然而，经肛腔镜手术作为一项新兴技术，其安全实施与推广具有极高的挑战性。这不仅要求外科医师具备高超的技术和丰富的经验，还需要其医疗团队在规范适应证选择、"自下而上"的应用解剖理解、围手术期评估与管理等各方面，将理念与流程标准化。

Atallah 于 2019 年主编的 *Transanal Minimally Invasive Surgery*（*TAMIS*）*and Transanal Total Mesorectal Excision*（*taTME*）是迄今为止国内外对经肛腔镜手术进行全面描述的权威专著之一。截至目前，此类书籍仍为数不多。近年来，随着国内外结直肠外科医师对经肛腔镜手术的不断探索，经肛入路下应用腔镜技术治疗直肠病变的手术领域中不断涌现出新的知识与理念，各类单孔操作平台与设备不断更新，并得到了越来越多学术团体和医学中心的关注与支持。为了满足那些追求精进经肛腔镜手术技巧，以及尝试接触经肛腔镜手术的同行们的临床需求，我们立足于自身工作基础，并结合国内外研究的新进展，对经肛腔镜手术的历史沿革、适应证、应用膜解剖基础、术前评估、手术室硬件设备与人员准备、扶镜手培训、荷包缝合、手术技巧（包括经肛微创手术治疗直肠良性肿瘤、经肛腔镜系统联合腹会阴联合切除术、TaTME、TaTME 联合经括约肌间切除术）、手术并发症、术后功能评估、术后护理及结构化培训等方面进行了详细阐述。本书致力于发展经肛腔镜手术的实用性，不拘泥于传统的教科书形式，结合精美的手术图片与手术视频，希望为尝试入门或追求精进技术以提高直肠肿瘤手术疗效的同道，提供有价值的临床参考与帮助。由于我们的能力与水平有限，若有疏漏或不当之处，敬请广大读者批评指正。

2024 年夏

目　　录

第一篇　基本概念篇

第一章　经肛腔镜手术的历史沿革 2

一、经肛腔镜局部切除术 2

二、经肛腔镜根治性手术 3

第二章　低位直肠癌保肛手术的膜解剖基础 5

一、膜解剖的认知与概述 5

二、直肠周围筋膜解剖与盆底结构局部解剖 5

第三章　手术室设备布局与准备 10

一、物品准备 10

二、手术布局 10

三、麻醉与手术体位 12

四、标准化手术配合 13

五、手术护理配合风险管理要点 14

第四章　经肛腔镜手术的类型与适应证 16

一、经肛内镜局部切除术 16

二、经肛全直肠系膜切除术 18

三、经括约肌间切除术 20

第五章　磁共振检查在经肛腔镜手术前评估中的应用 22

一、CT 评估 22

二、MRI 评估 25

第二篇　技术入门篇

第六章　如何做好扶镜手：扶镜技巧探索及分享 38

一、扶镜手的基本坐姿与手势 38

二、扶镜手的工具 38

三、扶镜手显露术野的手段 ·· 39

四、扶镜要点分析 ··· 40

五、小结 ··· 40

第七章　经肛全直肠系膜切除术的荷包缝合技术 ························· 41

一、经肛全直肠系膜切除术的荷包缝合技术 ······························ 41

二、荷包缝合技术的改进与发展 ·· 44

第八章　经肛全直肠系膜切除术的解剖标志和实战意义 ·············· 45

一、膜解剖与经肛全直肠系膜切除术 ·· 45

二、经肛全直肠系膜切除术的解剖学标志与实战意义 ················· 45

第九章　经肛微创手术在直肠肿瘤手术治疗中的应用 ················· 54

一、经肛微创手术的起源 ··· 54

二、适应证、禁忌证及术前准备 ·· 55

三、直肠肿瘤经肛微创手术 ·· 59

四、经肛微创手术术后处理及并发症 ·· 63

五、小结 ··· 64

第三篇　技能精进篇

第十章　经肛全直肠系膜切除术中自主神经保护策略 ················· 66

一、直肠周围间隙与自主神经分区域保护 ··································· 66

二、直肠后方的间隙（肛提肌上间隙） ·· 66

三、直肠前方的间隙 ·· 68

四、直肠前侧方间隙 ·· 69

五、直肠侧后方间隙 ·· 71

第十一章　经肛腔镜能量器械的使用心得 ································· 76

一、电能量器械 ·· 76

二、超声能量器械 ·· 77

第十二章　经肛腔镜经括约肌间切除术的初步探索 ··················· 80

一、经肛腔镜经括约肌间切除术的手术方法 ······························ 80

二、经肛腔镜经括约肌间切除术结局的初步探索 ······················· 85

三、展望 ··· 86

第十三章　直肠尿道肌的解剖 ··· 87

一、直接分离法 ·· 88

二、腹组辅助引导法 ·· 90

三、侧面包抄法 ……………………………………………………………… 91

四、吊带法 …………………………………………………………………… 92

五、拖出法 …………………………………………………………………… 93

第十四章　经肛全直肠系膜切除术中膜解剖的陷阱误区 ………………… 94

一、误区：末段直肠系膜的完整裸化 …………………………………… 94

二、陷阱：直肠侧后方间隙的漏斗状筋膜屏障误导手术平面 ………… 97

三、陷阱：分离直肠前间隙时误伤前列腺致出血等并发症 …………… 100

四、陷阱：分离直肠侧间隙时误伤神经血管束与盆腔自主神经 ……… 100

第十五章　经肛全直肠系膜切除术后并发症的危险因素分析及防治 …… 103

一、经肛全直肠系膜切除术后吻合口漏 ………………………………… 103

二、经肛全直肠系膜切除术后低位前切除综合征 ……………………… 106

三、经肛全直肠系膜切除术后直肠阴道瘘 ……………………………… 109

四、经肛全直肠系膜切除术后注意事项 ………………………………… 110

五、经肛全直肠系膜切除术后严重并发症危险因素分析 ……………… 112

第十六章　泌尿生殖及肛门功能的评估与应用 …………………………… 120

一、直肠肛门功能的评价方法 …………………………………………… 121

二、泌尿生殖系统功能的评价方法 ……………………………………… 121

三、经肛全直肠系膜切除术后直肠肛门功能 …………………………… 122

四、经肛全直肠系膜切除术后泌尿生殖系统功能 ……………………… 123

五、经肛全直肠系膜切除术的术后功能康复 …………………………… 124

第十七章　经肛全直肠系膜切除术的结构化培训 ………………………… 127

一、经肛全直肠系膜切除术结构化培训的现状 ………………………… 127

二、经肛全直肠系膜切除术结构化培训仍应精进 ……………………… 128

三、经肛全直肠系膜切除术结构化培训的未来发展趋势 ……………… 129

第十八章　经肛腔镜手术的患者护理 ……………………………………… 130

一、术前护理 ……………………………………………………………… 130

二、术后护理 ……………………………………………………………… 133

参考文献 ……………………………………………………………………… 135

附录　腔镜辅助监视在腹会阴联合切除术中的应用 ……………………… 152

一、手术步骤 ……………………………………………………………… 152

二、小结 …………………………………………………………………… 156

视 频 目 录

视频 8-1　腹腔镜辅助经肛全直肠系膜切除术——新辅助放化疗患者的
　　　　　骶前筋膜与盆内脏神经保护 ·· 49

视频 8-2　腹腔镜辅助经肛全直肠系膜切除术——男性患者 ················· 51

视频 8-3　腹腔镜辅助经肛全直肠系膜切除术——女性患者 ················· 51

视频 8-4　腹腔镜辅助经肛全直肠系膜切除术——分离直肠前侧方间隙 ····· 53

视频 9-1　经肛微创手术（一）··· 55

视频 9-2　经肛微创手术（二）··· 62

视频 9-3　经肛微创手术（三）··· 62

视频 9-4　经肛微创手术（四）··· 63

视频 10-1　腹腔镜辅助经肛全直肠系膜切除术——分离直肠侧后方间隙
　　　　　　（新辅助放化疗后仍外侵的患者）···························· 68

视频 10-2　腹腔镜辅助经肛全直肠系膜切除术——分离直肠前间隙 ········ 69

视频 10-3　腹腔镜辅助经肛全直肠系膜切除术——分离直肠侧后方间隙 ···· 72

视频 10-4　腹腔镜辅助经肛全直肠系膜切除术——分离直肠侧间隙（一）··· 75

视频 10-5　腹腔镜辅助经肛全直肠系膜切除术——分离直肠侧间隙（二）··· 75

视频 11-1　腹腔镜辅助经肛全直肠系膜切除术——全程单极电能量器械分离（一）········· 76

视频 11-2　腹腔镜辅助经肛全直肠系膜切除术——全程单极电能量器械分离（二）········· 76

视频 11-3　腹腔镜辅助经肛全直肠系膜切除术——全程单极电能量器械分离（三）········· 76

视频 11-4　腹腔镜辅助经肛全直肠系膜切除术——全程单极电能量器械分离（四）
　　　　　　（开放直肠癌根治性手术后吻合口再发肿瘤切除）············· 77

视频 11-5　腹腔镜辅助经肛全直肠系膜切除术——双极电能量器械分离 ···· 77

视频 11-6　腹腔镜辅助经肛全直肠系膜切除术——超声能量器械分离 ······ 77

视频 13-1　经肛腔镜经括约肌间切除术 ··································· 88

视频 13-2　经肛腔镜经括约肌间切除术——直接分离法（一）············· 89

视频 13-3　经肛腔镜经括约肌间切除术——直接分离法（二）············· 89

视频 13-4　经肛腔镜经括约肌间切除术——直接分离法（三）··89

视频 13-5　经肛腔镜经括约肌间切除术——直接分离法（四）··90

视频 13-6　经肛腔镜经括约肌间切除术——直接分离法（五）（新辅助放化疗后）··········90

视频 13-7　经肛腔镜经括约肌间切除术——腹组辅助引导法···91

视频 13-8　经肛腔镜经括约肌间切除术——侧面包抄法（一）··92

视频 13-9　经肛腔镜经括约肌间切除术——侧面包抄法（二）··92

视频 13-10　经肛腔镜经括约肌间切除术——侧面包抄法（三）··92

视频 13-11　经肛腔镜经括约肌间切除术——侧面包抄法（四）··92

视频 13-12　经肛腔镜经括约肌间切除术——吊带法 ···93

视频 14-1　腹腔镜辅助经肛全直肠系膜切除术——超重男性患者 ·····································94

视频 14-2　腹腔镜辅助经肛全直肠系膜切除术——倒切法 ···97

视频 14-3　腹腔镜辅助经肛全直肠系膜切除术——分离直肠侧后方间隙的陷阱 ···············97

视频 14-4　腹腔镜辅助经肛全直肠系膜切除术——骶前出血的陷阱 ·································99

视频 14-5　腹腔镜辅助经肛全直肠系膜切除术——盆内脏神经损伤的陷阱 ·······················99

视频 14-6　腹腔镜辅助经肛全直肠系膜切除术——神经血管束损伤的陷阱 ·······················102

附视频 1　腹腔镜辅助腹会阴联合切除术（一）···156

附视频 2　腹腔镜辅助腹会阴联合切除术（二）···156

第一篇

基本概念篇

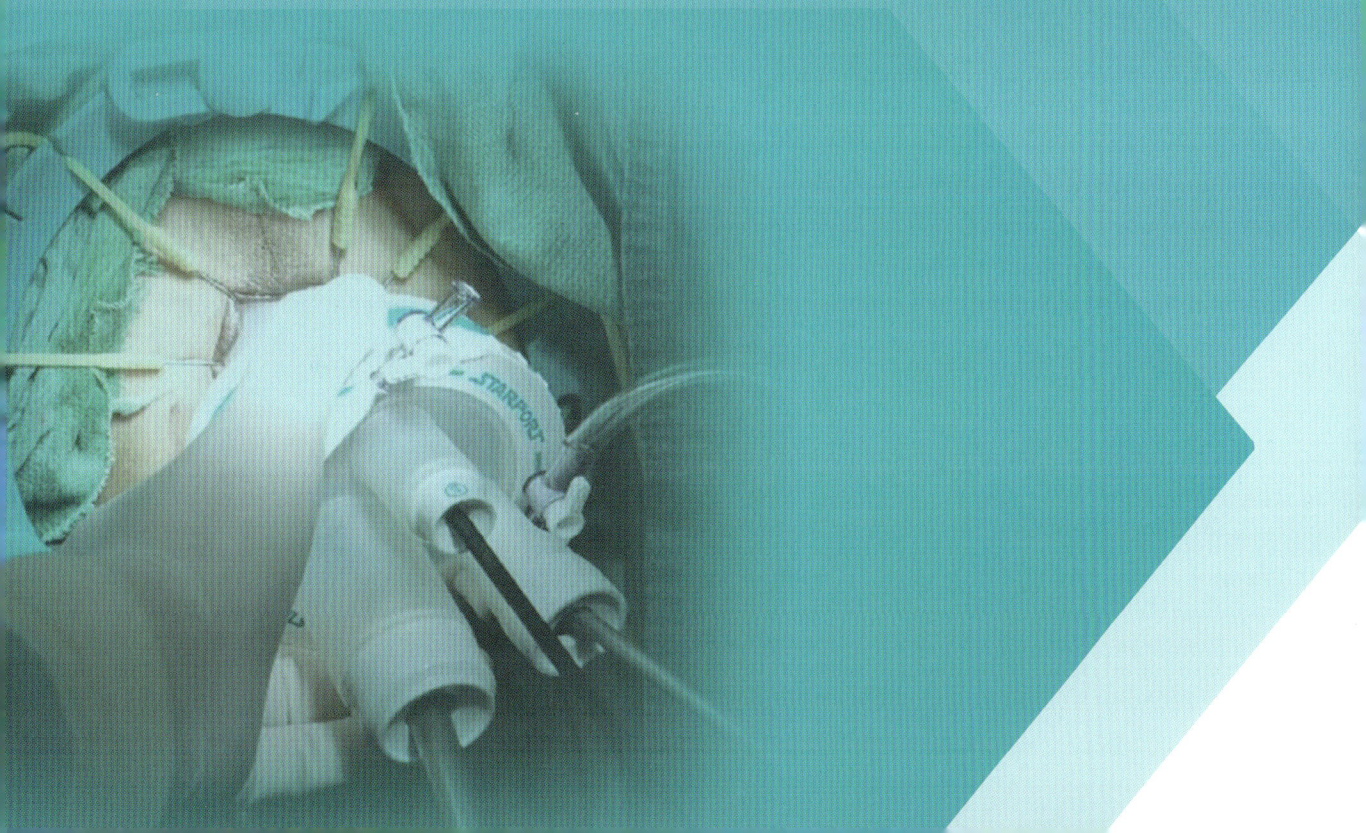

第一章　经肛腔镜手术的历史沿革

采用经肛入路方式进行直肠手术的历史由来已久，经肛局部切除术（transanal excision，TAE）往往是经肛入路手术的经典术式。然而，该术式因术野受限，常导致手术的肿瘤学疗效和切除质量较差。20 世纪 80 年代，经肛腔镜技术的出现为经肛入路手术带来了新的进展。腔镜系统的应用显著改善了术野，提高了切除质量。迄今为止，经肛腔镜手术已历经数十年的发展，在直肠肿瘤的局部切除及根治性手术方面均有建树。本章将梳理经肛腔镜手术的发展脉络，并论述其历史沿革。

一、经肛腔镜局部切除术

TAE 常用于直肠良性肿瘤和早期直肠癌的切除，但 TAE 往往存在术野显露不足等弊端，易出现手术标本破碎、切缘阳性，导致术后复发率高。为了获得更好的局部切除效果，经肛腔镜局部切除术应运而生。该术式在传统经肛入路的基础上，利用腔镜设备高清放大的特点，解决了术野显露受限的难题，成为 TAE 的替代术式。目前，经肛腔镜局部切除术的主要术式包括经肛内镜显微手术（transanal endoscopic microsurgery，TEM）和经肛微创手术（transanal minimally invasive surgery，TAMIS）。

（一）经肛内镜显微手术

TEM 是最早的经肛腔镜手术，于 20 世纪 80 年代早期由 Buess 教授提出。它结合了内镜和显微外科的优势，可在清晰的直肠腔内术野下进行肿瘤的全层切除。TEM 手术设备包括充气单元、可移动的面板与端口、12cm 或 20cm 的硬质直肠镜，以及双目立体视觉光学系统。其光学系统可将术野放大 6 倍，放大的三维图像和持续的直肠气体扩张有利于实现肿瘤的精确切除。相较于传统的 TAE，TEM 具有更高的标本切除质量、较低的局部复发率和更高的生存率，同时围手术期安全性较高。

随着技术的成熟，TEM 的应用范围逐渐扩大，各类应用场景不断被报道。2012 年，Léonard 等人报道了在直肠狭窄成形术和脓肿引流术中使用 TEM 的病例，手术效果良好。此外，采用 TEM 切除直肠神经内分泌肿瘤和间质瘤的临床病例也取得了良好的治疗效果。近年来，随着新辅助放化疗的开展，多数直肠癌患者术前实现了肿瘤降期。研究表明，对于 T_2 期直肠癌患者，新辅助放化疗后进行 TEM，其局部复发率、远处转移率和 5 年无病生存率均不劣于根治性手术。

然而，TEM 在临床上尚未实现全面推广，高昂的设备成本和陡峭的学习曲线是症结所在。此外，有研究表明，TEM 使用的硬质直肠镜往往存在损伤直肠括约肌的风险。在 TEM 问世之初，由 Buess 和 Wolf 公司合作推出的具有 3D 视觉系统的手术设备平台，因成本高昂，难以成为市场的首选。随后，Karl Storz 公司对原有操作平台进行了改进，采用标准腹腔镜器械代替立体成像系统，从而进一步降低了成本，使 TEM 得以发展。临床应用表明，该改进平台的手术效果与 3D 视觉系统平台相似，但依然使用硬质直肠镜，仍存在损伤括约肌的风险。因此，为弥补 TEM 的缺陷，TAMIS 应运而生。

（二）经肛微创手术

TAMIS 最早是在 2009 年由 Atallah 教授提出，该手术结合了 TEM 和单孔腹腔镜技术，弥补了 TEM 在设备上的短板。研究证明，TAMIS 可获得高质量的肿瘤切除标本，术后患者的控便能力和整体生活质量得以维持甚至改善，其手术安全性与 TEM 相当。TAMIS 与 TEM 的适应证相似，主要用于中高位直肠良性肿瘤和早期恶性肿瘤的局部切除。此外，也有使用 TAMIS 切除直肠神经内分泌肿瘤、黏液囊肿、间质瘤和黑色素瘤的病例报道。与 TEM 相比，TAMIS 具有以下优点：使用柔性设备平台，对括约肌的损伤较小；设备成本低且易于安装；术中无须重新定位即可完全显露肠管；操作更简便，学习曲线更短，适合在基层医院推广应用。

二、经肛腔镜根治性手术

随着经肛腔镜手术技术的不断成熟，将其应用于直肠癌根治性手术成为新的愿景。经肛腔镜根治性手术包括局部进展期直肠癌行全直肠系膜切除术（total mesorectal excision，TME）、侧方淋巴结清扫术，以及肛提肌外切除术等扩大清扫手术。2007 年，Whiteford 利用 TEM 设备平台进行直肠癌根治性手术的动物及尸体实验。发展至今，经肛腔镜根治性手术方式主要包括经肛全直肠系膜切除术（transanal total mesorectal excision，TaTME）和经肛腔镜经括约肌间切除术（transanal endoscopic intersphincteric resection，taE-ISR）。

（一）经肛全直肠系膜切除术

Sylla 教授于 2010 年首次成功将 TaTME 应用于临床，目前该手术已在多个国家和地区成功开展。TaTME 融合了经肛 - 经腹（transabdominal-transanal，TATA）、TEM/TAMIS、TME 和经自然腔道内镜手术（natural orifice translumenal endoscopic surgery，NOTES）等多项先进外科手术理念，推动了外科领域的发展。该技术通过 TEM 或 TAMIS 平台采用经肛入路实施 TME，沿着直肠周围的解剖间隙完整切除直肠系膜，有效切除系膜内的微小癌灶，实现根治性切除。借助特殊的"自下而上"解剖方式，TaTME 克服了解剖地形上的限制，拓宽了术野，能更清晰地确定远端切缘，尤其适用于肥胖、男性、狭窄骨盆等"困难骨盆"的低位、超低位直肠肿瘤患者。研究表明，TaTME 的根治效果不劣于常规腹腔镜辅助 TME，具有令人满意的肿瘤学结果，局部复发率低，术后疼痛减轻，且切口并发症发生率低。鉴于其良好的手术效果，近年来 TaTME 逐渐成为直肠癌手术治疗领域的热点。

然而，TaTME 的发展并非一帆风顺。2018 年，挪威的一项研究表明，TaTME 术后局部复发率和吻合口漏发生率高于挪威结直肠癌登记的统计数据。因此，挪威卫生局于当年 12 月宣布暂停 TaTME 用于直肠癌的临床治疗。荷兰进行的一项回顾性研究发现，TaTME 术后具有较高的多灶性局部复发率。同样，大不列颠及爱尔兰结直肠病学协会（Association of Coloproctology of Great Britain and Ireland，ACPGBI）建议谨慎考虑将 TaTME 用于直肠癌根治。这些结果一度使 TaTME 的发展陷入瓶颈。TaTME 的应用是一把双刃剑，在优化盆腔解剖的同时也改变了外科医师熟悉的手术平面，导致其学习难度较高。一项系统综述指出，TaTME 给新入门的外科医师带来了陡峭的学习曲线，需要规范的结构化培训帮助他们度过学习曲线。2017 年，国际 TaTME 教育协作组发布了关于 TaTME 结构化培训的共识。该共识对参与结构化培训的学员、教员及培训中心均提出了具体要求，并构建了结构化培训课程内容架构，包括理论授课、手术观摩、实操训练、技巧与注意事项总结及学员评估等环节。Veltcamp 的研究表明，TaTME 的结构化培训有利于手术的安全实施，但也指出该手术术后并发症发生率较高，其安全性仍需要通过大样本量研究进一步验证。

（二）经肛腔镜经括约肌间切除术

近年来，直肠癌根治性手术的重心已从单纯追求良好的肿瘤学治疗效果，逐渐转向重视直肠肛门功能的保护。1994 年，Schiessel 教授最早将经括约肌间切除术（intersphincteric resection, ISR）应用于低位直肠癌的保肛手术。ISR 将直肠的切除范围扩展至括约肌间隙，切除部分或全部肛门内括约肌，并确保足够的远端切缘，同时实现肛门功能的保留。然而，ISR 仍存在肉眼下术野显露不佳、肿瘤定位困难，以及在骨盆狭窄和肥胖患者中实施难度较大等问题。TaTME 的出现为这些难题的解决带来了曙光。将 TaTME 和 ISR 联合，即 taE-ISR，可以利用经肛腔镜手术的高清放大和直肠远端扩张效果的优势，在精准定位肿瘤的情况下，行全部或部分肛门内括约肌切除，并实现直肠系膜的完整切除，从而最大程度地保留肛门功能。康亮教授进行的倾向性评分匹配队列研究比较了 TaTME 联合 ISR 和腹会阴联合切除术的围手术期结果、长期肿瘤学预后以及肛门直肠功能。结果表明，联合手术组术后并发症发生率较低（22.0% vs. 44.0%，$P < 0.001$），两组患者术后 3 年内局部复发率相当，3 年无病生存率和总生存率无显著性差异，但联合手术组中 70.9% 的患者术后肛门功能良好。可见，TaTME 联合 ISR 充分发挥了经肛腔镜手术的优势，并在保留肛门功能和长期肿瘤学结果方面表现良好。然而，目前国内外对该技术的研究仍然较少，其临床应用的推广仍需要进一步的临床试验以提供循证医学的支持。

综上，历经 40 年的发展，经肛腔镜手术已成为结直肠外科的重要组成部分，其临床应用范围从直肠良性病变和早期直肠癌的局部切除扩展到直肠癌的根治性手术。利用经肛腔镜手术进行直肠癌根治性手术是结直肠外科领域的热点之一，但目前仍缺乏大样本的长期随访数据以证实其远期疗效。目前，国际 COLOR Ⅲ 试验、ETAP-GRECCAR 11 试验，以及康亮教授牵头的 TaLaR 试验正在进行中，这些研究有望为 TaTME 的安全性提供更多的循证医学证据。对于拟行经肛腔镜手术治疗直肠恶性肿瘤的患者，应根据具体诊疗结果，通过多学科讨论，选择最合适的手术方案，以获得最优的手术效果。

（余梦亲　巴突尔）

第二章　低位直肠癌保肛手术的膜解剖基础

一、膜解剖的认知与概述

膜解剖作为第三代外科解剖，其概念为胃肠道肿瘤精准手术的普及奠定了重要基础。纵观胃肠道肿瘤手术的膜解剖发展史，外科医师以胚胎学为起点，逐步将传统的局部解剖、系统解剖学与新兴外科技术相结合。胃肠道肿瘤根治术不仅要求完成传统 D_2 或 D_3 淋巴结清扫，更强调完整切除系膜的理念，实现"微/零出血"。目前，膜解剖仅初步建立了理论框架。大部分外科手术从腹腔筋膜的延续性来理解膜解剖的层面，少有研究对盆腔筋膜进行逆向分解。这给膜解剖理念与 TaTME 的融合带来了巨大挑战。

二、直肠周围筋膜解剖与盆底结构局部解剖

近年来，由于膜解剖理念、能量器械和高清手术腔镜的发展与普及，低位直肠癌保肛手术技术取得了显著进步。在间隙与层面之间进行完全直视化的分离已取代传统的触觉游离，低位直肠癌保肛手术亟需新的解剖学认识。经典的膜解剖是广义的系膜与系膜床的解剖。通过推演人体胚胎发育的全过程，外科医师发现各个腹腔筋膜与相对应的直肠周围筋膜之间存在明确的连续性与整合性。然而，直肠周围筋膜解剖存在命名混乱、认知不全等历史遗留问题。在膜解剖理论提出之前，外科医师除了理解"直肠系膜被直肠固有筋膜包裹"这一概念外，对直肠周围筋膜的演变规律和连续性的认识十分模糊，对筋膜结构的描述也往往极具争议。例如，关于直肠骶骨筋膜这一结构的真实性，以及覆盖于腹下神经表面的筋膜名称，仍存在争议。此外，对于直肠周围筋膜解剖的认知，不能简单将其想象为一根起自腹主动脉分叉水平、终止于肛提肌的多层"水管"。各筋膜间的连续性在骶骨 S_4 椎体水平发生显著变化。分段式解读直肠周围膜解剖模式，可使外科医师对筋膜的模糊认识逐渐清晰，从烦琐的筋膜名称记忆中解放出来。首先说明直肠周围筋膜解剖及盆底结构的局部解剖，并在后续章节中详细论述 S_4 椎体以上及以下的直肠膜解剖模式。

（一）直肠周围筋膜解剖（图 2-1）

1. 邓氏筋膜　Denonvilliers 于 1836 年描述了男性直肠与膀胱、精囊和前列腺之间存在的薄层致密组织，并将其命名为 Denonvilliers 筋膜（邓氏筋膜）。在组织学上，邓氏筋膜被观察为双层膜结构。狭义上，其前层被称为邓氏筋膜前叶，而直肠固有筋膜被称为邓氏筋膜后叶。男性的邓氏筋膜位于直肠固有筋膜与精囊或前列腺之间。女性的直肠阴道隔与邓氏筋膜相对应。邓氏筋膜向上延续至腹膜反折处的腹膜，向下连接于会阴中心腱或直肠尿道肌。在精囊与前列腺交界水平，邓氏筋膜向两侧分为三个薄层：前层向前融合，构成前列腺被膜；中层横向延伸至两侧，逐渐消失形成盆壁筋膜，并将直肠系膜与盆丛和泌尿生殖神经血管束（neurovascular bundle，NVB）分隔开；后层向两侧及后方移行，形成腹下神经前筋膜，并在两侧形成腹下神经前筋膜与邓氏筋膜"移行区"。

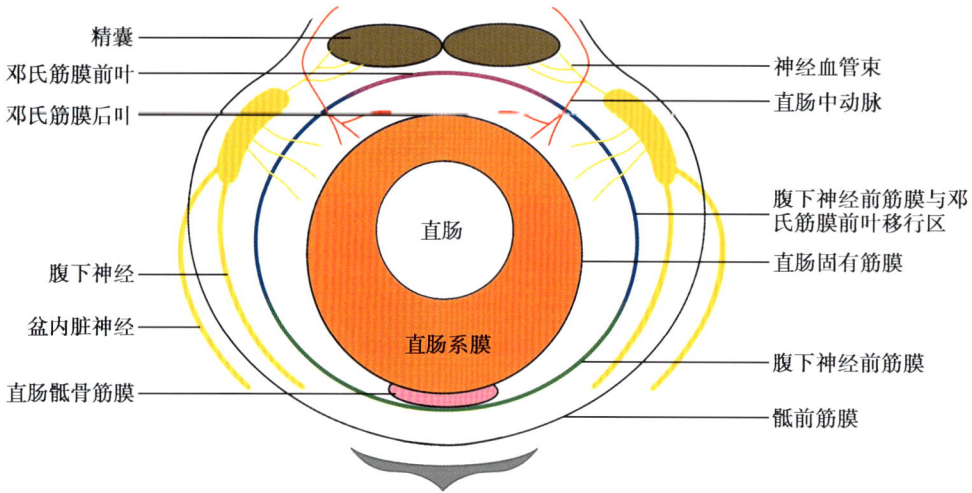

图 2-1 S$_4$椎体以下直肠横断面图

2. 直肠固有筋膜 直肠固有筋膜是覆盖在直肠和直肠系膜表面的一层盆腔脏层筋膜。直肠系膜是一个独特的腔室，包含直肠上动脉（superior rectal artery，SRA）和静脉、直肠系膜脂肪、淋巴管和淋巴结。直肠后方的直肠固有筋膜为乙状结肠系膜背侧叶和降结肠系膜背侧叶在盆腔的延续。在直肠前方，直肠固有筋膜为邓氏筋膜的双层膜结构之一，故前方的直肠固有筋膜亦被称作邓氏筋膜后叶。直肠固有筋膜与邓氏筋膜之间构成直肠前间隙，是一个天然无神经、无血管的分离层面。

3. 腹下神经前筋膜（骶前筋膜前叶） 腹下神经前筋膜常被称为泌尿生殖筋膜，亦有人称之为"腹下神经鞘"。其原因是，腹下神经前筋膜与后方的骶前筋膜共同包裹着盆腔的自主神经。腹下神经前筋膜为腹腔内 Gerota 筋膜的向下延续，位于直肠固有筋膜的正后方，覆盖左右腹下神经和盆丛，并在盆丛水平与邓氏筋膜的外侧延续连接。腹下神经前筋膜与直肠固有筋膜在后方 S$_4$ 水平融合成直肠骶骨筋膜，S$_4$ 水平以下的后方直肠由此融合筋膜所覆盖（图 2-2）。

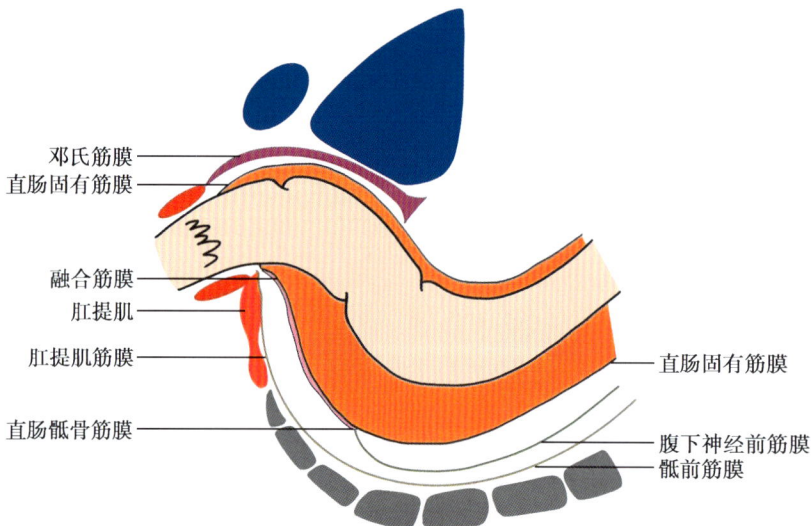

图 2-2 直肠周围筋膜解剖矢状位图

4. 骶前筋膜（骶前筋膜后叶） 骶前筋膜位于腹下神经后方，覆盖于骶骨、尾骨、骶静脉和髂血管的表面，同时包绕阴部神经及阴部内血管。骶骨前方的骶前筋膜还覆盖于盆内脏神经的表面，并在两侧的盆丛处与腹下神经前筋膜融合，向下延伸为肛提肌上筋膜。

5. 直肠骶骨筋膜 直肠骶骨筋膜通常被描述为：腹下神经前筋膜与骶前筋膜在 S_3～S_4 骶椎水平连接直肠固有筋膜，并与之融合的筋膜层。直肠骶骨筋膜于直肠后方附着于直肠系膜，向尾侧形成融合筋膜。两侧的融合筋膜按后上至前下的方向包绕直肠系膜。直肠骶骨膜与融合筋膜均为腹下神经前筋膜与直肠固有筋膜的融合。在 S_4 骶椎以下水平，融合筋膜向直肠两侧移行后再度分为内、外侧两叶：内侧叶为直肠固有筋膜，外侧叶为腹下神经前筋膜，分别向前包绕直肠（图 2-3）。

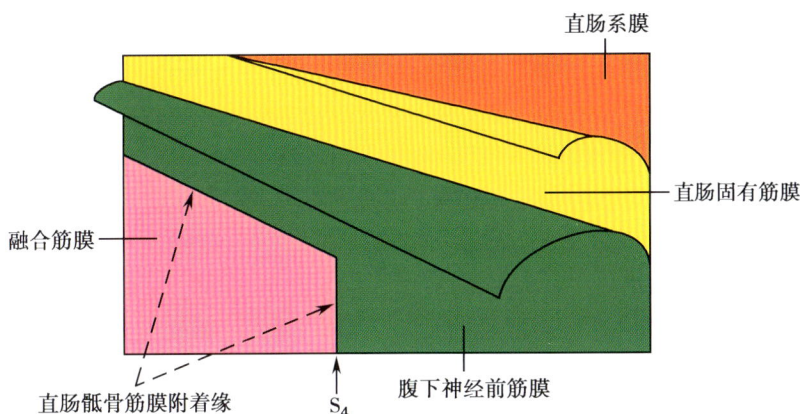

图 2-3 各筋膜层次概念侧视图

（二）自主神经解剖

直肠和肛管上段的交感神经来源于脊髓 L_1～L_2 节段，其纤维通过腰内脏神经加入腹主动脉丛，再经肠系膜下丛分布至肠系膜下动脉神经丛，并通过骶内脏神经分布至盆丛。而副交感神经通过盆内脏神经分布至盆丛，并穿过腹下神经前筋膜到达直肠。总体来说，盆腔自主神经系统位于直肠外侧，主要功能是维持泌尿、生殖和排便等生理机能。自主神经保护策略的目的是保留骨盆内的几种主要神经结构，包括腹下神经、盆内脏神经和海绵体神经等周围神经束。

1. 上腹下丛与腹下神经 来源于脊髓 L_1～L_2 节段的腰内脏神经在腹主动脉前方形成腹主动脉神经丛。通过主动脉分叉尾侧的腹主动脉神经丛，在肠系膜下动脉（inferior mesenteric artery，IMA）起点尾侧约 3～7cm 的位置，与源于脊髓 L_2～L_3 节段的腰内脏神经纤维汇合，形成上腹下丛。上腹下丛随后立即分为左右腹下神经，直接向直肠上部发出分支。腹下神经是交感神经的延伸，从上腹下丛中分离出来，在腹下神经前筋膜下沿髂内动脉内侧经骶骨前方下行，连接盆丛，同时在 SRA 周围发出直肠小分支，穿过腹下神经前筋膜和直肠固有筋膜两个筋膜。腹下神经维持正常的射精功能，主要负责尿道内口关闭和尿道内括约肌收缩。根据腹下神经损伤的严重程度，可能出现不能射精或逆行射精等各种生殖功能紊乱。

2. 盆内脏神经与海绵体神经 盆内脏神经是副交感神经，由 S_2～S_4（主要是 S_3～S_4）骶神经的分支组成，含 S_2～S_4 骶副交感核的节前纤维。这些纤维从两侧的骶前孔穿出，并进入盆丛。盆内脏神经常与提肛神经在其起始处形成一条共同的主干,随后汇入盆丛,与交感神经纤维相伴行至盆腔器官。在器官附近或壁内交感神经节交换神经元后,其节后纤维沿IMA 和左结肠动脉(left colic artery,LCA)分布到乙状结肠、降结肠等盆腔器官,有时可扩展至脾曲和远端横结肠。盆内脏神经能激活直肠、肛门和膀胱壁的平滑肌,同时抑制膀胱括约肌。盆内脏神经损伤时,可能引起勃起障碍,以及膀胱和直肠的收缩功能障碍,即排尿和排便障碍。海绵体神经主要起源于 S_4 的盆内脏神经,可促进阴茎和阴蒂勃起组织的血液供应。海绵体神经在前列腺后外侧的 NVB 中运行,其中部分纤维穿过肛管直肠交接处后方的直肠尿道肌。

3. **盆丛**　又称下腹下丛,其为扁平网状三角形结构,常位于直肠的前外侧方,以及精囊、前列腺、宫颈和膀胱的后外侧方。在男性,盆丛常被腹下神经前筋膜所覆盖;在女性,盆丛常延伸至子宫阔韧带内。盆丛主要由交感神经的腹下神经和副交感神经的盆内脏神经混合而成。盆丛损伤常表现为腹下神经与盆内脏神经的复合性损伤,即复合性排尿、排便和性功能障碍。从盆丛发出的脏支向前分布至膀胱、前列腺,向侧方分布至直肠,并与髂内动脉的各分支伴行。由脏支走向前列腺的神经参与组成 NVB,其中自前列腺外侧分出的NVB 的前列腺支进一步走行至阴茎海绵体,负责勃起功能。即便盆丛得以保留,但若损伤盆丛的膀胱支或 NVB,亦可能导致排尿和勃起功能障碍。

4. **提肛神经**　提肛神经是骶丛的重要组成部分,常与盆内脏神经形成一条共同的主干,沿肛提肌向下延伸至肛提肌筋膜,并支配肛提肌。提肛神经的损伤意味着手术平面过深,可能导致尿失禁或大便失禁等功能性损伤。

5. **阴部神经**　阴部神经主要是会阴部的感觉神经,发源于骶神经丛($S_2 \sim S_4$ 骶神经),经坐骨大孔离开盆腔,进入臀区,穿过坐骨棘附近的骶棘韧带和阴部管,向坐骨直肠窝方向延伸。这些神经随后分为直肠下神经、会阴神经和阴茎或阴蒂背侧神经。

（三）盆底局部解剖

1. **肛管**　肛管有外科学肛管与解剖学肛管两种定义,目前推荐使用解剖学肛管的概念。解剖学肛管始于齿状线,止于肛门边缘,且前壁较后壁稍短。临床上,高压性的功能性肛管与解剖学上的肛管大致相当。解剖学肛管外观上可分为上下两段:肛管上段包括齿状线以下约 $0.6 \sim 0.9cm$ 的一段,因与下层组织黏着紧密,故称为梳状带,其被覆由直肠的柱状上皮渐变为移行上皮。肛管下段为梳状带下缘至肛缘之间的组织,其被覆近似皮肤组织,含有毛囊和皮脂腺。肛管上下段的交界处即为梳状带下缘,称为白线,亦称括约肌间线,其位置大致位于肛门内、外括约肌交界处。

肛柱是位于齿状线上缘的直肠黏膜形成的纵行皱褶,是肛门括约肌收缩的结果。肛柱下端的半月形黏膜皱襞称为肛瓣。肛瓣与肛柱之间所形成的向上开口的肠壁袋状小窝称为肛窦。肛瓣和肛窦在肛柱的下端共同形成齿状线,即直肠与肛管连接线。直肠肛管连接处因肛柱内丰富的直肠静脉丛形成肛垫,在截石位的 3 点钟、7 点钟、11 点钟三处尤为明显,亦称为痔区。肛垫有助于协助肛门括约肌密封肛管,保持对气体和液体的控制。

2. **肛提肌**　肛提肌是附着在骨盆内表面的横纹肌,呈漏斗形,几乎构成盆底的全部,由髂尾肌、耻尾肌和耻骨直肠肌共同组成。耻尾肌起自耻骨背面及肛提肌腱弓前部,肌纤维向后下方呈片状延伸,内侧部分参与形成耻骨直肠肌(环绕肛管上部),外侧部分与髂尾肌相邻,主要止于尾骨尖、尾骨侧缘和肛尾韧带,部分纤维与对侧肌束汇合,构成盆底肌的连续性结构。髂尾肌起自肛提肌腱弓后部,肌纤维向内侧及后方延伸,位于耻骨直肠肌外侧,与耻尾肌平行走行,主要止于尾骨侧缘和肛尾韧带,部分纤维与对侧肌束交织,形成盆底支撑结构。耻骨直肠肌的位置最深,与直肠肛管部最贴近,其悬索状拉力使得肛管与直肠形成一个天然的角度,称为肛管直肠角。肛提肌与直肠尾骨肌、坐骨尾骨肌、会阴浅横肌、会阴深横肌和上下盆腔筋膜共同组成盆膈,形成一个坚韧而完整的底壁,可承受负重、咳嗽或排便等增加的腹腔压力。

3. **直肠尿道肌**　在男性中,直肠尿道肌是一团平滑肌,占据一个由尿道、尿道外括约肌、直肠外固有肌层和双侧肛提肌环绕的空间。男性的邓氏筋膜止于直肠尿道肌。直肠尿道肌为尿道外括约肌提供后附着。直肠外固有肌层与直肠尿道肌相连。此外,直肠肛管静脉和海绵体神经均穿过直肠尿道肌。因此,在手术过程中,如果肿瘤位于直肠后壁,在保证足够切缘的前提下,应尽可能保留更多的直肠尿道肌纤维,以避免引起男性性功能障碍。

4. **联合纵肌**　联合纵肌位于肛门内、外括约肌之间,由来自直肠纵肌延续的平滑肌和来自肛提肌、肛门外括约肌的腱性部分共同组成。根据联合纵肌中肛提肌插入部分的成分不同,可将联合纵肌分为 3 种插入类型。联合纵肌的平滑肌纤维走行于括约肌间隙内,其末端呈扇形展开,并与弹力纤维混合,穿插至肛门外括约肌皮下部。联合纵肌内的平滑肌纤维参与维持肛管的静息压。

5. **肛尾韧带**　肛尾韧带从尾骨延伸至肛管,位于肛提肌双侧肌纤维吊带之间。肛尾韧带分为腹侧和背侧两层,含有丰富的平滑肌、弹性纤维和小血管。腹侧层将骶前筋膜连接至肛管联合纵肌层,即狭义上的裂隙韧带(Hiatal 韧带)。背侧层连接尾骨和肛门外括约肌。在超低位直肠癌保肛术式中,术者可能需要贴近直肠切开肛尾韧带腹侧层。肛尾韧带腹侧和背侧层之间存在一个假性手术空间,若紧贴着外观鲜红的肛门外括约肌进行分离,可能会误入此处陷阱。肛尾韧带与直肠壁的粗暴分离可能导致直肠穿孔等相关并发症的发生。

(王廷豪　尤　俊)

第三章 手术室设备布局与准备

TaTME 是一种安全可行的微创方法,克服了传统腹腔镜 TME 的一些缺陷。TaTME 的潜在优势包括改善中低位直肠癌的术野及下切缘的直接确定,甚至可以经肛门移除标本。据报道,TaTME 的单组手术和双组手术具有类似的肿瘤学安全性。双组手术的主要优势包括缩短手术时间,并降低中转开腹手术的风险。然而,一台成功的 TaTME 离不开双组手术团队的建立与互相配合。本章将概述笔者手术室在直肠癌 TaTME 建立和协调双组手术时的手术布局。

一、物品准备

(一)手术物品

1. **布类** 普通布类 2 包、手术衣 2 包、脸盆包、下单包。

2. **一次性不收费耗材(第一个器械车——腹腔镜无菌台)** 11# 刀片、23# 刀片、显影大纱布块 1 包、显影纱布块 1 包、腔镜纱条 1 包、气腹管、Y 管、一次性吸引器管、一次性吸引器头、腔镜保护套 2 个、小敷贴 3 个、中敷贴 3 个、18F/14F(男性/女性)导尿管、尿袋、10ml 注射器、石蜡油、伸缩电刀、超声刀、1#/4#/7# 丝线、开腹套针、灯罩 2 个、手套若干。

3. **一次性不收费耗材(第二个器械车——肛门内镜无菌台)** 23# 刀片、脑科薄膜、超声刀或 THUNDERBEAT(简称 TB 刀)、腔镜保护套 2 个、显影大纱布块 1 包、显影纱布块 1 包、一次性吸引器管、Y 管、50ml 注射器 2 个、石蜡油棉球、手套若干。

4. **一次性收费耗材** 高频电刀、2-0 抗菌薇乔缝线(VCP602H)、3-0 可吸收双向倒刺线(SXMD1B405、PDP777D)、鱼骨线、2-0 不可吸收缝线(W8556)、3-0 可吸收胶原蛋白缝线。

5. **一次性高值耗材** 一次性使用套管穿刺器(Trocar)套装、12# 穿刺器、一次性组织闭合夹(Hem-o-lock,5mm 和 10mm)、止血材料、引流装置 2 套。

(二)仪器设备

腔镜系统 2 套、气腹机、电刀主机、超声刀主机 2 套、负压吸引器 2 套、TB 刀主机。

(三)器械准备

1. **器械基础包** 腹腔器械包、直肠包。
2. **腔镜器械包** 胃肠腔镜。
3. **特殊器械包** TB 刀、专用器械、保温杯、超声刀、超声刀线。

二、手术布局

(一)手术间布局

麻醉机、监护仪、输液架均置于手术床头右侧。使用两套腹腔镜设备,分别安置于手术床的尾端及左侧。器械车分别安置于手术床床尾右侧偏尾侧和床尾左侧偏头侧(图 3-1)。

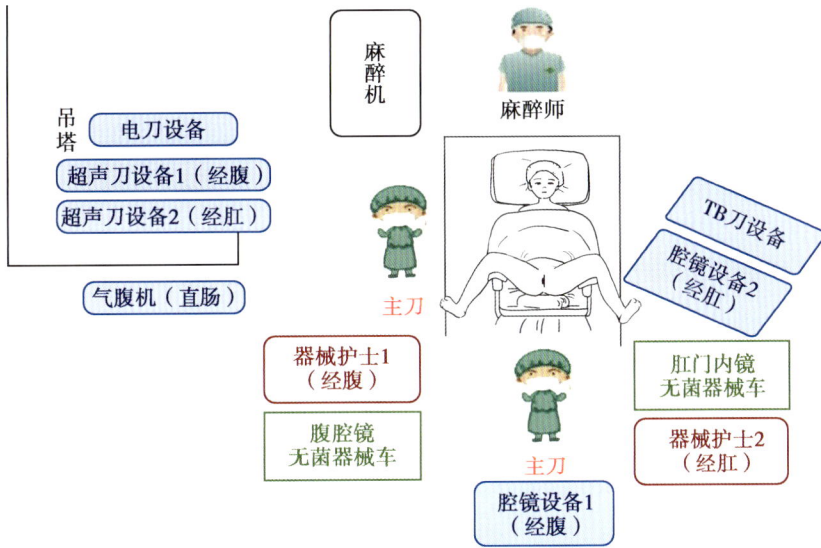

图 3-1　手术间布局

　　根据主刀医师(简称主刀)要求,配置两组器械护士。一组器械护士配合术者站在手术床床尾右侧偏头侧,一组器械护士配合术者站在手术床床尾左侧偏尾侧。扶镜手站于患者头侧(图 3-2)。

(二)手术台布局

　　结合手术专科和麻醉专科的特点,建立手术台合理规范的布局方案,可避免因手术间空间不足、仪器、线路、物品摆放位置不合理而影响手术进程。此方案既能促进工作流程的顺畅、简洁、有章可循,又能优化和提升合理的人员动线,减少不必要的人员流动,符合无菌操作规范。

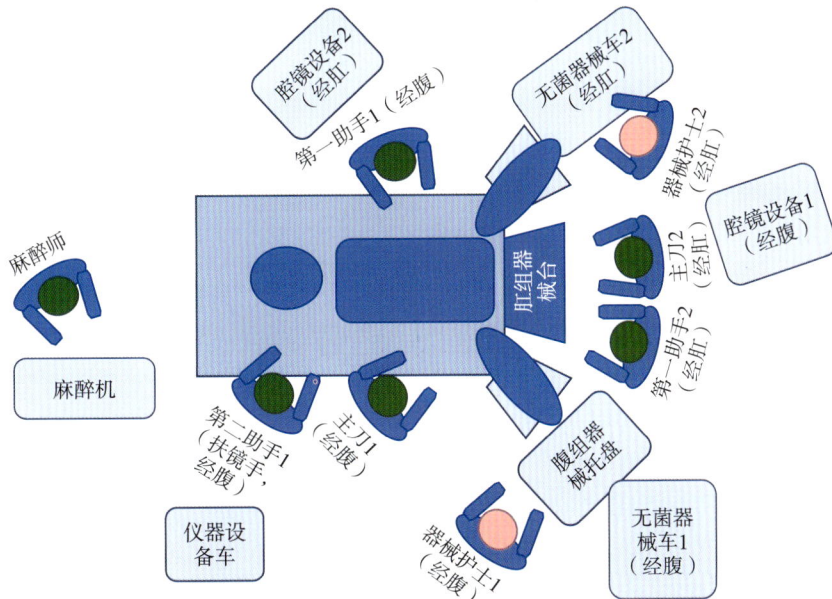

图 3-2　手术人员站位图解

三、麻醉与手术体位

（一）麻醉方式

气管插管联合静脉复合麻醉，行桡动脉压力监测，根据患者个体差异选择中心静脉置管，术中监测各项生命体征、麻醉深度及体温。

（二）手术体位与体位用具

改良截石位，体位用具：肩托、头架、托手板、约束带、方形垫。

（三）手术体位摆置要点（图 3-3）

1. **要点一**　手术患者右腿放低，与右髂前上棘平齐，左肩与右膝关节连线成一直线。目的：①右腿放低，增加腹腔镜手术操作空间，便于进行腹腔镜部分直肠显露的手术；②避免因右腿过高导致腔镜器械操作受限；③经肛组操作空间扩大，便于经肛手术医师进行直肠显露与分离操作；④符合人体生理学，确保患者安全且舒适。

2. **要点二**　髋关节活动度正常的手术患者，双腿之间的最大角度不应超过 120°。目的：①为肛门内镜操作术者提供足够的操作空间，便于分离直肠间隙；②避免因双腿之间跨度过窄而限制术者操作；③确保患者的安全且舒适。

3. **要点三**　髋关节活动受限或既往有髋关节手术史的患者，双腿之间的最大角度不

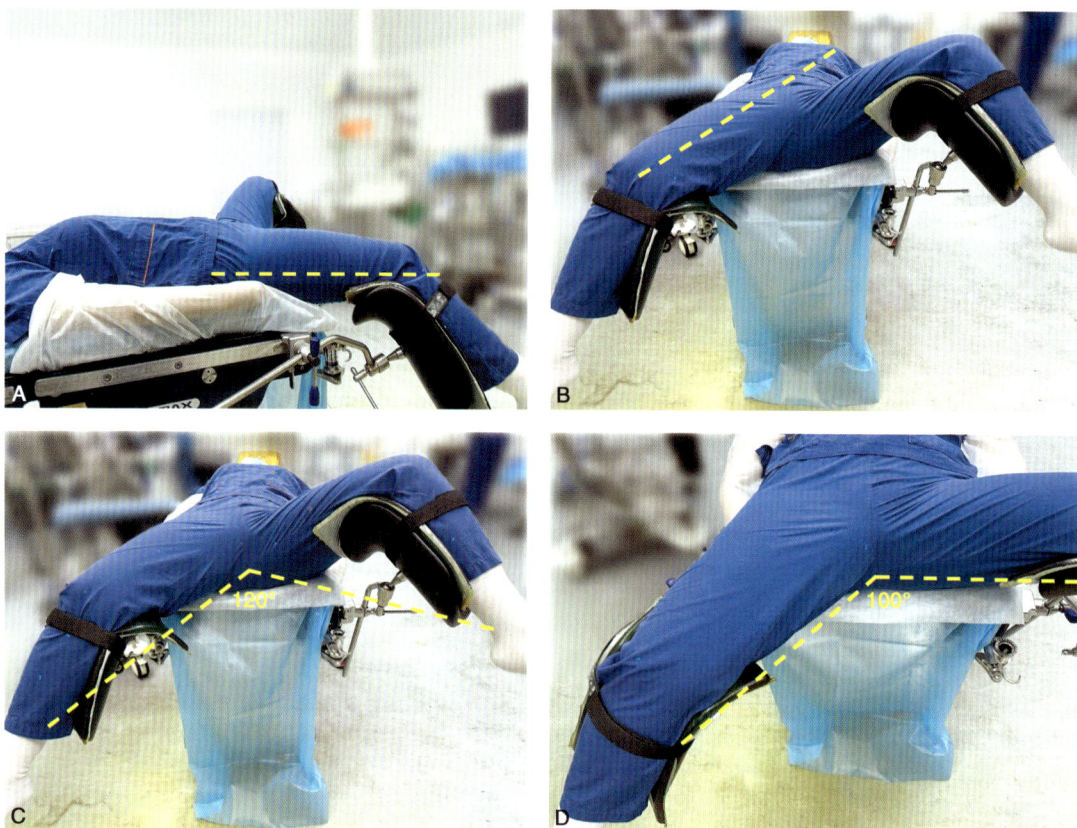

图 3-3　手术体位摆置要点图解

A. 右腿放低，与右髂前上棘平齐；B. 右腿放低，左肩与右膝关节连成一条直线；C. 两腿之间跨度打开约为
120°（髋关节活动度正常）；D. 两腿之间跨度打开约为 100°（髋关节活动受限）。

应超过 100°。目的：①避免肛门内镜操作术者因双腿之间跨度过窄而导致分离直肠操作受限；②确保患者体位安全且舒适，避免髋关节脱位等人为因素引起的二次伤害。

（四）手术区域皮肤消毒范围

上至乳头平面，下至大腿中上 1/3 处，两侧至腋前线，脐窝及会阴部进行重点消毒。

四、标准化手术配合

手术护理人员与医师的配合流程详见表 3-1。

表 3-1 标准化手术配合流程

阶段	手术步骤	注意事项
核对患者	①与巡回护士共同核对患者信息，确保患者手腕带、手术通知单及接患者打印贴三单一致；②核对患者的手术方式及麻醉方式；③询问患者情况，包括术前禁食禁饮时间、药物过敏史、是否有活动性义齿、是否佩戴或植入金属物品；④查阅病历，确认患者是否已签署手术同意书及手术名称是否正确，查看患者术前免疫检验报告，确认是否存在传染病	①三单一致可以确保接到的手术患者身份准确无误，避免出现工作人员送错手术间或接错患者的情况；②核对禁食禁饮时间，避免麻醉过程及术中出现呛咳或误吸导致患者窒息；③核对是否携带金属物品，确保单极电能量器械使用过程的安全性
消毒铺巾	腹腔镜截石位手术常规消毒、铺巾	
固定线路及管道	①将超声刀、吸引器管、Y 管固定在负压吸引瓶侧的手术床上，连接好腔镜吸引器，并对超声刀进行功能检测；②将胃肠腔镜内的镜头连接并固定；③将胃肠腔镜的器械取出，放于左侧，并清点器械数量及完整性；④将腹腔器械取出，整理并清点数目，备用；⑤将腔镜纱布压于托盘上，显影大纱布块放于框内	①固定线路前，应将各线路梳理清楚，避免线路缠绕，导致术中医师使用或更换器械时出现问题；②固定线路时，应固定牢固，避免术中线路滑落，导致污染
手术安全核查	执行 Time-out 流程。由主刀、麻醉师、器械护士、巡回护士共同进行术前核查，核查内容包括患者身份（姓名、性别、年龄）、手术方式、手术部位及标识，并确认风险预警等事项	
手术开始	①将碘附纱布用艾利氏钳夹住，递给医师消毒腹部；②递 1 块大纱布给医师擦干腹部，递 1 块大纱布给扶镜手进行白平衡校正；③递 2 把巾钳及气腹针，请巡回护士打开气腹机及腔镜系统光源，建立气腹；④使用 11# 刀片切开皮肤，递 10mm Trocar 并连接气腹管，插入镜头，观察腹腔内部情况；⑤再次递 11# 刀片切开皮肤，准备 1 个 10mm Trocar、1 个 12mm Trocar 和 2 个 5mm Trocar 插入腹腔	①选择脐上 1cm 切口，穿入气腹针，检查确认进入腹腔后，充入气体，压力达 12mmHg（1mmHg=0.133 3kPa），随后穿入 10mm Trocar；②放置监视镜头，调整为头低脚高位，再于双侧中下腹各切开 1 个 12mm、1 个 10mm 和 2 个 5mm 切口，放置操作器械。递送 Trocar 的顺序根据医师站位情况确定；③将台上未使用的器械整理至无菌台上，将使用过的器械和干净器械分开放置，妥善整理，以便于后续清点；④进入腹腔的小物品需要清点数目并保证完整性

续表

阶段	手术步骤	注意事项
调节手术体位	关闭部分照明光源及手术灯,调节手术床(头低足高)	
腹腔切口:分离解剖、切除病变部位并吻合、关闭体腔	①递主刀超声刀及胃钳,递助手肠钳及胃钳;②手术过程中,根据医师需要递血管结扎夹、腔镜分离钳、吸引器等;③肠管裸化到腹膜反折处,根据医师需要,准备大纱布1块、蓝色带子1条;使用腹腔镜持针器夹住上述材料并备用;④肠管完全裸化后,关闭气腹机,打开无影灯;⑤将腔镜器械收好,准备消毒小纱布、中弯钳、卵圆钳;⑥将肠管切下,用碗装好,碰及肠管的钳子、刀和纱布都收好;⑦冲洗腹腔并进行吻合	
腹组:关闭腹腔	①冲洗腹腔,检查有无活动性出血,若有出血进行止血,留置腹腔引流管2根,连接引流袋,取出器械,放气,关闭腹腔;②将台上不用的器械整理至无菌台上,将使用过的器械和干净器械分开放置,妥善整理,便于后续清点;③关闭腹腔前后,由巡回护士再次清点手术用物	
会阴组:分离解剖、关闭切口	①使用2-0不可吸收缝线(W8556)进行荷包缝合一圈,取下钉枪头,使用圆形吻合器进行吻合,注意检查肠管有无扭曲并捋顺;②吻合结束后,准备鱼钩针进行加固;③准备碘附水50ml冲洗,肛门处压1块大纱布	①进行吻合口加固开始清点数目;②出室前交接单要记录肛门内填塞纱布的情况
手术结束	①整理台上器械,将使用过的器械与干净器械分开,分别串成两串;②撤下无影灯上的灯罩;③将超声刀线、电钩线回收;④将吸引器管、气腹管、电刀线整理后放置到医疗垃圾桶内;⑤撤下台上布类,放置到器械车上,推至污布桶内堆放	

五、手术护理配合风险管理要点

首先,避免皮肤损害。对于骨突出部位及肌肉脂肪组织较薄弱的部位,需要重点防护,防止因长时间受压而导致压力性损伤的发生。采用头低足高截石位时,受力点会集中于枕部和肩胛部,再加上剪切力的作用,使患者背部皮肤极易受到损害,应注意做好背部皮肤的保护。

第二,避免腓总神经损伤。摆放体位时,应将患者膝关节摆正,腘窝悬空,避免过度牵拉。腿架对腿的支撑面应位于小腿肌肉较为丰厚的部位,并妥善固定。术中应保持患者臀部适度抬高,右侧腿与肩保持平直。同时,提醒医师注意站立的位置,避免将双手或身体压在患者腿上,以免对患者身体施加额外压力,从而增加腓总神经损伤的风险。

第三,避免下肢静脉血栓。摆放体位时放置体位垫,将患者膝关节摆正,腘窝悬空,合理约束下肢,约束带不可过紧。

第四,避免急性循环功能障碍。改良截石位时,患者双腿不可放置过高,恢复体位时应缓慢放平,以防止有效循环血量骤减,导致急性肺水肿和顽固性低血压。术中密切观察患者各项指标，尤其是年龄较大或伴有心脑血管疾病的患者。

第五，手术中使用的仪器设备较多，应合理布局，统筹安排设备线路及管道，并确保管道和线路预留足够的长度，以避免影响手术医师的操作。

第六，电刀负极板应粘贴在患者肌肉丰富、远离心脏且避开手术区域的部位。患者身体的各部位应采取绝缘措施，以防止灼伤。

最后，注意术中无菌操作及无瘤原则。接触过肿瘤或肠腔的器械须分区域管理，特别是腹腔及会阴部的器械应分开，避免共用；手术者的手套如接触肿瘤或肠腔须及时更换；腹部小切口处应使用切口保护器，以保护切口避免肿瘤种植。

（赵　洁　洪　叶　唐祖芝）

第四章　经肛腔镜手术的类型与适应证

全直肠系膜切除术（TME）是目前直肠癌治疗的标准术式。近年来，随着影像学和解剖学的进步，直肠肿瘤的术前分期更加精准。基于 NOTES 理念的经肛腔镜手术应用更加广泛，其具有创伤小及保肛、保功能的优势。然而，对于直肠肿瘤经肛腔镜手术的术式选择，目前尚无统一且深入的认识。本章节将结合各类经肛腔镜手术的特点和已有文献报道，对直肠肿瘤经肛腔镜手术治疗的术式选择进行说明。

一、经肛内镜局部切除术

（一）经肛内镜显微手术

TEM 最早由德国的 Buess 等人在 20 世纪 80 年代初提出并应用于临床。其采用包含硬质直肠镜、腹腔镜摄像机和专门的腹腔镜器械的经肛专用腔镜平台，是一种将显微手术与内镜、腔镜技术相结合的经自然腔道微创外科术式。TEM 可以为术者提供单孔内镜下的立体化术野，帮助术者完成切除、缝合、止血等外科操作。随着 TEM 相关技术的发展，与传统直肠局部切除术（如 Kraske 术、Mason 术等）相比，TEM 具有术野好、标本质量高、手术损伤小、患者术后恢复快等优势。研究表明，直肠癌 TEM 术后并发症的发生率为 10%～11%，切缘阳性率为 6%，局部复发率为 2%～16%。因此，TEM 在直肠肿瘤局部切除术中的应用总体上是安全可行的。

对于直肠癌前病变、早期肿瘤患者，TEM 可作为其首选治疗方式。其适应证具体如下。

1. 直径小于 1.5cm 的无蒂广基型 T_0 期直肠腺瘤，尤其是绒毛状腺瘤　前期研究表明，297 例接受 TEM 的直肠腺瘤患者，其 1 年、2 年、5 年的无复发率分别为 93.4%、86.2% 和 73.1%。但由于直肠腺瘤复发率较高，TEM 术后患者应定期进行结肠镜复查，建议术后随访时间为 5 年。

2. 早期直肠癌　随着微创技术的普及与发展，与传统的腹腔镜治疗早期结直肠癌相比，TEM 具有术中创伤小、术后并发症少、住院时间短等优势。其治疗早期直肠癌的具体适应证包括：①良好组织病理学特征的早期直肠癌；②病变直径＜3cm，且占肠腔周径＜30%；③分化良好，且无血管和淋巴结浸润；④cT_1 期直肠癌，肿瘤侵及黏膜下层的上 1/3，无淋巴结受累。

3. 直肠胃肠道间质瘤（gastrointestinal stromal tumor，GIST）　对于直径小于 5cm 的直肠 GIST，可行 TEM 治疗；直径大于 5cm 的直肠 GIST 无法保证假包膜完整性及切缘阴性，且存在较高的肝转移风险，因此推荐直径大于 5cm 的直肠 GIST 接受根治性手术治疗。

4. 直肠神经内分泌肿瘤（neuroendocrine tumor，NET）　对于瘤体直径小于 2cm，浸润深度较浅，不伴有脉管侵犯及远处转移的直肠 NET，可行 TEM 治疗；而对于肿瘤直径大于 2cm 的直肠 NET，由于其转移及复发的风险增大，建议行根治性手术。

5. 其他直肠少见肿瘤　如直肠黑色素瘤、淋巴瘤。

6. 非直肠癌肿瘤　包括直肠狭窄、盆腔脓肿、直肠异物。

（二）经肛微创手术

随着直肠肿瘤早期诊断水平的提高，以及对肿瘤病理特点与临床预后关系研究的深入，直肠肿瘤局部切除的临床应用日益广泛。2010 年，美国的 Atallah 等人报道了 6 例采用单孔腹腔镜装置进行直肠肿瘤局部切除的 TAMIS。TAMIS 与 TEM 的原理相同，两者均为在经肛腔镜系统辅助下进行的直肠肿瘤局部切除手术。与 TEM 相比，TAMIS 具有以下优势：①该经肛腔镜平台采用软质材料，对肛门括约肌的损伤较小。对 25 例接受 TAMIS 术后 3 个月的直肠肿瘤患者进行直肠超声检查，均未发现直肠括约肌损伤。②TAMIS 仅需要常规的腹腔镜设备即可开展，具有灵活度高、费用低及平台安装简便的优势（图 4-1）。③患者手术时间和住院时间更短，而术后并发症发生率

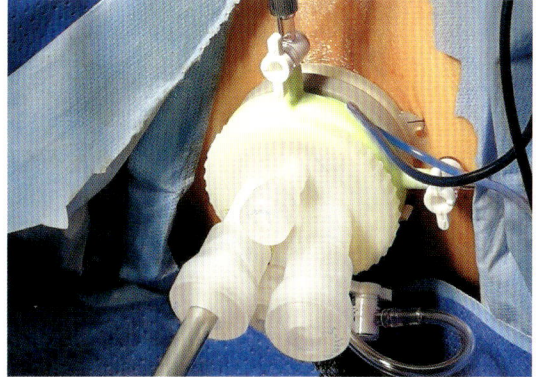

图 4-1　建立 TAMIS 操作平台

及 5 年无病生存期与 TEM 相似。尽管该术式目前仍处于发展阶段，但初步研究结果表明，TAMIS 学习曲线较短，经济效益优良，适合在基层医院推广（图 4-2）。

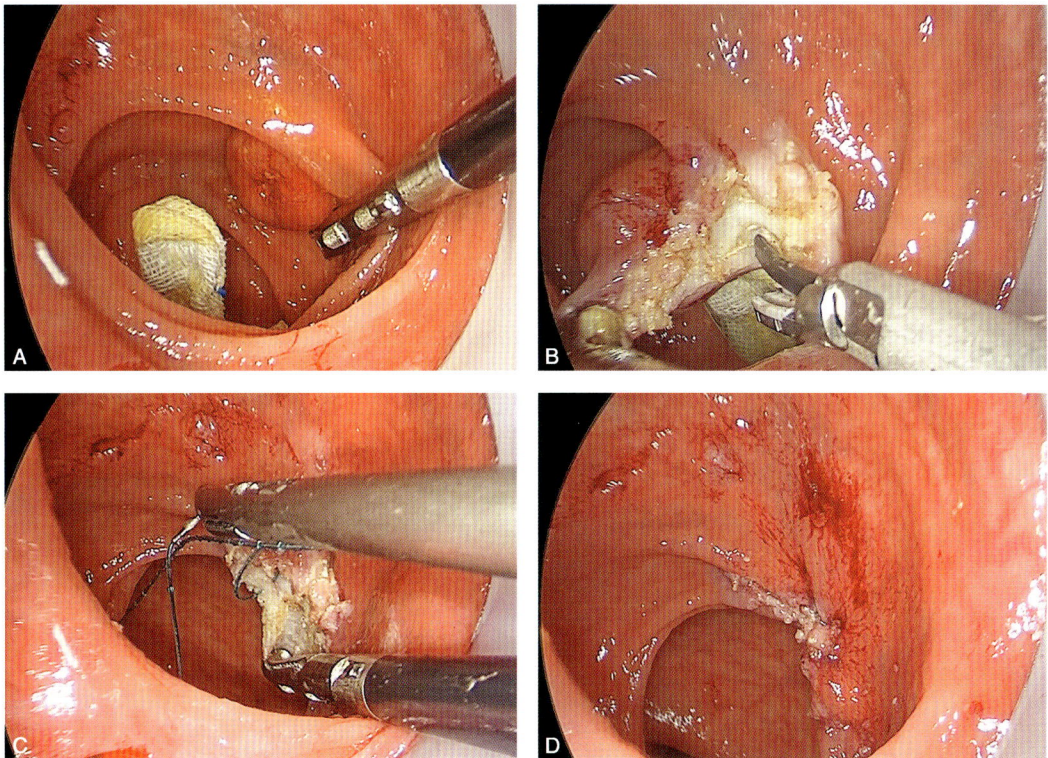

图 4-2　TAMIS 主要手术步骤

A. 手术开始前于肿瘤近端留置纱布；B. 使用超声刀切除病灶；C. 镜下倒刺线缝合；D. 缝合后创面。

TAMIS 的手术适应证与传统的经肛手术及 TEM 相似,其适应证具体如下。

1. **直肠良性息肉**。

2. **直径小于 3cm、环绕肠腔小于 2/5 周径的直肠良性肿瘤**　如直肠腺瘤、直肠 GIST、直肠海绵状血管瘤等。

3. **早期(T_1 期)、淋巴结或远处转移风险较低的直肠腺癌**　目前,国内外专家认为 TAMIS 仅适用于病变局限于黏膜下层的肿瘤(T_1 期)。在 T_1 期肿瘤中,肿瘤直径小于 4cm、高分化、不伴血管、淋巴管及神经浸润的称为低风险 T_1。而当肿瘤伴有血管与淋巴管浸润、分化程度低、肿瘤出芽时,需要进行多学科诊疗(multi-disciplinary team,MDT)来制订治疗计划。当 T_1 期肿瘤呈扁平无蒂或伴有较深的黏膜下层侵犯时,可能具有更高的淋巴结转移风险,此时应按照 T_2 期肿瘤处理,不推荐使用 TAMIS 治疗。此外,有学者通过临床实践证实,对于无法耐受根治性手术的 T_3 期直肠癌患者,采用 TAMIS 治疗可增加淋巴结清除率,并可降低吻合口漏的发生。因此,无法耐受根治性手术的 T_3 期直肠癌患者也可被视为 TAMIS 的适应证。

二、经肛全直肠系膜切除术

TaTME 是一种基于 NOTES 理念的经肛腔镜直肠肿瘤切除术,其利用 TEM 或 TAMIS 平台,采用"自下而上"的操作路径进行手术操作(图 4-3)。一般情况下,可将 TaTME 分为两类:①腹腔镜辅助 TaTME 手术;②完全经肛门入路完成的 TaTME,即完全 TaTME。TaTME 融合了 TEM、TAMIS、TME 和 ISR 等技术的特点。相较于传统 TME,TaTME 在面对肿瘤巨大、系膜肥大及骨盆狭窄等"困难骨盆"的低位直肠癌患者时更具优势,且其可操作性与成功率也显著提升。此外,有研究表明,TaTME 的肿瘤学安全性不劣于传统开腹手术及腹腔镜手术;与后两者相比,接受 TaTME 的患者术后疼痛更轻,术后并发症发生率更低。因此,TaTME 逐渐成为新的直肠癌治疗方法。

TaTME 主要适用于中低位直肠癌,其特点为手术解剖精细程度较高。具体适应证为如下。

1. **中低位直肠癌,尤其是低位直肠癌患者**　肛门外括约肌和肛提肌未受侵犯,肛门括约肌功能测定良好。对于超低位及部分低位直肠癌患者,TaTME 可以和 ISR 联合实施。

2. **"困难骨盆"直肠癌**　对于男性、肥胖、前列腺肥大、直肠系膜肥厚、肿瘤直径大于 4cm、骨盆狭窄及因术前新辅助放化疗引起组织平面不清晰等"困难骨盆"直肠癌患者,TaTME 可能更具有优势。

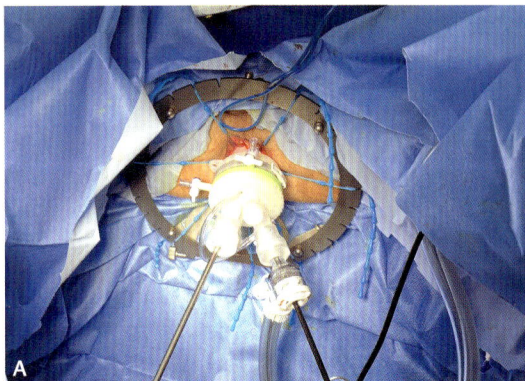

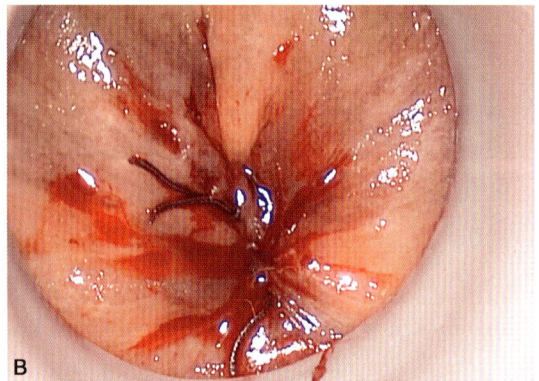

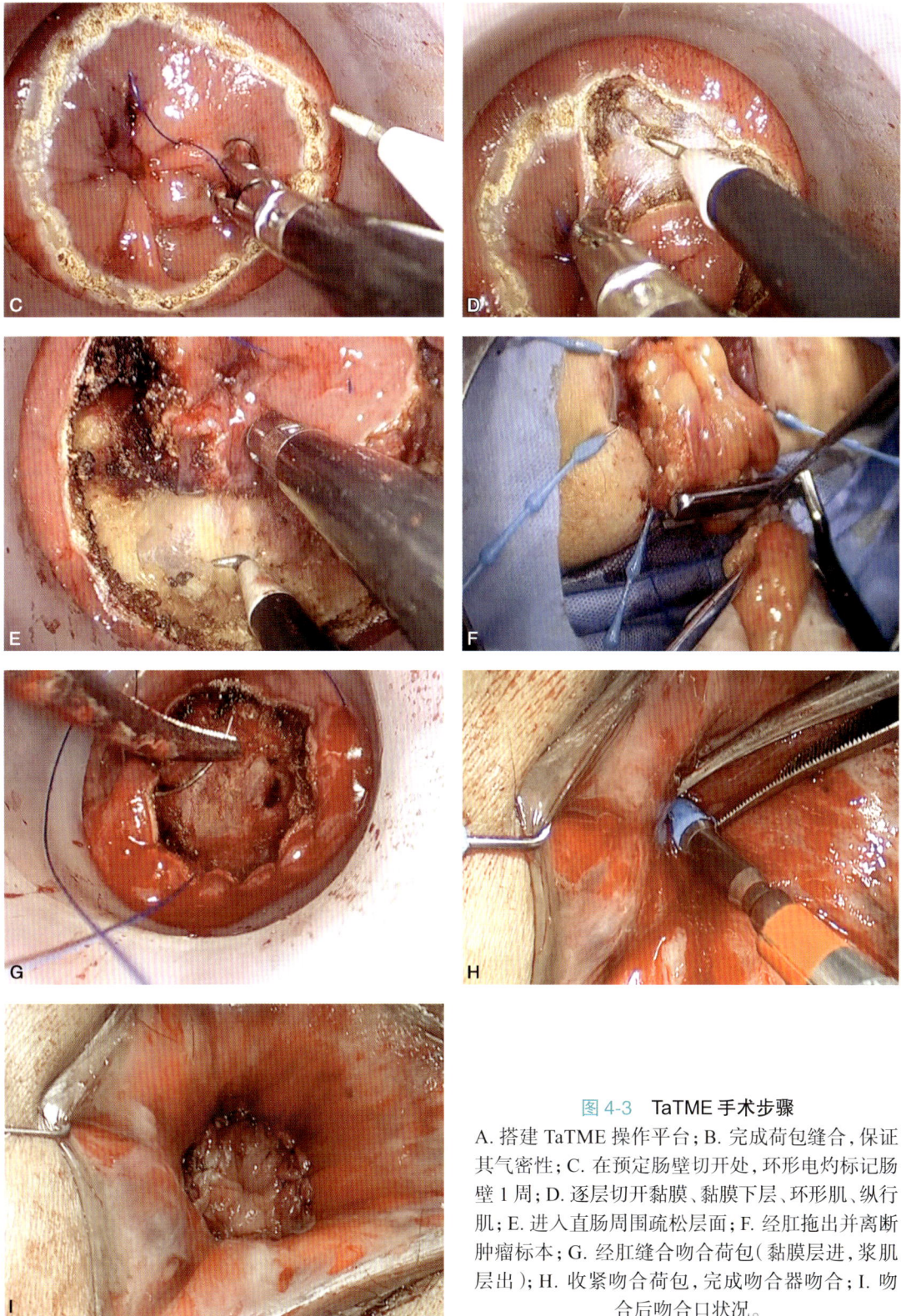

图 4-3　TaTME 手术步骤

A. 搭建 TaTME 操作平台；B. 完成荷包缝合，保证其气密性；C. 在预定肠壁切开处，环形电灼标记肠壁 1 周；D. 逐层切开黏膜、黏膜下层、环形肌、纵行肌；E. 进入直肠周围疏松层面；F. 经肛拖出并离断肿瘤标本；G. 经肛缝合吻合荷包（黏膜层进、浆肌层出）；H. 收紧吻合荷包，完成吻合器吻合；I. 吻合后吻合口状况。

　　3. 传统经肛手术操作困难的直肠良性病变　例如：①中、低位巨大直肠良性肿瘤，无法进行局部切除的患者；②直肠炎症性肠病；③家族性腺瘤性息肉病；④放射性直肠炎。

三、经括约肌间切除术

　　ISR 最早由 Lyttle 等人于 1977 年提出，并用于全结肠、直肠炎症性肠病患者的治疗。1994 年，Schiessel 等人通过 ISR 术式成功实现了低位直肠癌患者的保肛。ISR 涉及肛门括约肌复合体的识别和解剖，包括括约肌间隙的游离、部分或全部肛门内括约肌的切除，以及结肠肛管的消化道重建。因此，ISR 可以在肿瘤根治的基础上，为早期直肠癌患者保留肛门功能，被誉为"极限保肛手术"。根据肛门内括约肌的切除范围，可将 ISR 分为完全、次全及部分切除三种类型。但由于 ISR 操作难度较高，在国内尚未普及，盲目推广反而可能增加手术风险。部分患者术后仅保留肛门的外形而无功能，导致预后不佳。因此，在临床实践中，准确把握 ISR 的手术适应证显得尤为重要。

　　ISR 是一种常见的结直肠癌手术治疗方法，taE-ISR 结合了 ISR 和 TaTME 技术，采用经肛腔镜方式进行 ISR 手术（图 4-4），其适应证具体如下。

　　1. 早期（$T_{1\sim2}$ 期）低位直肠癌　肿瘤的位置对于术式选择起到关键作用，术前盆腔 MRI 检查有助于 ISR 术式的选择。早期低位直肠癌的 ISR 术式选择具体如下：①对于肿瘤下缘高度低于肛管直肠环，且肿瘤未侵犯肛门外括约肌或肛提肌的患者，可行括约肌间隙分离

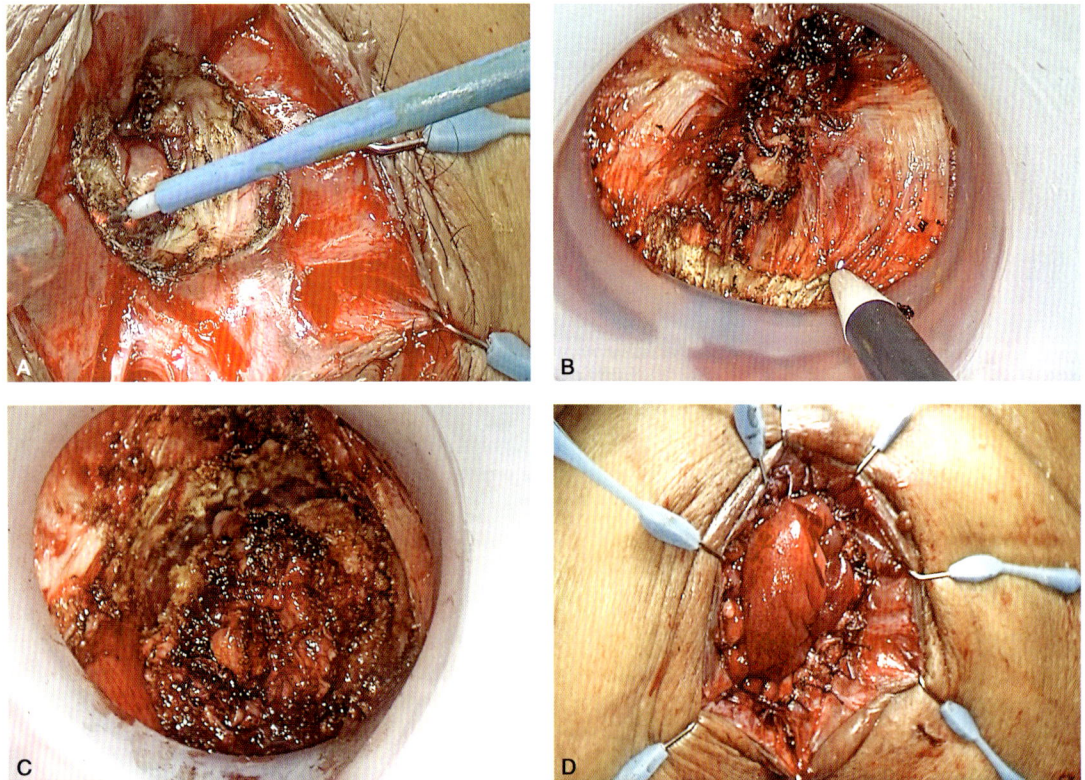

图 4-4　taE-ISR 主要手术步骤

A. 经肛行括约肌间隙游离；B. 用电灼环形标记预定切开处；C. 沿预定切开处游离直肠远端；D. 经肛手工吻合后吻合口状况。

的 ISR 治疗。②对于 Rullier 分型 Ⅱ 型患者,即肿瘤位于直肠肛管结合部,其下缘距离肛管直肠环不超过 1cm。为了保证远端 1cm 以上的安全切缘,建议行部分 ISR,即在齿状线水平或其正下方切开,切除部分肛门内括约肌。③对于 Rullier 分型 Ⅲ 型患者,可根据肿瘤侵犯肛门内括约肌的程度选择次全 ISR 或完全 ISR。次全 ISR 是指在齿状线 1～2cm 处切开并切除部分肛门内括约肌;而完全 ISR 是指在白线处切开,切除全部肛门内括约肌。

2. **部分 $T_{3～4}$ 期低位直肠癌**　对于具有强烈保肛意愿的 $T_{3～4}$ 期直肠癌患者,可行术前新辅助放化疗达到局部降期后再行 ISR。已有研究表明,实施新辅助放化疗后,大约 80% 的 $T_{3～4}$ 期患者的肿瘤分期得以降期,从而获得足够的远端切缘及安全的环周切缘。

3. **部分困难骨盆的低位直肠癌**　对于肿瘤下缘高度≥5cm,但因盆腔极度狭窄导致盆腔内吻合效果不佳的患者,也可考虑行 ISR。

4. **肛门括约肌区域疾病**　ISR 可用于治疗外伤性肛门括约肌功能障碍、复杂性直肠瘘或括约肌周围囊肿等疾病。

5. **其他适应证**　低位直肠及肛管巨大绒毛状腺瘤、海绵状血管瘤、类癌等。

（丁呈圣　冯　波）

第五章 磁共振检查在经肛腔镜手术前评估中的应用

目前，国内外各大指南在评估直肠癌术前局部及远处转移情况时，均推荐进行盆腔增强 MRI 及胸、腹部增强 CT 检查。当可疑或明确出现肝转移时，部分指南还推荐使用肝细胞特异性造影剂进行肝脏增强 MRI 检查。不同检查方法的侧重点各不相同。盆腔增强 MRI 检查主要用于评估肿瘤局部侵犯情况、区域及侧方淋巴结转移情况、直肠系膜筋膜（mesorectal fascia，MRF）受累情况、肛管及肛门括约肌复合体受累情况，以及壁外血管侵犯（extramural vascular invasion，EMVI）情况；而胸、腹部增强 CT 与肝脏 MRI 检查则主要用于评估直肠癌是否存在远处器官或淋巴结转移。

一、CT 评估

胸、腹部增强 CT 检查具有操作简单、检查时间短、患者耐受性较好等优势。在大多数情况下，其预约时间比增强 MRI 检查短，且能够进行全身较大范围的检查。因此，增强 CT 检查可作为对患者全身远处转移病灶的筛查手段，以及对原发灶的初步判断方法。甚至在某些急诊情况下，还能够为患者首次发现直肠癌病灶提供线索。

（一）直肠癌原发灶的评估

增强 CT 检查结合冠、矢状位三维重建，可用于定位肿瘤，评估肿瘤与盆壁及盆腔脏器之间的关系，并明确肿瘤与盆腔大血管之间的关系（图 5-1）。但由于 CT 对肠壁结构的分辨

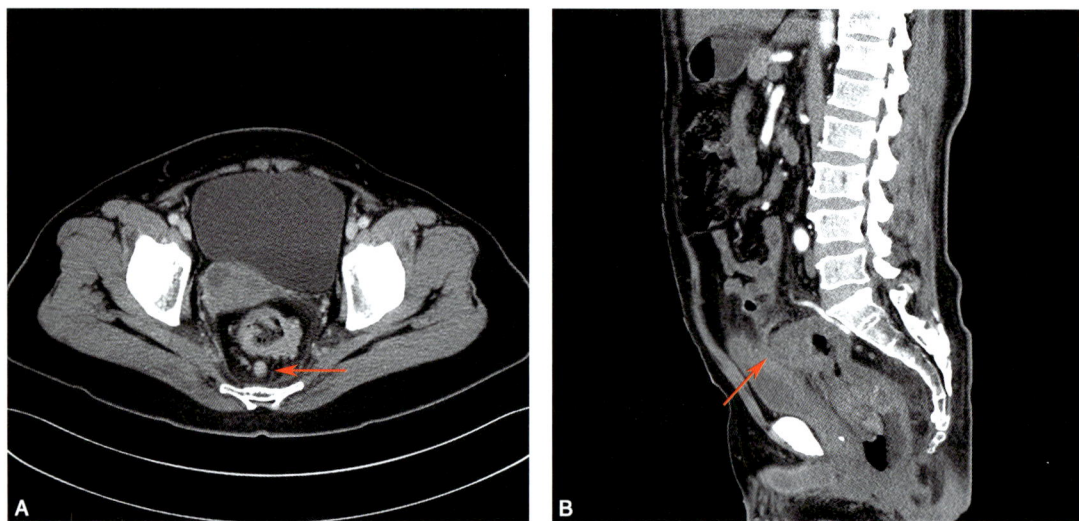

图 5-1 直肠癌原发灶的 CT 表现
A. 肿瘤浸润直肠中段肠壁并突破肌层，累及浆膜下脂肪和直肠系膜内淋巴结（箭头）；B. 另一位直肠癌患者矢状位重建图显示，肿瘤累及膀胱顶后壁，二者分界不清且膀胱壁明显增厚（箭头）。

率较低,对于肿瘤 T 分期的评估准确度要弱于增强 MRI 检查。

(二)肝转移的评估

增强 CT 检查在显示肝转移病灶的同时,也能够很好地显示病灶与肝内静脉及门静脉之间的关系,为后续肝转移灶的局部处理方案(如手术、消融或介入治疗等)提供重要依据(图 5-2)。由于 CT 软组织分辨率不如 MRI 高,且存在部分容积效应,对于直径小于 0.5cm 的病灶究竟是微小囊肿还是转移瘤,鉴别较为困难。因此,仍需要进行增强 MRI 检查以作补充。

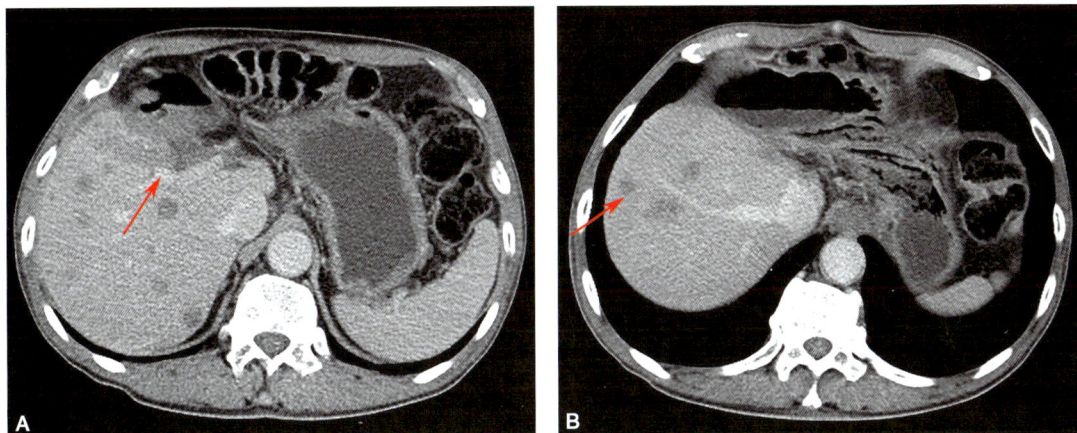

图 5-2　多发肝转移瘤

A.肝右前叶下段包膜下转移瘤紧贴门脉右支,门脉右支前干受累截断(箭头);B.肝右前叶上段转移瘤紧邻肝右静脉(箭头)。

(三)肺转移的评估

胸部 CT 检查是评估肺转移瘤的首选且至关重要的检查方法,不能被术前胸部 X 线检查替代(图 5-3)。在有条件的情况下,还应结合 CT 三维重建及 CT 薄层扫描(层厚≤1mm)的图像综合评估。当发现难以定性的可疑转移病灶时,可根据病灶的大小及位置,选择短期随访观察病灶变化、行正电子发射计算机断层成像(positron emission tomography and computed tomography, PET/CT)检查或在 CT 引导下行穿刺活检以取得病理明确诊断。

(四)腹膜后淋巴结转移的评估

腹膜后淋巴结需要结合其大小、形态、强化特点及边界的情况,综合判断是否为转移病灶。增强 CT 检查能够很好地显示腹膜后淋巴结转移瘤与腹膜后大动脉及静脉间的位置关系,亦可为可能需要的放射治疗提供放射靶区勾画所需的精准解剖信息(图 5-4)。

(五)其他远处转移的评估

直肠癌除可发生肝脏、肺部、腹膜后淋巴结等常见部位的远处转移外,还可出现锁骨区淋巴结转移、骨转移、卵巢克鲁肯贝格瘤(Krukenberg 瘤)、腹膜种植转移等较特殊部位的远处转移(图 5-5)。当转移病灶较大,相应器官结构破坏较明显时,CT 检查能够及时发现,并提示临床医师进一步选择 PET/CT、腹水细胞学检查、全身骨显像、双附件彩超或 MRI 等检查,以进行更详细的评估。

(六)血管三维重建

CT 血管造影(CT angiography, CTA)检查可清晰显示腹主动脉、髂动脉、肠系膜上动

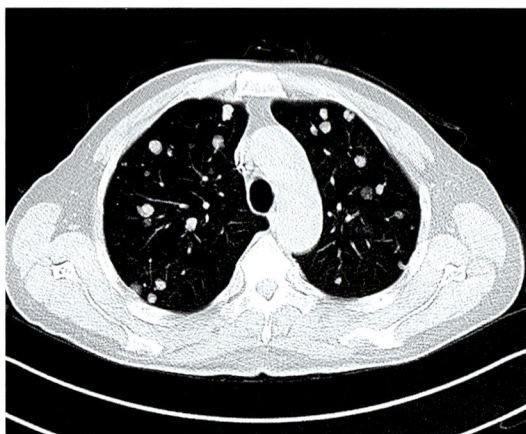

图 5-3 双肺多发转移瘤

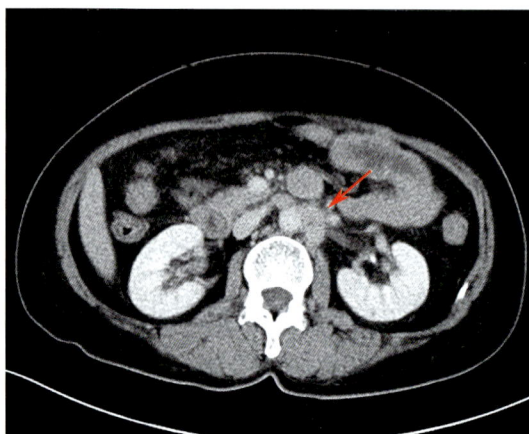

图 5-4 腹膜后腹主动脉周围多发淋巴结转移（箭头）

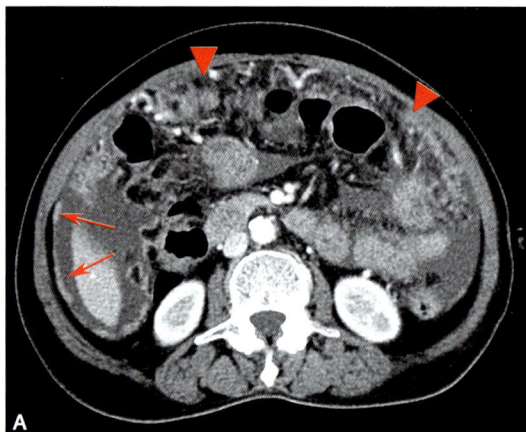

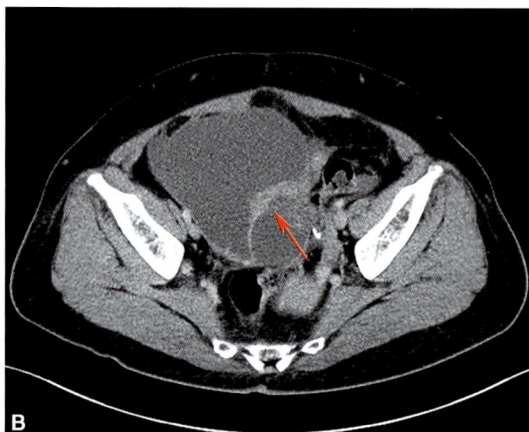

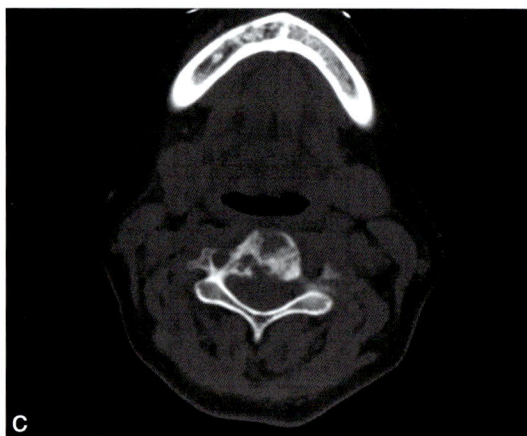

图 5-5 少见部位的转移瘤

A. 腹膜多发种植转移（箭头），网膜多发种植转移合并网膜饼形成（三角形）；B. 右侧卵巢 Krukenberg 瘤呈囊实性，实性成分不规则（箭头）；C. 颈椎骨转移瘤，椎体呈成骨性与溶骨性并存的混合性骨质破坏。

脉、IMA 及其分支的走行及分布情况（图 5-6）。特别是可较为直观地显示 IMA、LCA、乙状结肠动脉（sigmoid artery，SA）及 SRA 的走行及分支情况，准确评估 IMA 及其分支开口变异，为术中某些肠系膜血管处理方式的选择提供参考依据。

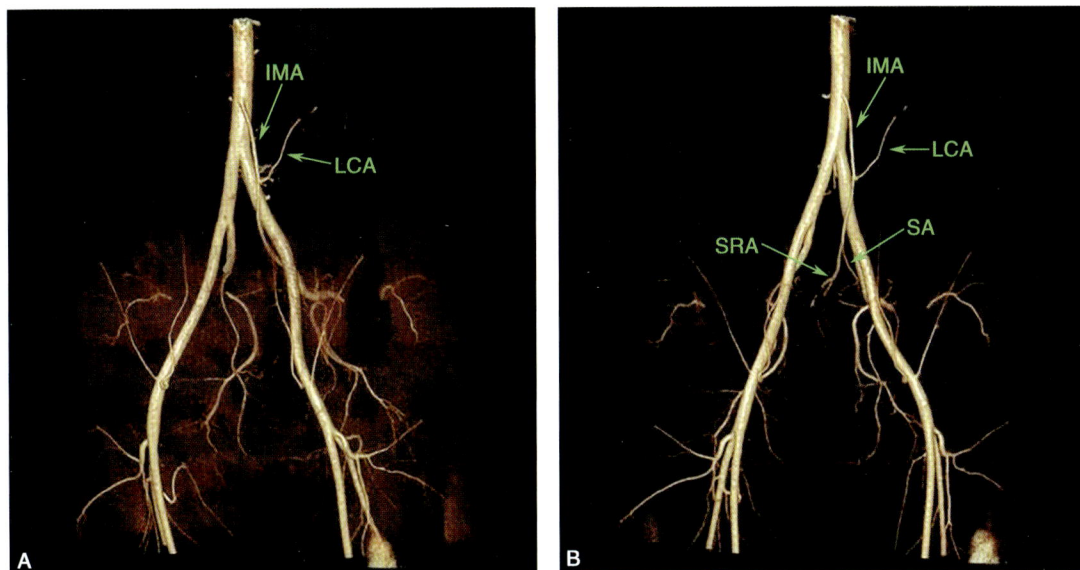

IMA. 肠系膜下动脉；LCA. 左结肠动脉；SA. 乙状结肠动脉；SRA. 直肠上动脉。

图 5-6　三维重建 CTA 图像显示 IMA 及其分支的走行和分布情况
A. IMA 及 LCA 的走行及分支；B. IMA、LCA、SA 及 SRA 的走行及分支。

二、MRI 评估

MRI 检查具有软组织分辨率高、可进行多序列参数成像及多方位成像等优点，是直肠癌原发灶术前精准局部评估的最重要工具之一。MRI 检查可精准定位肿瘤，评估 T 分期，诊断区域淋巴结及侧方淋巴结转移，评估肿瘤与肛管及肛门括约肌复合体的关系，以及评估 MRF 受累情况和 EMVI 情况。国内指南亦建议影像科对于直肠癌术前 MRI 出具结构化模板，根据"DISTANCE"原则全面评估，为临床提供信息。

所谓"DISTANCE"原则，具体来讲，"DIS"是指肿瘤的定位，即肿瘤下缘距肛缘的距离、肿瘤上下缘的纵向长度，以及肿瘤与腹膜反折的相对位置关系。"T"则是指肿瘤的 T 分期，也就是肠壁浸润的深度。"A"是指肿瘤与肛管及肛门括约肌复合体之间的关系，这主要是诊断低位直肠癌时进行评估。"N"是指肿瘤的 N 分期，特别需要注意的是，应尽可能将系膜内淋巴结与侧方（特别是 263 组或 283 组）淋巴结区分报告。"C"即环周切缘，也就是影像上判断 MRF 是否受累或可疑受累。"E"则是评估是否有 EMVI。

（一）MRI 中直肠壁的结构特点及肿瘤的信号特点

MRI 序列中，未经脂肪抑制的 T_2 加权成像（T_2 weighted imaging，T_2WI）序列是观察直肠壁正常结构的最清晰序列。在垂直于直肠长轴的轴位不压脂 T_2WI 序列中，直肠腔为最中央的部分（图 5-7，菱形），因肠内容物成分不一，其信号也多种多样。直肠黏膜及黏膜下层为其外层的环形高信号层（图像灰阶显示为偏亮色），两层在 MRI 上不能区分（图 5-7，箭头）。直肠肌层（图 5-7，短三角）为再外层的环形 T_2 低信号带（图像灰阶显示为接近黑色）。

直肠肌层的外层由较厚的脂肪层组成,在图像上表现为高信号,这是浆膜下脂肪或直肠系膜脂肪的影像(图 5-7,星形)。在腹膜反折以下水平,直肠系膜脂肪层的外缘可见细线样的环形低信号带(图 5-7,长三角),即为 MRF。对于腹膜反折的观察,应在矢状位不压脂的 T_2WI 序列上进行,表现为由膀胱顶壁向后延伸至肠管表面的线样低信号影。

直肠癌在未行脂肪抑制的 T_2WI 序列中,表现为信号强度介于肌层低信号与黏膜/黏膜下层高信号之间的中等信号强度(图 5-8)。

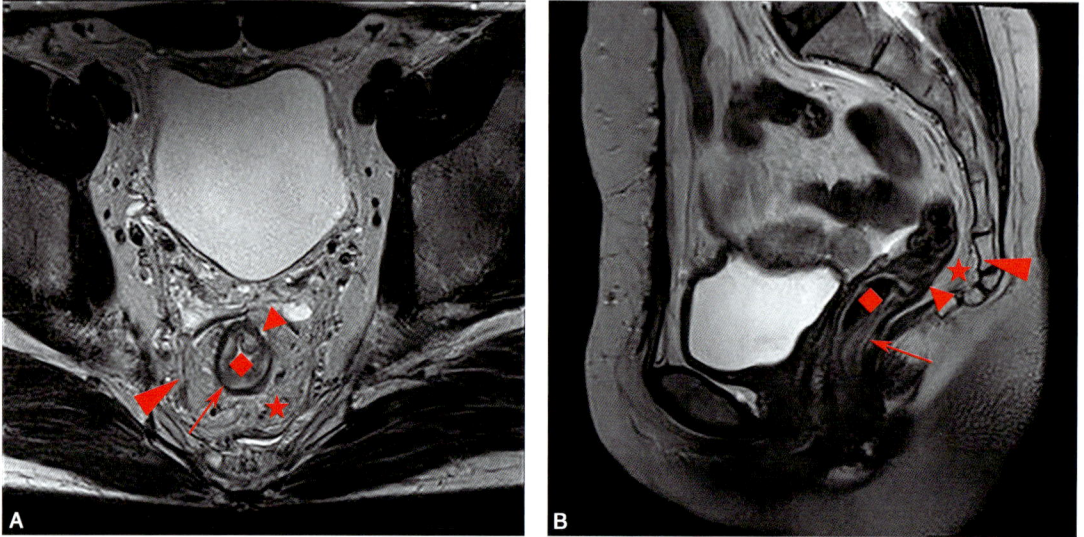

红色菱形示直肠肠腔;红色箭头示直肠黏膜及黏膜下层;红色短三角示直肠肌层;红色星形示直肠系膜脂肪层;红色长三角示 MRF。

图 5-7 正常直肠壁的 T_2WI 序列影像
A. 轴位 T_2WI 序列;B. 矢状位 T_2WI 序列。

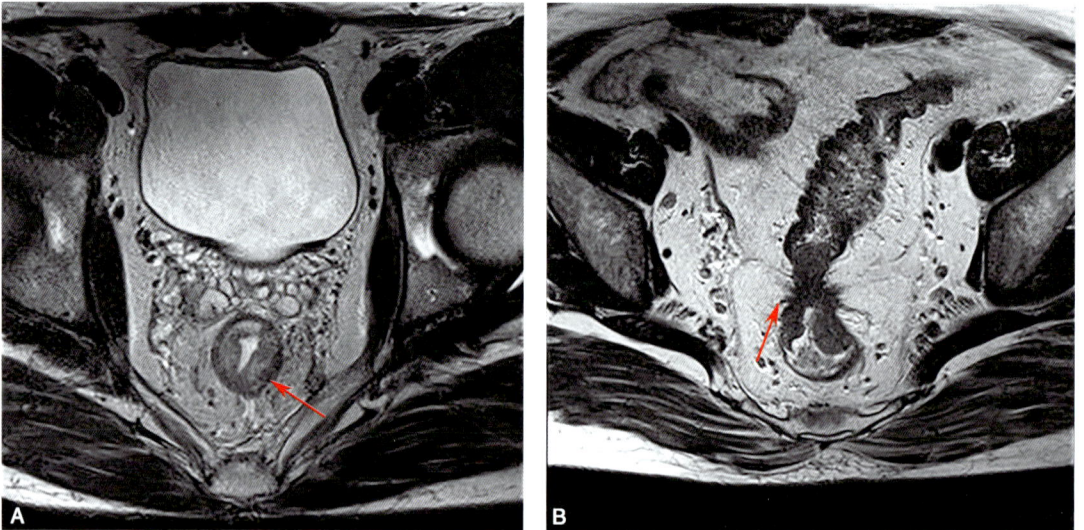

红色箭头示肿瘤位置。

图 5-8 直肠癌在 T_2WI 序列上的信号特点
A. 直肠双侧壁及后壁肿瘤,呈中等信号(箭头);B. 高位直肠癌累及腹膜反折(箭头)。

（二）肿瘤定位与相关测量（DIS）

肿瘤的定位与测量主要在矢状位不压脂的 T_2WI 序列上进行。明确肿瘤下缘后，应沿直肠走行路径的长轴中心线进行折线段的测量，将肿瘤下缘（图 5-9，绿线）至肛缘路径中所有折线段的长度相加（图 5-9，红线），以确定肿瘤下缘距离肛缘的距离。肿瘤长度的测量亦遵循相同原则，测量肿瘤上缘和下缘之间的长度，并同时分析肿瘤与腹膜反折的相对位置，确认肿瘤上下缘是否跨腹膜生长或位于腹膜上/下。

（三）肿瘤在肠壁内的浸润深度（T）

影像学上，直肠癌的分期遵循美国癌症联合委员会（American Joint Committee on Cancer，AJCC）的 TNM 分期原则。由于病灶较小，MRI 各序列图像对 Tis 及 T_1 期肿瘤的敏感性较低。但对于 T_2、T_3 及 T_4 期肿

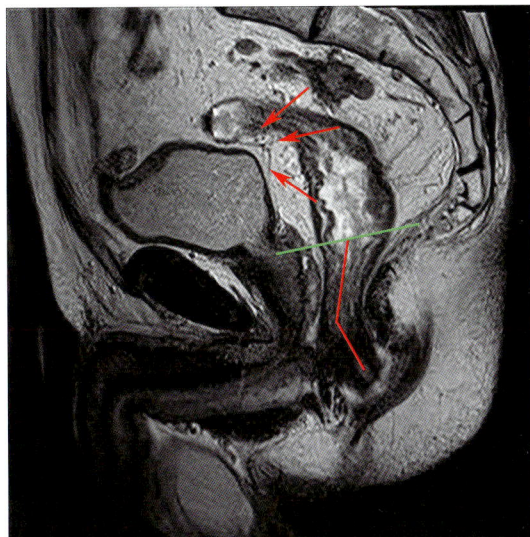

图 5-9　依据红色折线段长度之和确定肿瘤下缘（绿线）距肛缘的距离，矢状位 T_2WI 序列图像能够较好显示腹膜反折（箭头）的位置

瘤，MRI 能够较为准确地评估。评估 T 分期时，主要观察垂直于肿瘤段肠管长径的横断位小视野高分辨不压脂 T_2WI 序列。重点观察的结构包括肌层低信号环的内缘是否被肿瘤侵犯、肌层低信号环是否连续，以及浆膜或 MRF 与肿瘤之间的关系。

肿瘤紧贴肌层，使肌层低信号环的内缘毛糙、不光整，但外缘仍连续、光整，则提示肿瘤侵犯但未穿透肌层，为 T_2 期；肿瘤使肌层低信号环出现中断，并且中断处为肿瘤信号，边缘毛糙，则提示肿瘤穿透肌层，为 T_3 期；在腹膜反折以上的直肠癌紧贴浆膜，使浆膜不规则增厚，则提示肿瘤累及浆膜，为 T_{4a} 期（图 5-10）。对于腹膜反折以下的直肠癌，更关注的是肿瘤与 MRF 及肛门括约肌复合体之间的关系。

（四）低位/超低位直肠癌与肛管及肛门括约肌复合体关系评估（A）

低位/超低位直肠癌与肛周肌肉的关系应在平行于肛管长轴的冠状位 T_2WI（不进行脂肪抑制）序列上观察。直肠固有肌层在此处逐渐延续为肛门内括约肌（图 5-11、图 5-12）。直肠系膜末段外侧即为肛提肌，肛提肌在冠状位上表现为直肠系膜延续下来的"倒八字"状低信号结构。肛提肌下方为耻骨直肠肌，表现为竖条形低信号带的最外层（图 5-11～图 5-13）。再下方为肛门外括约肌。肛门内、外括约肌间脂肪较少，因而较难区分。肛提肌、耻骨直肠肌及肛门外括约肌之间可见略薄弱的高信号分界（图 5-14）。

对于低位/超低位直肠癌的分期，影像学上认为肿瘤侵犯固有肌层或肛门内括约肌，但未突破者为 T_2 期；肿瘤侵犯括约肌间隙，或距离耻骨直肠肌/肛提肌小于 1mm 但未侵犯者为 T_3 期；肿瘤直接侵犯肛提肌、耻骨直肠肌或肛门外括约肌者为 T_{4b} 期（图 5-15、图 5-16）。

（五）淋巴结状态（N）

对于淋巴结的评估，主要观察其大小、形状、边界、弥散加权成像（diffusion weighted imaging，DWI）序列的信号强度及强化情况。当淋巴结位于 MRF 外侧时，应考虑其归属于侧方淋巴结的范围（图 5-17）。

（六）直肠系膜筋膜的评估（C）

MRF 作为 TME 的解剖学标志，在影像上发现 MRF 存在异常时，术后病理出现环周切

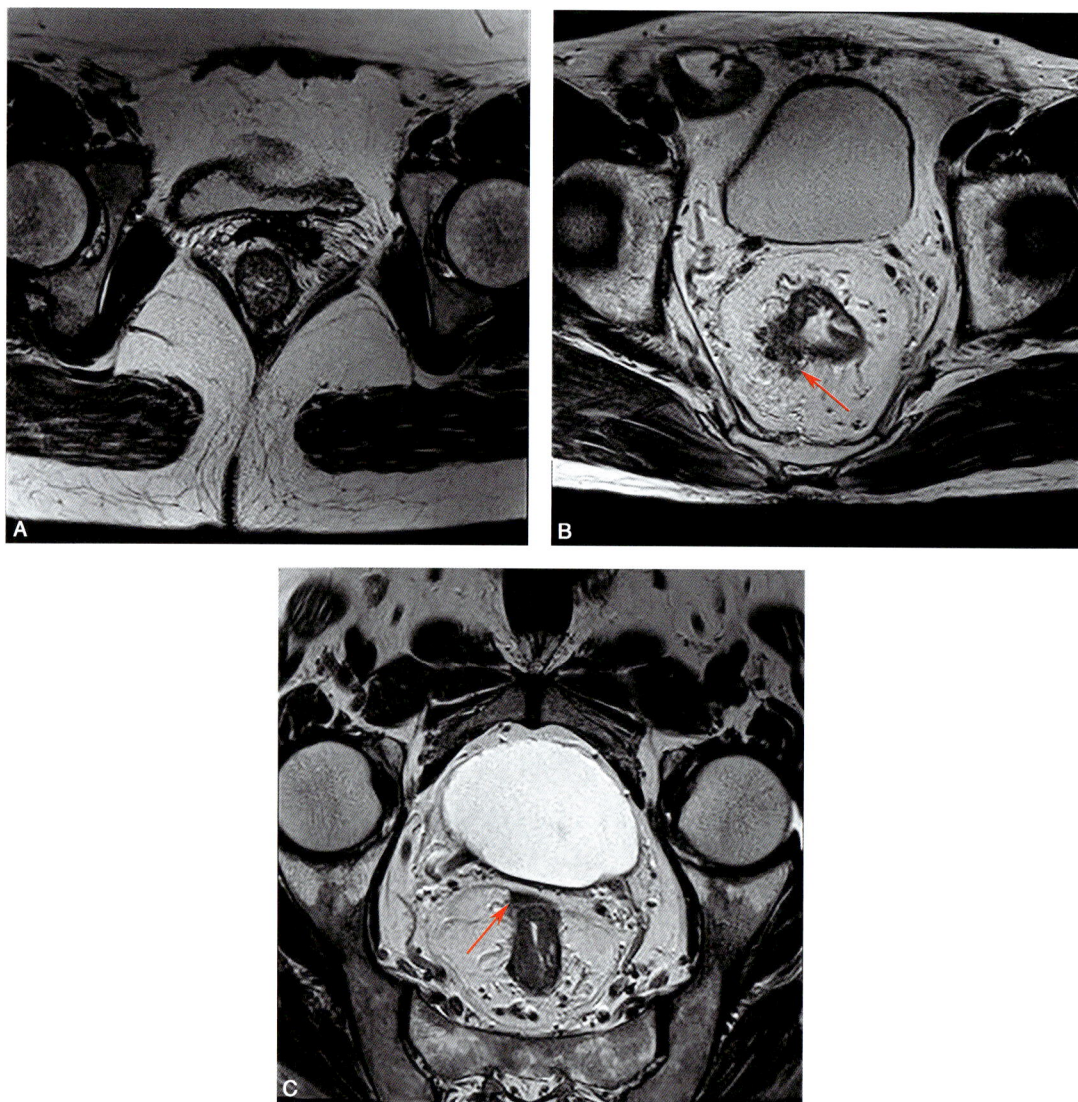

图 5-10 轴位不压脂 T_2WI 序列显示肿瘤浸润深度

A.肿瘤紧贴肌层,但肌层低信号环外缘完整,提示 T_2 期;B.肿瘤突破肌层低信号环外缘(箭头),提示 T_3 期;C.肿瘤紧贴前方浆膜,且局部浆膜面增厚(箭头),提示 T_{4a} 期。

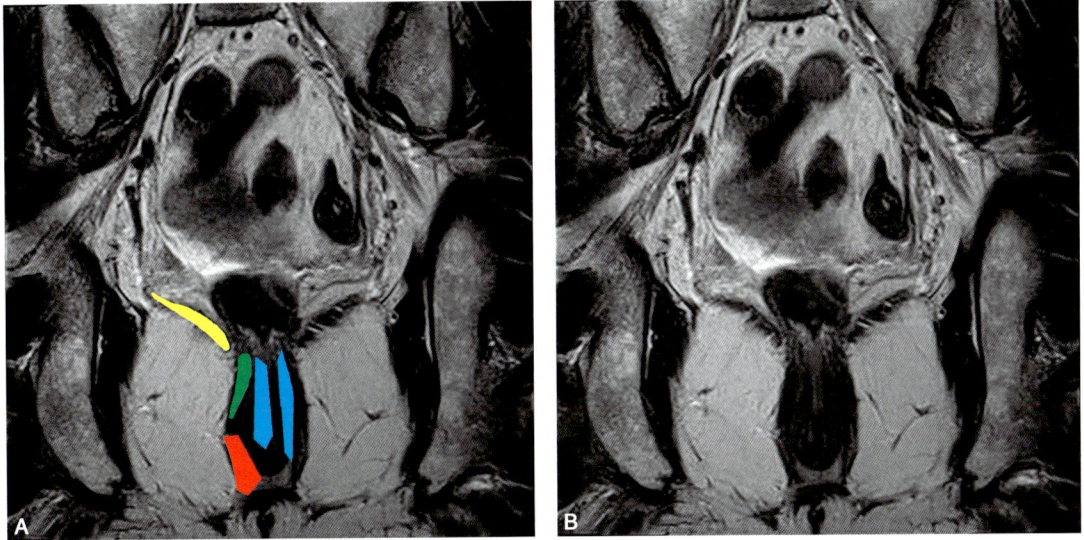

图 5-11　冠状位 T$_2$WI 序列显示肛门括约肌复合体结构

A、B. 肛门括约肌复合体结构：直肠固有肌层向下延伸为肛门内括约肌（蓝色）；直肠系膜向下延伸为肛提肌（黄色），位置最接近头侧；中间为耻骨直肠肌（绿色）；最接近肛门处为肛门外括约肌（红色）。

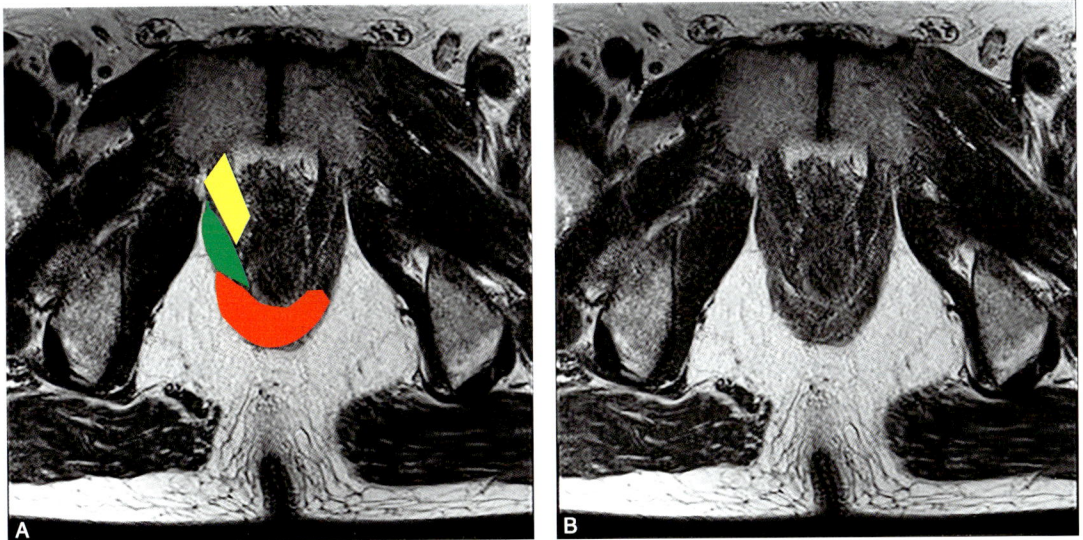

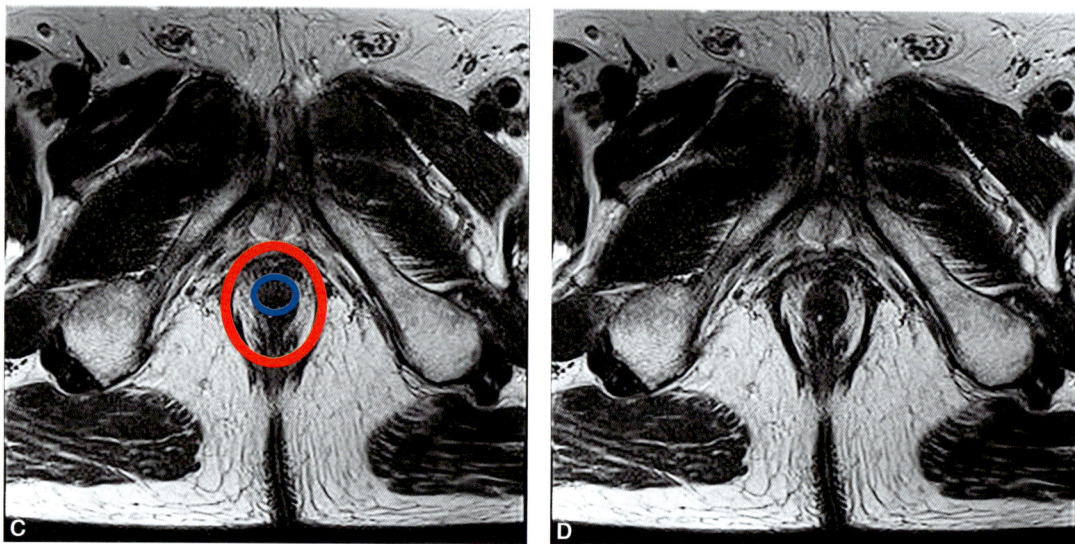

图 5-12 不同层面轴位 T₂WI 序列显示肛门括约肌复合体结构

A、B. 近头侧肛门括约肌复合体结构：腹侧为肛提肌（黄色），中央为耻骨直肠肌（绿色），背侧为肛门外括约肌
（红色），中央环形结构为直肠下段 - 肛管；C、D. 近肛侧肛门括约肌复合体结构为"双环"样结构：外环低信号
为肛门外括约肌（红色），内环低信号为肛门内括约肌（蓝色），二者之间的高信号脂肪间隙为括约肌间隙。

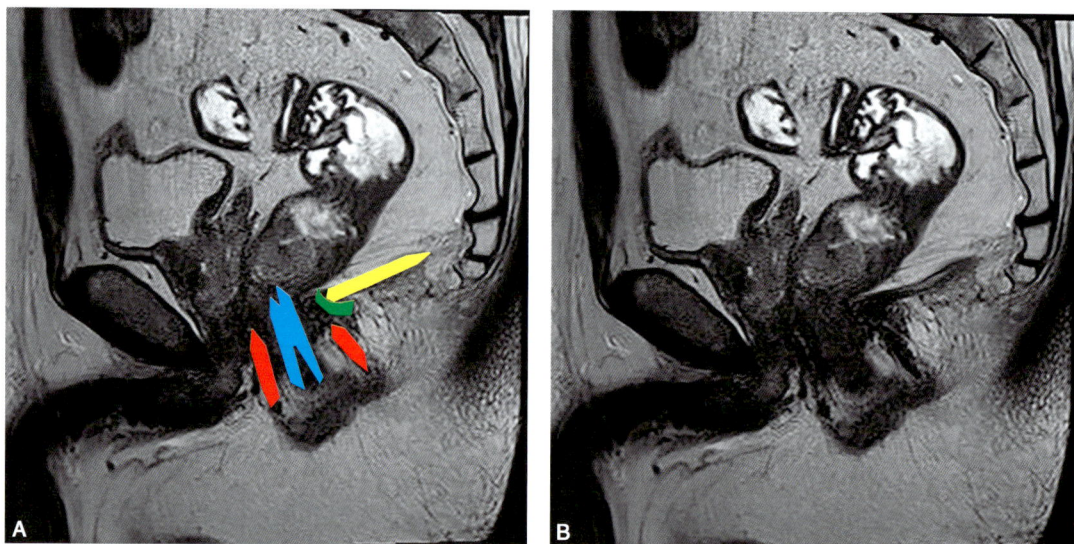

图 5-13 矢状位 T₂WI 序列显示肛门括约肌复合体结构

A、B. 肛门括约肌复合体结构：最上方前后走行肌肉为肛提肌（黄色），其下方结节样肌肉为耻骨直肠肌（绿
色），最下方外侧条状肌肉为肛门外括约肌（红色），中央上下走行者为肛门内括约肌（蓝色）。

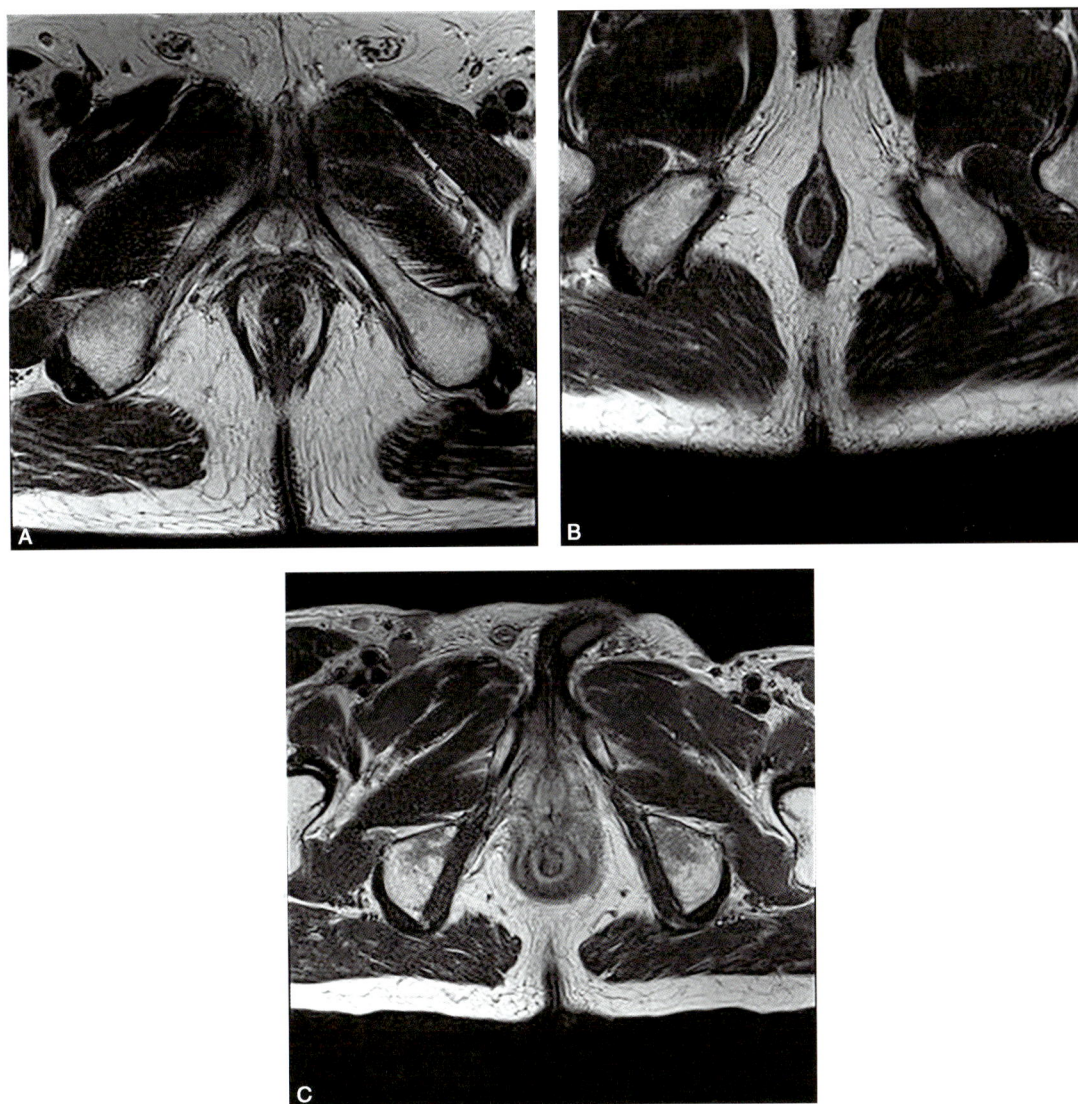

图 5-14　轴位 T$_2$WI 序列显示不同人括约肌间隙厚度的差异

A. 括约肌间隙较厚者：可清晰分辨肛门内、外括约肌结构；B. 括约肌间隙厚度中等；C. 括约肌间隙较薄者：
肛门内、外括约肌于背侧紧贴，无法区分（由于肠内充盈较好，该患者黏膜及黏膜下层高信号得以显示）。

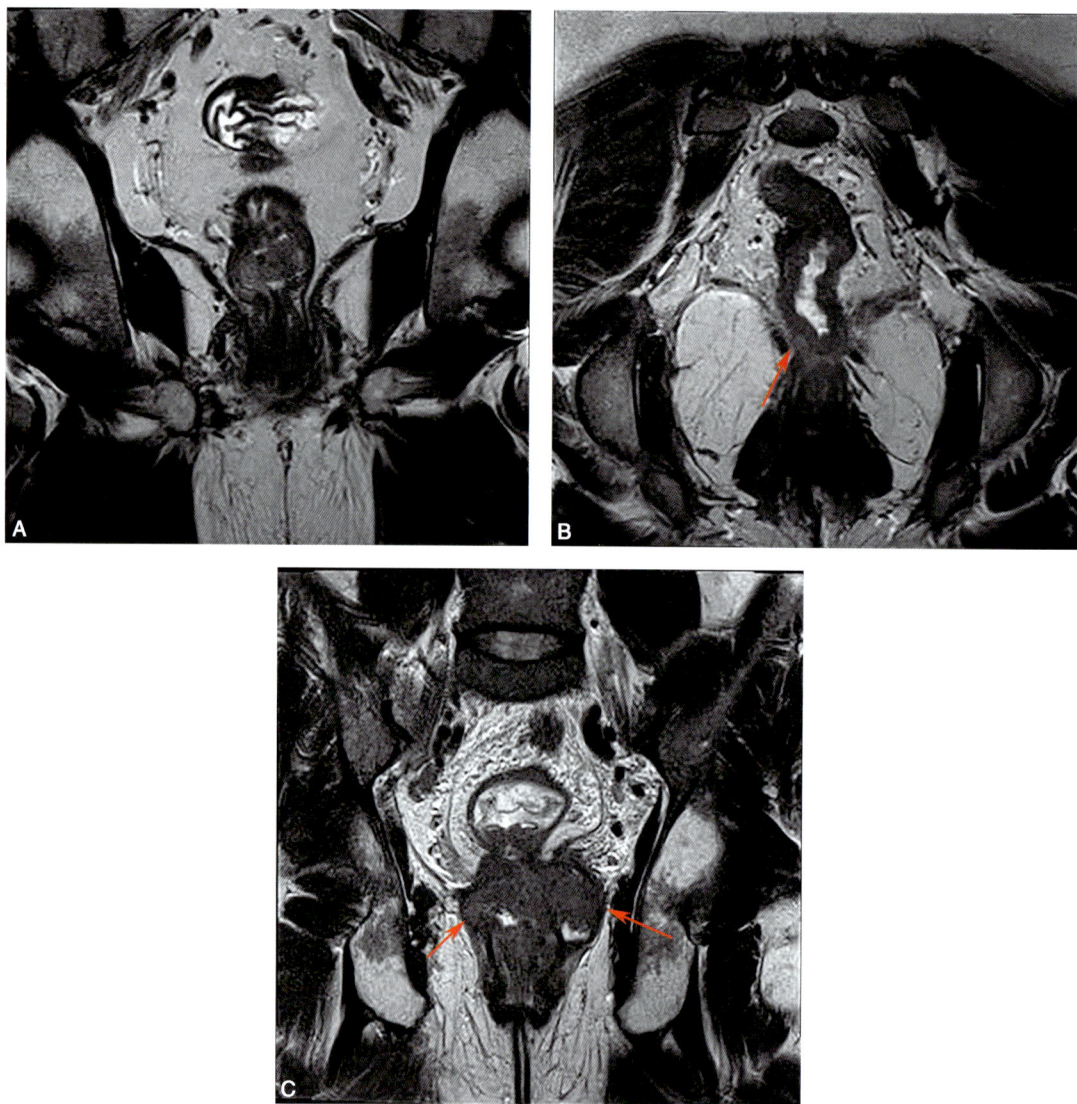

图 5-15 低位直肠癌 T 分期（冠状位）

A. 肿瘤累及肛门内括约肌上缘，括约肌间隙及肛提肌与直肠肌层间脂肪间隙未见受累，提示 T_2 期；B. 肿瘤突破直肠固有肌层，累及肛提肌与直肠肌层间脂肪间隙（箭头），提示 T_3 期；C. 肿瘤累及肛门内括约肌及双侧肛提肌（箭头），提示 T_{4b} 期。

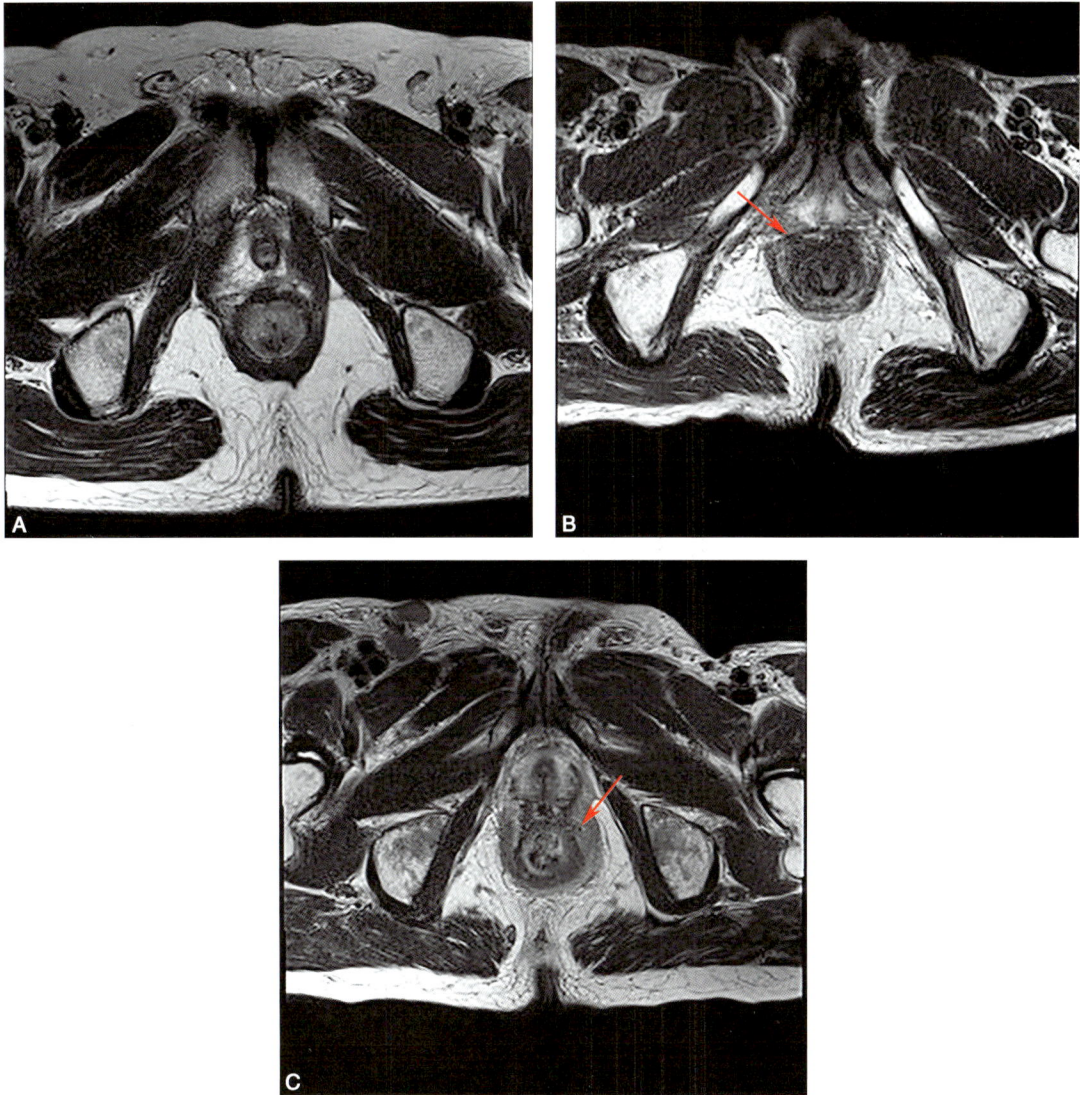

图 5-16　超低位直肠癌 T 分期（轴位）

A. 肿瘤累及肛门内括约肌内缘，但内括约肌外缘低信号环完整，括约肌间隙及肛提肌与直肠肌层间脂肪间隙未见受累，提示 T_2 期；B. 肿瘤突破肛门内括约肌，累及括约肌间隙（箭头），但肛门外括约肌形态、信号正常，提示 T_3 期；C. 肿瘤累及肛门内括约肌、括约肌间隙及左侧肛门外括约肌（箭头），肛门外括约肌边界模糊，信号增高，提示 T_{4b} 期。

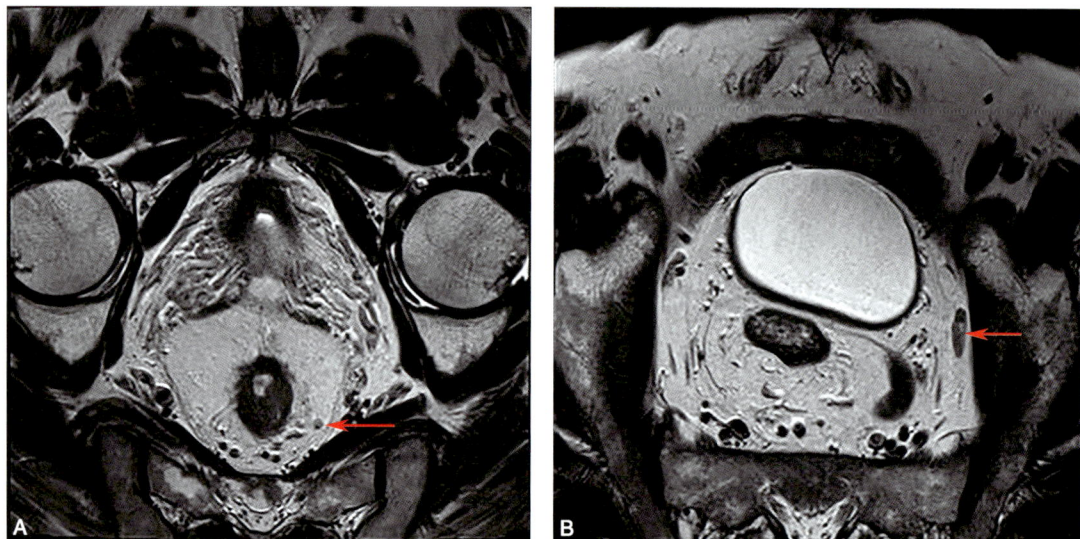

图 5-17　区域及侧方淋巴结转移
A. 直肠系膜内可见信号稍高淋巴结(箭头); B. 左侧髂内淋巴结肿大(箭头)。

缘阳性的概率会增加。在横断面不压脂 T_2WI 序列上,观察到肿瘤、系膜内淋巴结或癌结节距离 MRF 小于 1mm 时,均应考虑存在异常,并提示 MRF(+)(图 5-18)。因此,MRF(+)并不单指肿瘤侵犯 MRF。

(七)壁外血管侵犯(E)

随着薄层小视野高分辨率 MRI 序列的应用,EMVI 的评估也成为可能。所谓壁外血管是指浆膜下或系膜内的血管。当这些血管出现增粗、扭曲,或内部出现肿瘤样信号时,即提示存在 EMVI,即 EMVI(+)(图 5-19)。

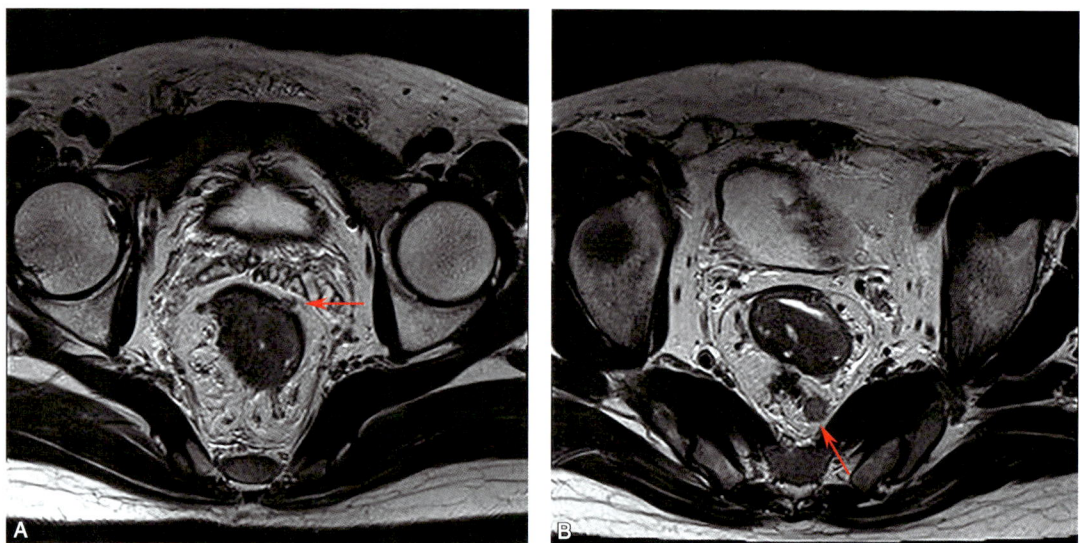

图 5-18　MRF 可疑受侵
A. 肿瘤左前部突破肌层,侵犯 MRF(箭头); B. 系膜内淋巴结转移瘤,侵犯 MRF(箭头),局部 MRF 增厚。

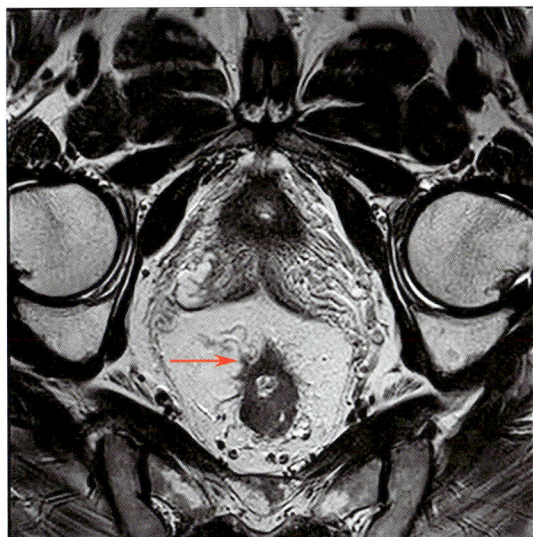

图 5-19　直肠癌 EMVI,直肠系膜内可见多发迂曲、
增粗的血管与肿瘤相连(箭头)

(八)新辅助放化疗后直肠癌术前评估

新辅助放化疗的主要作用是使直肠肿瘤原发灶体积减小,或诱导肿瘤细胞坏死、纤维化。纤维成分在 T_2WI 序列上表现为明显低信号。因此,新辅助放化疗有效的 MRI 征象表现为 T_2WI 序列上肿瘤体积减小和信号减低。

运用 MRI 对直肠癌新辅助放化疗后的疗效评价主要采用磁共振肿瘤退缩分级(magnetic resonance image tumour-regression grading,MRI-TRG)系统。与病理科医师使用的肿瘤退缩分级(tumour regression grading,TRG)系统不同,MRI-TRG 系统将肿瘤的退缩分为 5 个等级,即 1～5 级。1 级为未见明显肿瘤成分;2 级为肿瘤纤维化大于 75%,可见黏液形成,仅有极少量肿瘤残存(图 5-20);3 级为肿瘤仍可见,纤维化及黏液占比为 50%～75%(图 5-21);4 级为肿瘤占大部分,仅有小范围的纤维化及黏液(图 5-22);5 级为肿瘤较治疗前无明显变化。

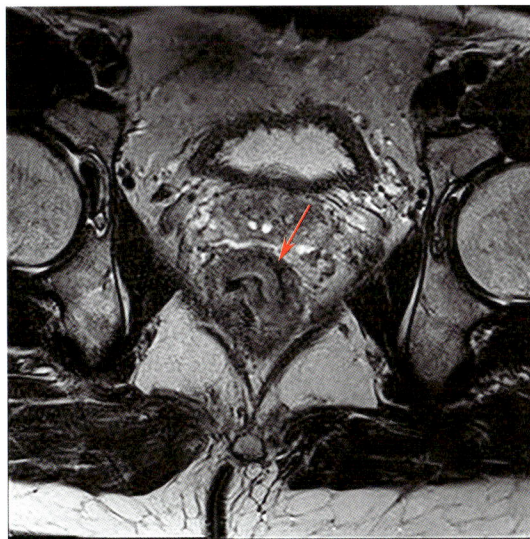

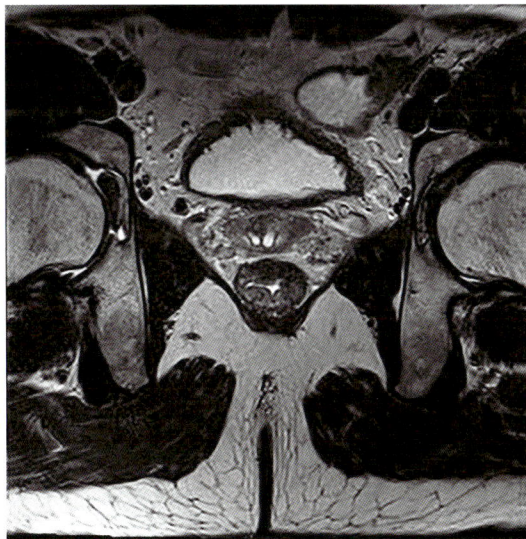

图 5-20　直肠癌新辅助放化疗后 MRI 检查,MRI-TRG 分级为 2 级
可见肿瘤大部分呈现低信号纤维化及稍高信号黏液样变(箭头)。

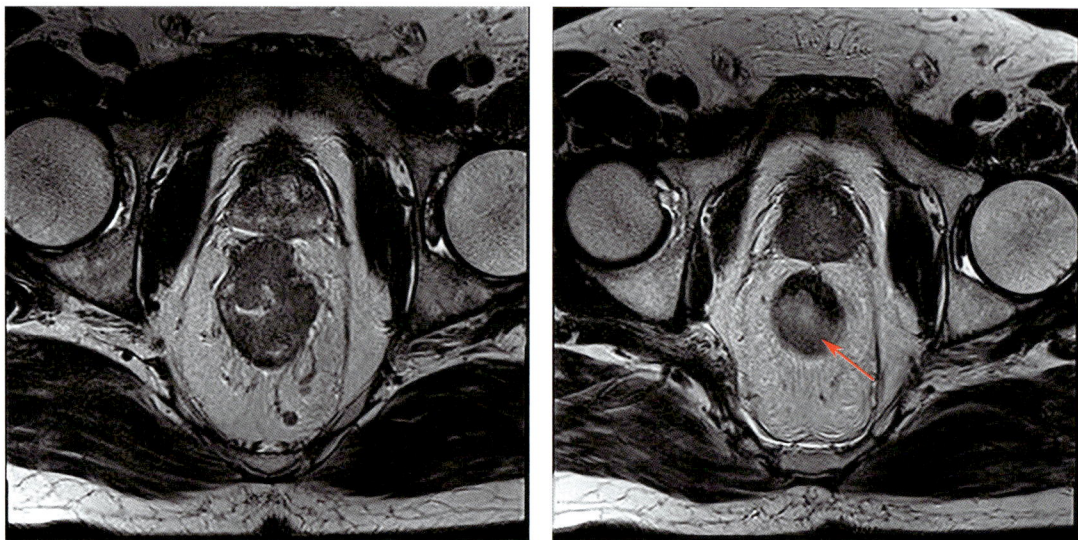

图 5-21 直肠癌新辅助放化疗后 MRI 检查,MRI-TRG 分级为 3 级
可见肿瘤前半部分呈现低信号纤维化改变,但后半部分仍表现为较高的肿瘤信号(箭头)。

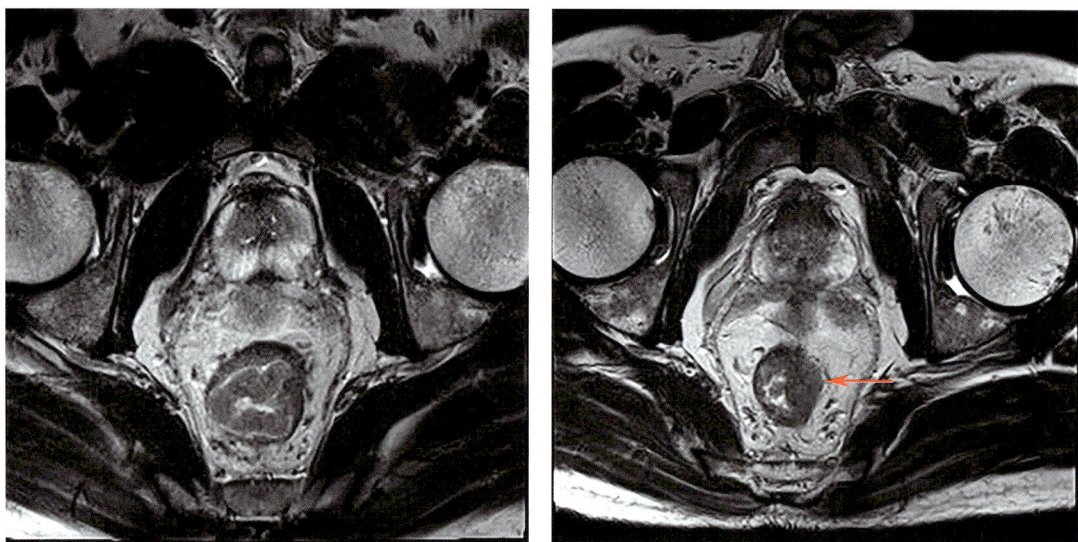

图 5-22 直肠癌新辅助放化疗后 MRI 检查,MRI-TRG 分级为 4 级
肿瘤信号有所减低,但纤维化低信号带不明显(箭头),仍存在较多的肿瘤稍高信号。

(陈 识)

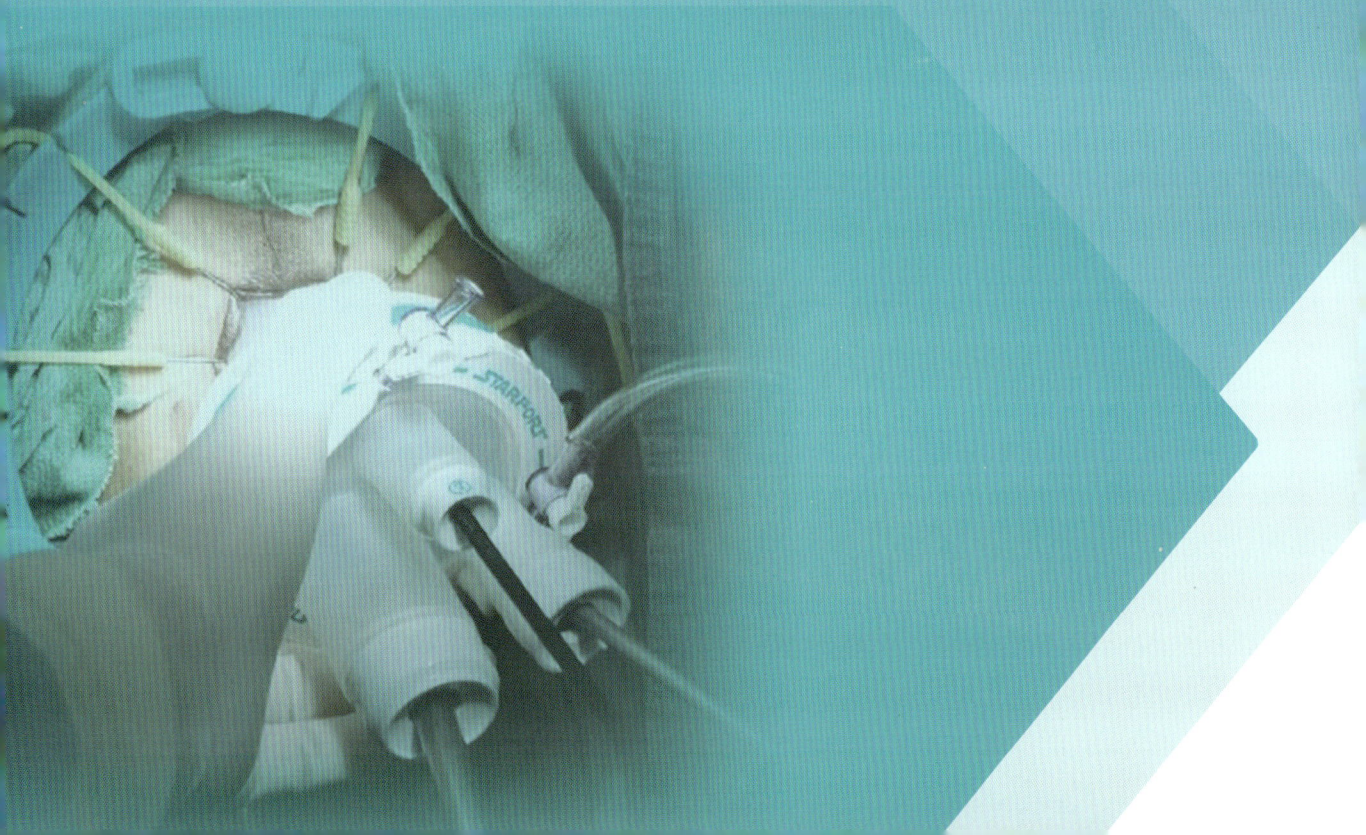

第二篇

技术入门篇

第六章 如何做好扶镜手：扶镜技巧探索及分享

作为 TaTME 主刀的术中助手，扶镜手肩负着重要责任。TaTME 与传统的单孔腹腔镜手术相似，存在镜头与操作器械平行共轴的问题，这使得术者在二维环境下难以把控操作的深度感。作为 TaTME 扶镜手，需要掌握比其他腹腔镜扶镜手更多显露术野的技巧，以应对不同场景的需求。本文从扶镜手的基本坐姿与手势、扶镜工具、显露手段及显露要点四个方面初步介绍 TaTME 扶镜手的职责及基本操作。

一、扶镜手的基本坐姿与手势

正常情况下，经肛腔镜扶镜手可坐于主刀的左侧，推荐采取面向主刀的侧坐姿。此时，扶镜手可正视腔镜监视器，同时为主刀腾出操作空间（图 6-1）。与一手扶镜身、一手扶光纤的传统腹腔镜手势不同，经肛腔镜扶镜手通常右手持镜，左手托举经肛腔镜多通道单孔腔镜手术穿刺器（以下简称 port）或调整光源方向。

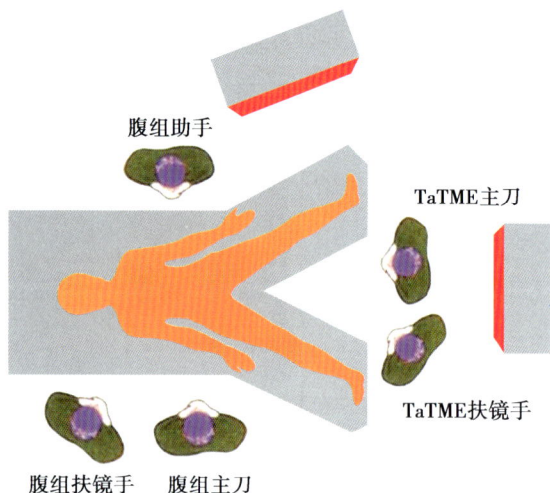

图 6-1 TaTME 术者站位

二、扶镜手的工具

TaTME 中的经肛腔镜一般使用的是腹腔镜手术中常用的 30° 镜。相比于 0° 镜，30° 镜能够通过转动光纤提供更广阔的术野及更多样的显示角度。此外，在经肛腔镜手术中，扶镜手还有一个重要的工具是 port。合理使用 port 可以显著改善经肛腔镜下进行单孔腔镜操作时遇到的诸多复杂情况。其操作方向多种多样，除了常规的顺时针和逆时针旋转外，还可以进行前后左右平推及左右倾斜等多个角度的活动（图 6-2）。

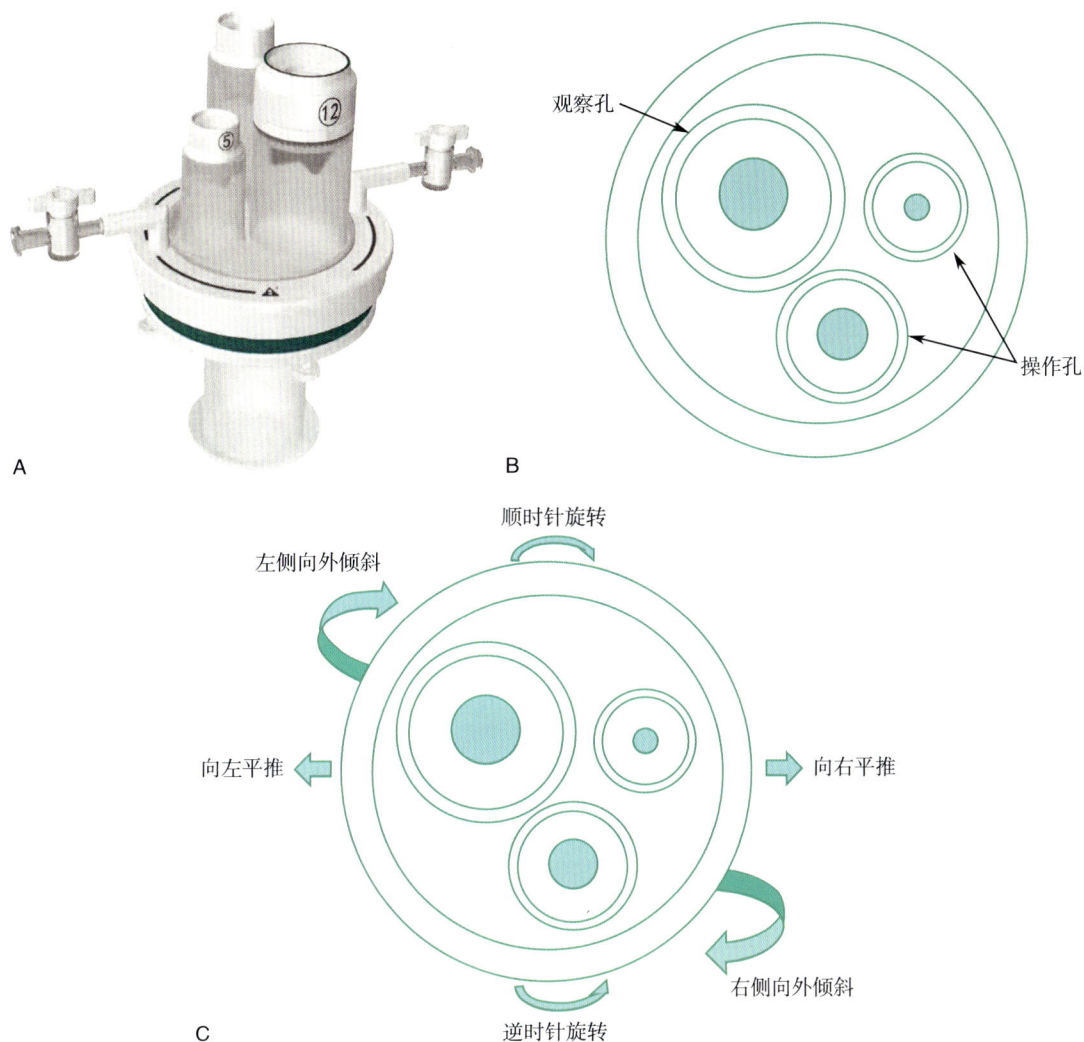

图 6-2　经肛腔镜扶镜手的重要工具——port
A. port 示意图；B、C. port 操作方向示意图。

三、扶镜手显露术野的手段

（一）镜头移动

与其他腔镜手术一样，经肛腔镜扶镜手通过前后左右移动镜头来展示手术操作区域，这是最基本的调整术野的手段。但不同的是，经肛腔镜手术的操作空间有限，导致镜头移动过程中容易与主刀的操作器械相互碰撞。在整个操作过程中，扶镜手应尽量避免将镜头前端置于 port 的中央位置，也应避免做出大幅度摆动镜头的动作。

（二）旋转光源方向

光源方向的调整在经肛腔镜手术中尤为重要。在进行直肠两侧壁分离的过程中，调整光源方向不仅有助于显露手术区域，还便于显露能量器械的刀头部位。

（三）镜头底座角度旋转

对于扶镜手来说，手术过程中需要时刻保持术野水平。由于在经肛操作过程中，部分术野下缺乏可靠的解剖标志性参照物进行术野调平，术野倾斜有时会严重影响主刀的解剖方向。在经肛腔镜手术中，可以借助前列腺、阴道后壁、Hiatal 韧带、肛提肌、冲洗的液体等作为调平标志。此外，对于扶镜手初学者来说，可以将主刀钳夹的可吸收生物夹作为术野调平的标志物，便于及时校正术野水平。

（四）port 转动

经肛腔镜的 port 是可以旋转的，在协助主刀获取术野方面具有独特的作用。旋转 port 主要遵循以下原则：port 的旋转角度通常在 9 点至 12 点方向之间进行调整。

（五）port 整体推动

由于肛周组织具有一定的活动度，因此 port 的整体推动是经肛腔镜显露术野的特有方式之一。通过整体推动 port，往往能解决由 30° 镜带来的直肠前壁及右侧壁显露困难的问题。在骨盆狭窄患者中，常会出现 port 无法完全撑开的情况。此时，倾斜推动 port 能协助显露 port 术野外的操作区域。而且，通过倾斜 port 还可以在一定程度上避免镜头与操作器械之间的碰撞。

四、扶镜要点分析

综合运用上述五种显露术野的手段能解决大部分 TaTME 过程中的扶镜难题。以下对扶镜过程中的特定场景进行分析。

（一）直肠下壁及左侧壁显露

通常情况下，将 port 的观察孔旋转至 10 点方向作为起始位置。此时只需要通过调整光源角度即可较好地显露直肠下壁及左侧壁。

（二）直肠前壁的显露

采用 30° 镜直视时手术视角向下，导致直肠前壁的显露较为困难，这也是 TaTME 术中扶镜操作的一个难点。扶镜手在上推 port 后，可将观察孔转至 11 点方向，并向右调整光源约 30°，即可显露直肠前壁。

（三）直肠右侧壁显露

由于观察孔 Trocar 始终位于患者的偏右侧，因此在解剖直肠右侧壁时，主刀的操作器械容易与镜头发生碰撞。此时，扶镜手应提前将观察孔顺时针旋转至 11 点至 12 点方向，适当向右调整光源，同时向患者右侧推动并倾斜 port。

五、小结

本文为刚开始开展 TaTME 的中心及 TaTME 扶镜手初学者提供一些经验分享。由于不同主刀的操作器械及操作流程存在差异，以及肿瘤位置的不同，操作顺序也有所变化，因此 TaTME 通用的场景化和流程化术野显露仍需要进一步探索。整体掌握直肠各壁的显露方法将大大缩短扶镜过程的学习曲线。更重要的是，做好一名扶镜手，需要对主刀的手术习惯及手术操作流程了然于胸。通过手术实践的积累及不断地思考，定能成为合格的扶镜手。

（林和新　洪清琦　尤　俊）

第七章 经肛全直肠系膜切除术的荷包缝合技术

TaTME 自 2009 年首次应用于临床以来,越来越受到广大外科医师的推崇与喜爱。该术式基于经自然腔道手术的理念,将经肛操作与腔镜技术完美结合,不仅克服了经腹入路术野显露困难的缺陷,还进一步提升了以往经肛直视下手术操作无法达到的深度与精度水平,在一定程度上解决了直肠癌手术的难题。Heald 认为,这种"自下而上"的新型手术入路或许能解决传统开腹和腹腔镜手术对直肠周围间隙显露不佳而造成的手术安全性问题,如肿瘤环周切缘阳性和神经损伤等。然而,经肛腔镜手术与以往的腹腔镜 TME 手术不同,需要从内向外依次切开肠壁各层,这对大部分外科医师来说是一个陌生的过程,学习曲线较长。

一、经肛全直肠系膜切除术的荷包缝合技术

TaTME 的手术过程大致可分为以下几个步骤:肿瘤下切缘定位、隔离荷包缝合、肠腔冲洗、手术操作平面建立、"自下而上"分离、两组会师、标本取出,最后是二次肠腔冲洗和荷包吻合。整个 TaTME 过程中共有两次荷包缝合,分别为隔离荷包和吻合荷包。这两次缝合是 TaTME 的关键步骤之一,与手术质量及安全性密切相关。

(一)隔离荷包

第一个荷包称为隔离荷包,其主要目的是降低手术操作过程中潜在的肿瘤播散风险,提高手术的安全性。建立隔离荷包可以保障操作空间的气密性,防止在手术操作过程中荷包松开,从而避免肠道细菌和肿瘤细胞播散至手术区域而引起污染。在进行隔离荷包缝合时,进针不宜过深,应仅将黏膜及黏膜下层缝合起来。进针过深意味着荷包线咬合组织过多,可能导致荷包线无法收紧,易出现缝线断裂的情况。当肿瘤位置较低时,所建立的隔离荷包往往比较松弛。但对于部分肿瘤下缘距肛缘仅约 3cm 的患者,有经验的医师可以采取二次荷包缝合的方式(图 7-1),以确保手术区域内的肿瘤安全,防止脱落的癌细胞种植。同时,该方法符合无菌原则,能够避免肠液和粪菌污染,从而获得理想的无菌、无瘤操作空间。

根据肿瘤位置的不同,大致可分为以下两种情况。

1. **离断优先** 若肿瘤位置较低(距肛缘 4~5cm 以内),应从肿瘤远端远切缘处离断肠壁全层,进入括约肌间隙,随后沿括约肌间隙向头侧分离,进行二次荷包缝合加固并冲洗。

2. **荷包优先** 若肿瘤位置相对较高(距肛缘 4~5cm 以上),则优先行荷包缝合。进行直肠冲洗后,于荷包远端切缘处离断肠壁。切开肠壁后,须完成全直肠系膜切除。缝合的方式包括直视下荷包缝合(图 7-2)和腔镜下荷包缝合(图 7-3)。

(二)吻合荷包

第二个荷包被称为吻合荷包,此荷包需要全层缝合远端肠管,并采用圆形吻合器与已放置钉砧头的近端肠管进行端端吻合。全层缝合肠壁的进针方法包括"黏膜进黏膜出"和"黏膜进肌层出"两种方法(图 7-4)。

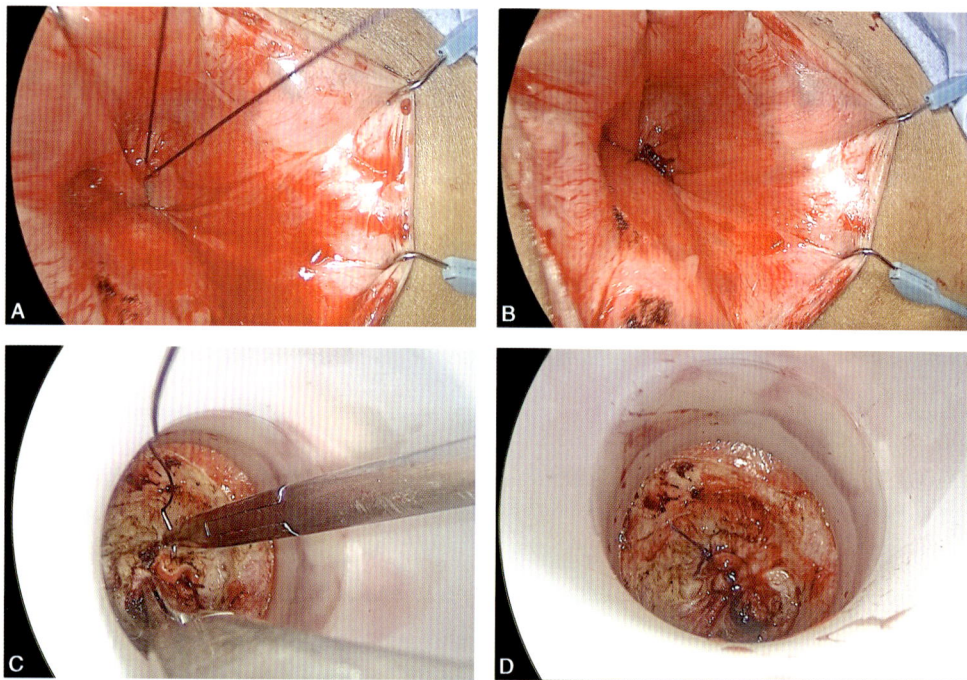

图 7-1　隔离荷包的二次缝合技术

A、B. 第一次荷包缝合；C、D. 第二次荷包缝合。

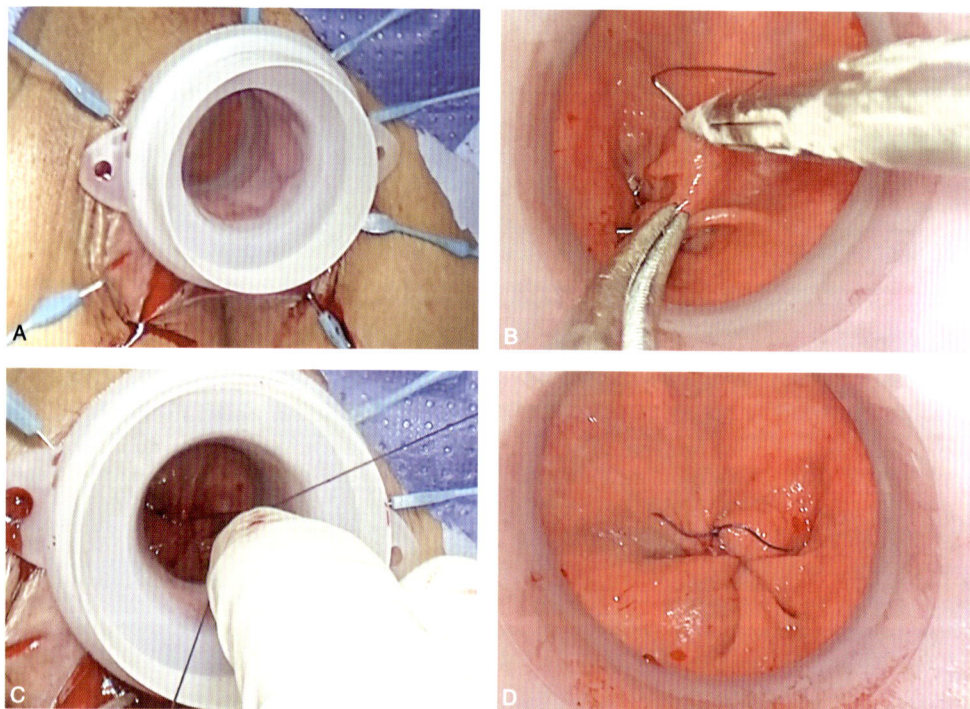

图 7-2　直视下荷包缝合

A. 使用 Lone Star 盘状拉钩暴露；B. 经肛直视下观察肿瘤下缘，进针高度在齿状线以上；C. 直视下打结；D. 完成荷包缝合。

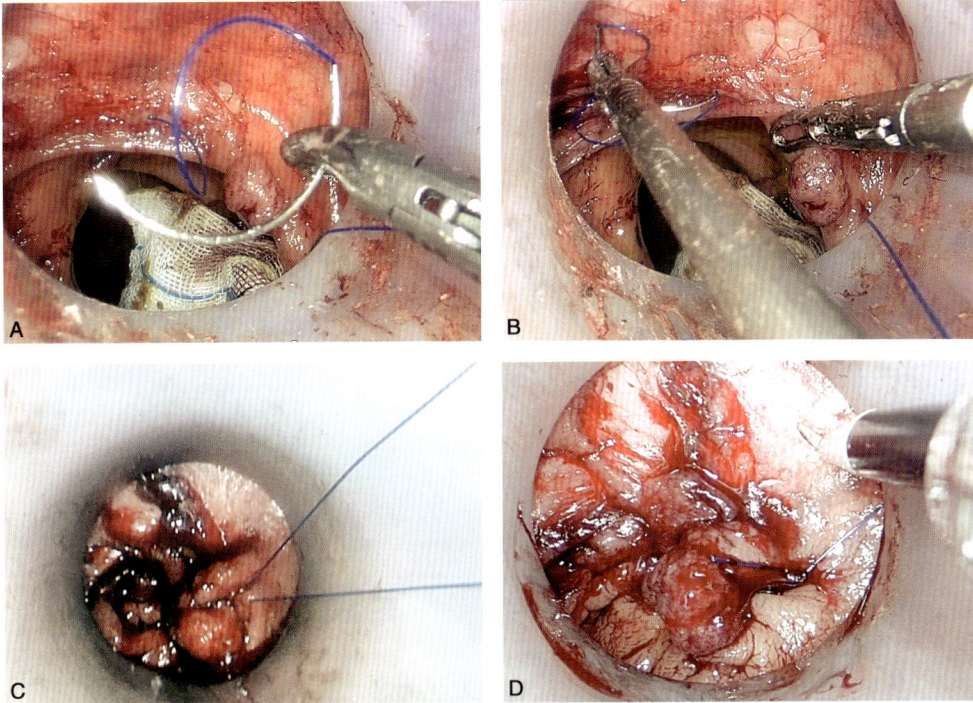

图 7-3　腔镜下荷包缝合

A. 置入 port 并备好腹腔镜持针器及缝线；B. 在经肛腔镜视野下，观察肿瘤下缘，进针高度在齿状线以上；C. 在腔镜视野下打结；D. 在放大的腔镜视野下，使用电钩沿括约肌间隙进行游离。

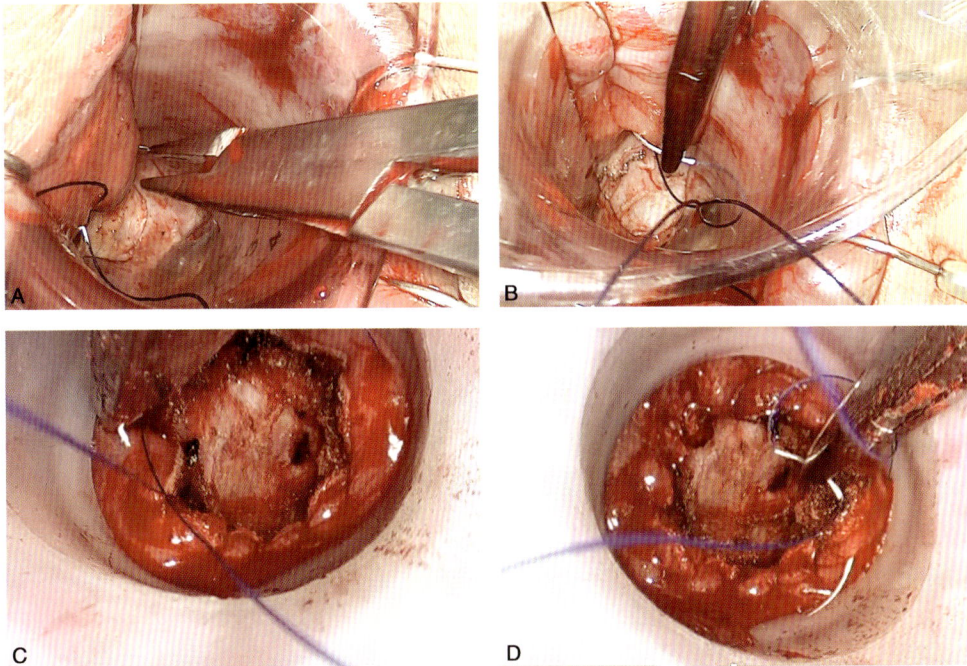

图 7-4　吻合荷包的缝合手法

A、B. 黏膜进黏膜出；C、D. 黏膜进肌层出。

（三）总结

隔离荷包和吻合荷包均可选择在直视下或腔镜下操作（表 7-1）。在缝合深度方面，隔离荷包可缝合黏膜下层或肌层，而吻合荷包须缝合至肠壁全层。在缝合方法上，隔离荷包可选择使用 2-0 可吸收缝线或不可吸收缝线，一般选择"黏膜进黏膜出"；吻合荷包的进针方法则包括"黏膜进黏膜出"和"黏膜进肌层出"。

表 7-1　隔离荷包与吻合荷包的对比

操作与缝合	隔离荷包	吻合荷包
操作方式	直视下或腔镜下均可	直视下或腔镜下均可
缝合深度	黏膜下层或肌层	肠壁全层
缝合方法	2-0 可吸收缝线或不可吸收缝线，黏膜进黏膜出	黏膜进黏膜出和黏膜进肌层出

二、荷包缝合技术的改进与发展

TaTME 荷包缝合技术是当前在直肠癌微创手术领域备受关注的一项技术。近年来，一些研究针对 TaTME 术式中的荷包缝合技术进行了深入探索和改进。这些改进涵盖了电切或激光切割技术、新型缝合器及缝合材料等能源与材料领域的变革。通过这些改进，荷包缝合技术的缝合效果得到了显著提高，有助于降低术后吻合口并发症的发生率，改善患者预后，并提高患者生活质量和满意度。

在 TaTME 中，荷包缝合技术的缝合材料选择也是一个重要方面。常用的缝合材料包括生物吸收性缝线、合成吸收性缝线等。生物吸收性缝线是一种由天然蛋白质制成的缝线，具有良好的生物相容性和生物降解性，可以被机体吸收和代谢，不会留下任何残留物，但其缝合强度和持续时间较短。合成吸收性缝线是一种由合成材料制成的缝线，具有较高的缝合强度和较长的持续时间，但可能会在机体内残留一定时间，引发一定程度的免疫反应。

需要指出的是，尽管荷包缝合技术的改进和优化在一定程度上促进了 TaTME 的开展，但其仍然存在一些争议和挑战。荷包缝合技术操作难度大、风险较高。若吻合荷包质量不佳，可能导致术后肛门及会阴部位疼痛等相关并发症的发生。因此，需要进一步深入研究，以完善和改进其技术和方法。此外，荷包缝合技术对操作者的技能和经验要求较高，应在专业医师的指导下进行，并严格遵循相关规范和标准。

总之，TaTME 术式作为一种新型的、微创的经肛直肠癌手术方法，荷包缝合技术的重要性不容忽视。荷包缝合需要术者在手术过程中不断练习，注重缝合技巧的积累和总结，才能熟能生巧，实现精准且高效的缝合。建议初学者参加 TaTME 的结构化培训，严格执行其基本操作步骤，以提升手术的安全性，从而为更多患者提供更佳的治疗效果，并改善其生活质量。

（钟　昊　蔡正昊　宋海勤）

第八章　经肛全直肠系膜切除术的解剖标志和实战意义

一、膜解剖与经肛全直肠系膜切除术

超低位直肠癌根治性手术存在直肠周围筋膜解剖结构复杂及肿瘤根治要求精准等难点。膜解剖理论的提出为解决上述问题提供了良好方案。然而，对于骨盆条件困难的患者，实施传统腹腔镜直肠癌根治性手术的难度依然较大。一些临床医师使用 TaTME 技术切除直肠癌肿，不仅可以克服狭窄骨盆中的术野限制，还能找到最佳手术平面，从而实现全直肠系膜的完整切除，有助于末段直肠的裸化和远端切缘的直接确定。近年来，基于膜解剖理论，经肛入路直肠癌根治性手术不断发展，并建立了规范的手术新技术结构化培训体系。外科医师在开展此类手术或临床研究时，须关注手术膜解剖名词的统一性和独特的膜解剖规律。TaTME 的难点在于"自下而上"寻找直肠周围筋膜之间的神圣平面，并同步完成盆腔自主神经保护。初学者应通过学习 TaTME 膜解剖规律，从中发现相应的解剖学标志，并将 TaTME 膜解剖理论应用于实践。

直肠周围筋膜相关解剖名词的使用尚不统一，导致某些膜解剖结构出现滥用与错用现象。目前，国内外学者一致认为，腹膜反折水平以上的直肠腹侧面的脏腹膜为结肠脏腹膜的延续。然而，对于腹膜反折水平以下直肠腹侧面与直肠背侧面的脏腹膜（直肠周围筋膜）的命名及其连续性，各方观点仍存在较大差异。近年来，Kinugasa 和池畔教授关于直肠周围筋膜的解剖理论及命名已被广大学者所接受，笔者总结归纳如下：①包绕直肠系膜前方的盆腔脏层筋膜称为直肠固有筋膜（或邓氏筋膜后叶），包绕直肠系膜后方的盆腔脏层筋膜亦称为直肠固有筋膜；②覆盖于骶骨表面的盆腔壁层筋膜称为骶前筋膜（或骶前筋膜后叶）；③从腹腔的肾前筋膜延续而来，位于直肠固有筋膜后方、骶前筋膜前方，覆盖双侧腹下神经的筋膜称为腹下神经前筋膜（或骶前筋膜前叶）。通过统一对直肠周围筋膜连续性的认知，可进一步发现直肠膜解剖的规律，并简化手术流程。笔者在经肛入路手术中对直肠周围筋膜的解剖进行了观察，发现经肛入路与经腹入路膜解剖的规律并不相同，经肛手术在术野和解剖方向等方面展现出其特殊性。

二、经肛全直肠系膜切除术的解剖学标志与实战意义

TaTME 经肛切除肿瘤的手术流程与传统腹腔镜直肠癌 TME 手术存在显著差异。"自下而上"带来的视角转变，可能导致外科医师在直肠癌手术中对各解剖学标志的位置感知出现偏差。为避免上述情况，需要外科医师学习并总结经肛膜解剖的规律，全面掌握经肛解剖学标志。下面将通过介绍"自下而上"的完整经肛解剖过程，帮助读者进一步了解 TaTME 及其在实战中的应用。

（一）经肛解剖的起始——荷包缝合与肠壁切开的解剖学标志

1. 荷包缝合　作为经肛肿瘤根治性手术的起始阶段，TaTME 荷包缝合的密闭性至关

重要，其意义在于避免肠内容物或潜在脱落的肿瘤细胞污染术野，是保证无菌、无瘤的关键。外科医师通常将荷包放置在距肿瘤下缘远端 2cm 处，切除线距离荷包远端约 1cm。因此，为保证获得 3cm 的安全远切缘，应在距肿瘤下缘远端 3cm 处进行 TaTME 操作。在极限保肛时，出于保肛和保留术后肛门功能的需要，可能对下切缘的距离进行调整，但前提是保证肿瘤学安全性。当收紧荷包时，理想的外观是一个位于中心的结，从中心结向外围延伸出许多浅的径向褶皱（图 8-1）。根据肿瘤与肛门边缘或肛肠交界处的距离，经肛门荷包缝合通常采用两种方法：一种是在直视下缝合；另一种是在放置 port 后，用腔镜放大术野后进行缝合。

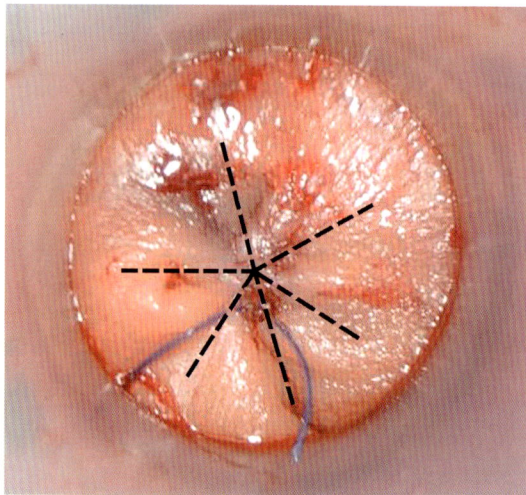

图 8-1　荷包缝合的基本形状

2. 肠壁切开的解剖学标志　在切开直肠全层之前，使用低能量挡位的电钩对直肠壁进行环周标记，并逐层切开肠壁。3 点、7 点、11 点方向为痔血管丰富区域，应注意预防出血。TaTME 常应用于中低位直肠癌患者。在大多数病例，术中肠管切开处位于肛管直肠环附近，即直肠系膜终点处。若患者肿瘤位置较高，肠管切开处位于肛管直肠环水平以上，则应逐层切开黏膜、黏膜下层、环形肌及直肠纵肌，随后采用倒切直肠系膜操作，以保证全直肠系膜完整性（倒切直肠系膜的操作方法详见第十四章）。若肠管切开处低于肛管直肠环水平，往往需要行部分 ISR。此时，联合纵肌为重要的解剖学标志，在 port 的撑开作用和荷包线向心牵引力的共同作用下，其肌束呈现放射状。术者将联合纵肌切开后，可发现红色的骨骼肌条带，即为肛门外括约肌。在后方，沿着肛门外括约肌表面向上分离，向头侧显露并切开肛尾韧带腹侧层，以进入肛提肌上间隙（图 8-2、图 8-3）。在前方的分离中，继续向头侧寻找肛门外括约肌的环形结构（后续称为"肛门外括约肌环"），越过外肛门外括约肌环后，在肛门外括约肌环的后方可观察到放射状排列的直肠尿道肌纤维。此处肛提肌薄弱，为重要的解剖学标志。术者越过肛提肌薄弱点并切断直肠尿道肌，进入直肠前间隙。

（二）经肛解剖的转折——肛提肌上间隙内的解剖学标志

1. 肛提肌"顶点"　在荷包闭合肠管的情况下，直肠纵肌与联合纵肌呈现放射状排列的肌束，经腔镜放大后清晰可辨，是 TaTME 手术中重要的解剖学标志。联合纵肌为不随意肌，而肛提肌纤维为随意肌。因此，在电刀切开联合纵肌时不会出现肌束收缩，而进入骨骼肌层面后，电凝触碰则会引发肌束收缩。这一现象提供了一个非常明显的辅助辨识标记，有利于主刀在操作过程中及时修正解剖层面。联合纵肌在肛管正后方增厚，形成狭义上的 Hiatal 韧带（肛尾韧带腹侧层），切开后者可发现肛提肌向腹侧的最凸出部分。从盆腔矢状面上看，肛提肌裂孔后方的肛提肌向前弧形凸出。为了便于理解和描述，在此将最凸出的肛提肌部分称为肛提肌"顶点"。后方的肛提肌上筋膜与骶前筋膜之间相互延续，紧贴肛提肌筋膜进行分离，直至达到肛提肌"顶点"后，如继续紧贴后方分离，很容易破坏菲薄的骶前筋膜，进入错误的骶前间隙，并可能造成骶前大出血或导致盆腔自主神经损伤。因此，笔者建议在分离至肛提肌"顶点"后，应于此处向前方分离，显露直肠系膜后方的融合筋膜并紧贴该筋膜分离（图 8-4）。

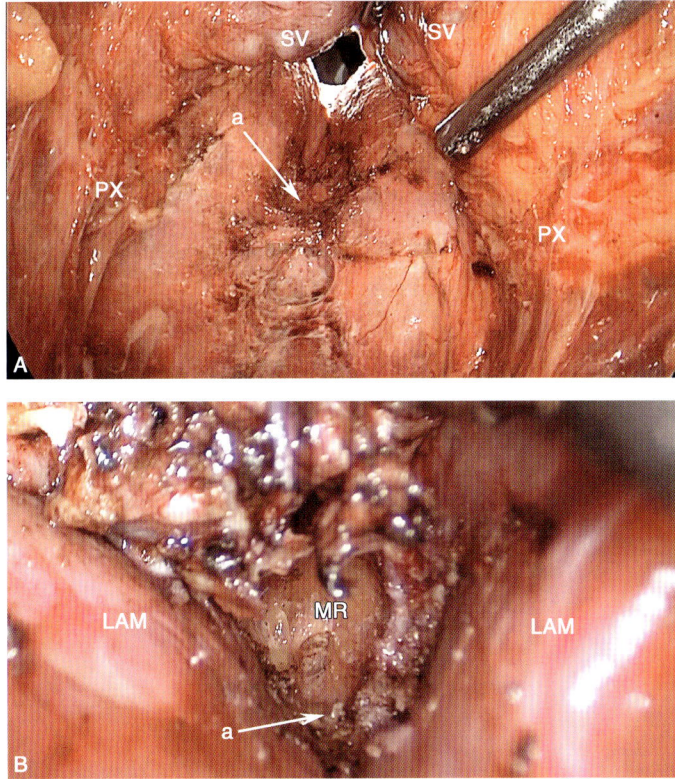

PX. 盆丛；LAM. 肛提肌；MR. 直肠系膜；SV. 精囊；a. 肛尾韧
带腹侧层断端。

图 8-2　肛尾韧带腹侧层断端示意图

A. 经腹视角；B. 经肛视角。

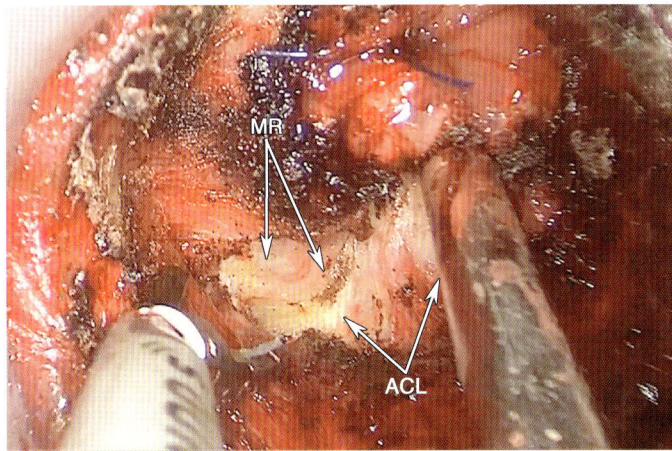

ACL. 肛尾韧带（腹侧层）；MR. 直肠系膜。

图 8-3　超低位直肠癌进入肛提肌上间隙的解剖学标志——
肛尾韧带腹侧层

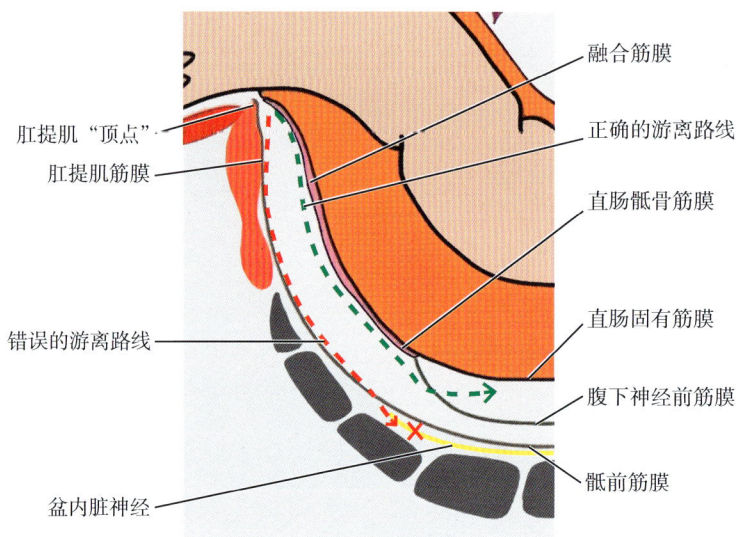

图 8-4　肛提肌上间隙内游离路线模式图（矢状位）

2. **骶前筋膜与盆内脏神经**　主刀在游离肛提肌上间隙时，解剖操作的重点应是识别与保护盆内脏神经。盆内脏神经由 $S_2 \sim S_4$ 骶神经发出，其纤维从两侧的骶前孔中穿出，并在骶前筋膜（亦称骶前筋膜后叶）深面走行，从侧面向腹侧加入盆丛。直肠后方的融合筋膜在两侧重新分为两层，即直肠固有筋膜和腹下神经前筋膜。这两层筋膜与融合筋膜的附着处缺乏明显的辨别界限，而盆腔自主神经往往紧贴腹下神经前筋膜深面走行，并分布于盆腔内的泌尿生殖器官。笔者术中观察到，盆内脏神经大致位于截石位 4 点和 8 点处的腹下神经前筋膜深面。肛提肌上间隙为一弧形间隙，术者一旦进入该层面，应弧形内拐并紧贴融合筋膜分离，并在两侧切开重新分开的腹下神经前筋膜，进入到直肠侧间隙，否则可能损伤两侧的盆内脏神经。术中切忌继续沿肛提肌上筋膜表面向上游离，否则可能导致游离层面过深，以至于误切开骶前筋膜，此游离层面有损伤盆内脏神经的风险（图 8-5、视频 8-1）。

（三）经肛解剖的深入——直肠周围间隙内的解剖学标志

1. **融合筋膜、直肠骶骨筋膜与腹下神经前筋膜**　融合筋膜、直肠骶骨筋膜与腹下神经前筋膜是侧后方间隙游离的重要解剖结构。随着肛提肌上间隙解剖的深入，在越过直肠后方融合筋膜表面之后，切开直肠骶骨筋膜与腹下神经前筋膜，即可进入直肠后间隙和侧间隙。根据直肠周围的筋膜解剖，直肠后间隙位于直肠固有筋膜与腹下神经前筋膜之间，后二者在 S_4 椎体水平融合成直肠骶骨筋膜，故位于两者之间的直肠后间隙可描述为一个"头侧较宽大，尾侧愈发狭窄"的间隙。同理，两者之间的直肠侧间隙可描述为一个"腹侧较宽大，背侧愈发狭窄"的间隙。因此，经腹入路较容易进入直肠后间隙和侧间隙，于 S_4 椎体水平切开直肠骶骨筋膜也并非难事。而经肛入路首先进入的是肛提肌上间隙，该间隙位于直肠后方融合筋膜与腹下神经前筋膜的深面，术者于经肛视角可观察到腹下神经前筋膜向尾侧附着于融合筋膜（图 8-6、图 8-7、视频 8-2、视频 8-3）。直肠后方融合筋膜向两侧分叶为直肠固有筋膜和腹下神经前筋膜。在两侧有限的空间内切开腹下神经前筋膜进入直肠侧间隙，是保护神经的关键步骤。盆丛，又称下腹下丛，为扁平网状三角形，位于直肠侧面腹下神经前筋膜的外侧。在该筋膜内侧建立侧方游离平面，可较好地保护盆丛的主体。侧后间隙中往往可见盆丛向内侧发出的细小直肠支，应予切断。

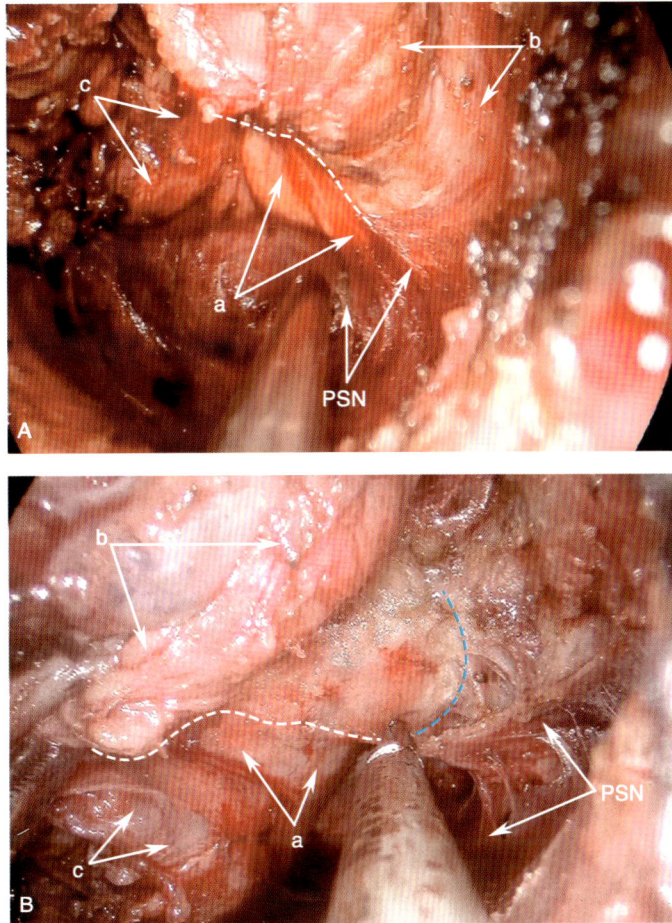

PSN. 盆内脏神经；a. 腹下神经前筋膜；b. 直肠固有筋膜；c. 直肠后方融合筋膜；白色虚线示术中腹下神经前筋膜切缘；蓝色虚线示腹下神经前筋膜的切开路线。

图 8-5　肛提肌上间隙分离

A、B. 肛提肌上间隙分离术中图。

视频 8-1　腹腔镜辅助经肛全直肠系膜切除术——新辅助放化疗患者的骶前筋膜与盆内脏神经保护

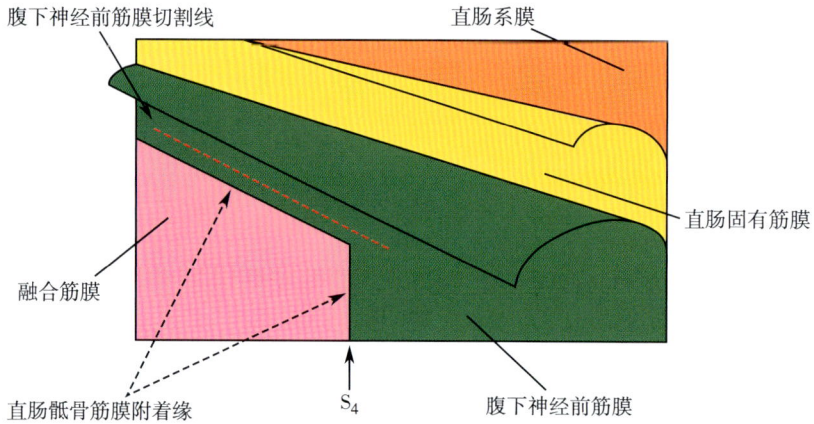

红色虚线示腹下神经前筋膜切割线；黑色虚线箭头示腹下神经前筋膜与融合筋膜、直肠骶骨筋膜的附着缘。

图8-6　左侧直肠周围筋膜侧视图

将各层筋膜以逐层揭开的方式来表示筋膜之间的重叠关系。

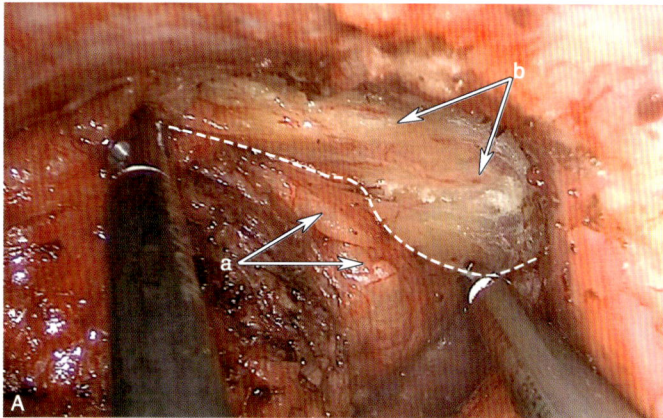

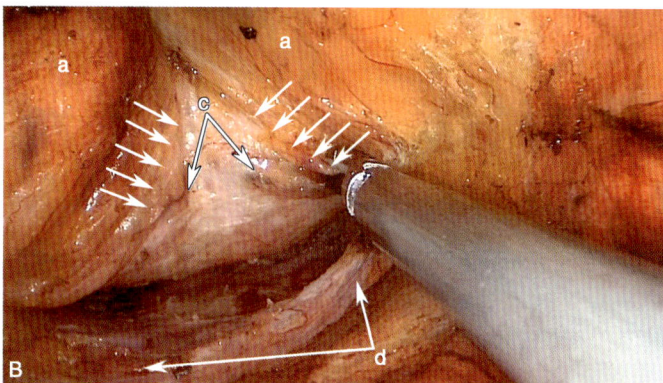

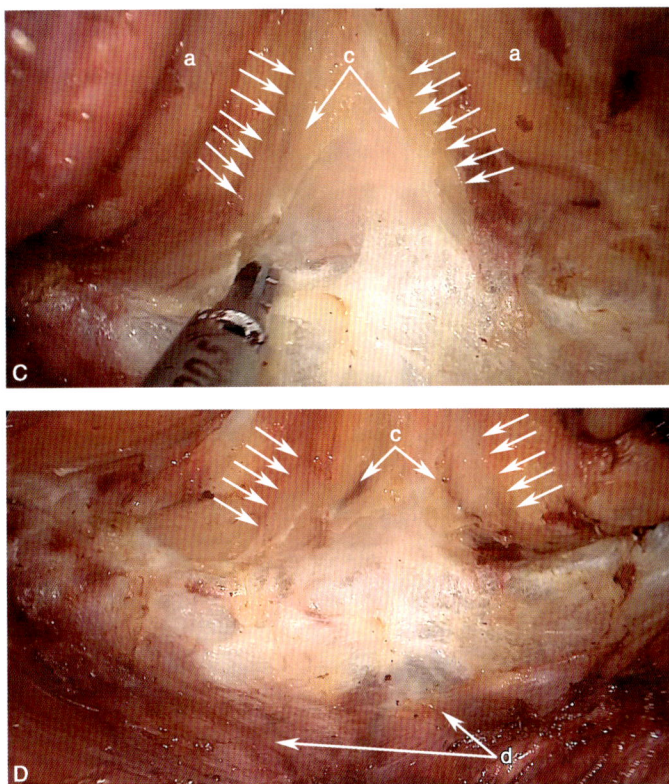

a. 腹下神经前筋膜；b. 直肠固有筋膜；c. 直肠后方融合筋膜；d. 骶前筋膜；白色虚线示术中腹下神经前筋膜切缘；白色箭头排示腹下神经前筋膜与融合筋膜附着缘，沿该附着缘切开。

图 8-7　融合筋膜与腹下神经前筋膜切开位置图
A. 经肛视角下切开腹下神经前筋膜的手术图；B～D. 经肛视角下观察腹下神经前筋膜与融合筋膜附着缘的位置。

视频 8-2　腹腔镜辅助经肛全直肠系膜切除术——男性患者

视频 8-3　腹腔镜辅助经肛全直肠系膜切除术——女性患者

2. 神经血管束与"移行区" 在肛管直肠环水平切开直肠前壁,即可进入直肠前间隙(图8-8,见视频8-2)。继续向头侧及两侧拓展直肠前间隙,当分离至11点和1点处时,可遇到分离阻力,该阻力来自NVB向直肠发出的小神经分支。当感受到两侧的分离阻力时,应暂停向两侧分离,但可继续向头侧游离直肠前间隙,因为直肠正前方为无血管神经分布的安全区域。对于部分位于直肠前壁的肿瘤,可于精囊底部水平切开邓氏筋膜进入前列腺后间隙。两侧NVB前列腺部被双侧邓氏筋膜与腹下神经前筋膜"移行区"所覆盖,即NVB位于该"移行区"的深面(前外侧),并发出细小直肠支,穿过"移行区"筋膜到达直肠肠壁。由于NVB前列腺部向直肠的血管分支(通常有1~3支)及盆丛直肠支的存在,经肛腔镜视角下截石位2点、10点处的直肠前侧方间隙并非疏松。术中,"移行区"筋膜与直肠固有筋膜之间经常可见金黄色神经纤维走向直肠前外侧(图8-9、视频8-4)。在前列腺底和前列腺中部水平,NVB前列腺部与直肠系膜关系最为密切。术者通过反向牵引、保持局部组织张力,必要时腹组可进行辅助显露,以达到最佳显露和张力效果。借助经肛腔镜的放大功能,辨认出直肠固有筋膜与"移行区"之间的前侧方间隙,紧贴直肠固有筋膜表面进行分离。随后,采用超声刀慢挡凝闭或上血管夹后切断直肠血管支(图8-10、图8-11),有助于保护NVB前列腺部。NVB前列腺部损伤是直肠癌术后出现排尿和性功能障碍的原因之一。在前列腺部出血后,盲目止血亦可能造成自主神经的副损伤。因此,此处的精细解剖操作与小血管规避动作十分重要。

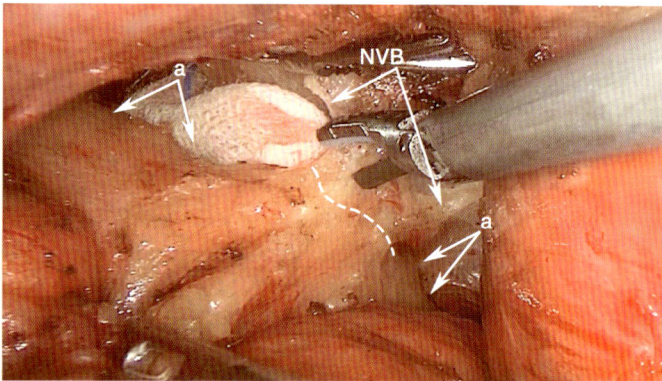

NVB. 神经血管束;a. 直肠固有筋膜;白色虚线示切开线。

图8-8 直肠前侧方间隙内NVB的显露

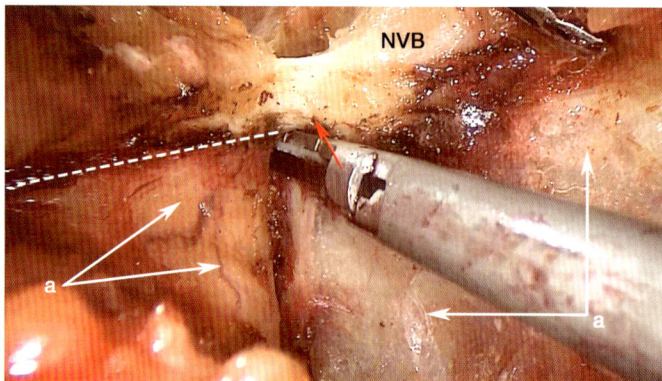

NVB. 神经血管束;a. 腹下神经前筋膜;白色虚线示术中腹下神经前筋膜切缘;红色箭头示NVB前列腺部向直肠发出的小神经分支。

图8-9 直肠前侧方间隙内,"移行区"筋膜与直肠固有筋膜之间可见金黄色神经纤维

视频 8-4　腹腔镜辅助经肛全直肠系膜切除术——分离直肠前侧方间隙

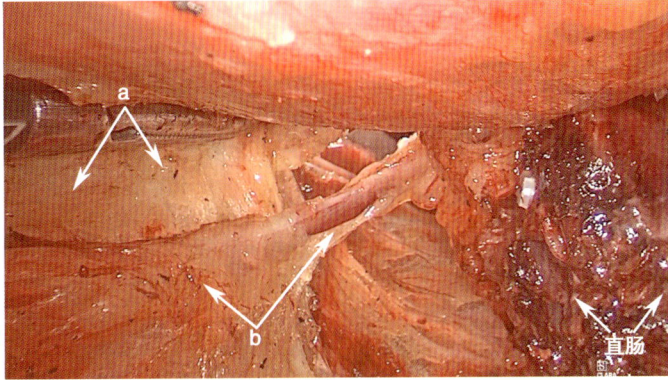

a. 邓氏筋膜-腹下神经前筋膜"移行区"；b. 右侧直肠中血管。

图 8-10　右侧邓氏筋膜-腹下神经前筋膜"移行区"的显露

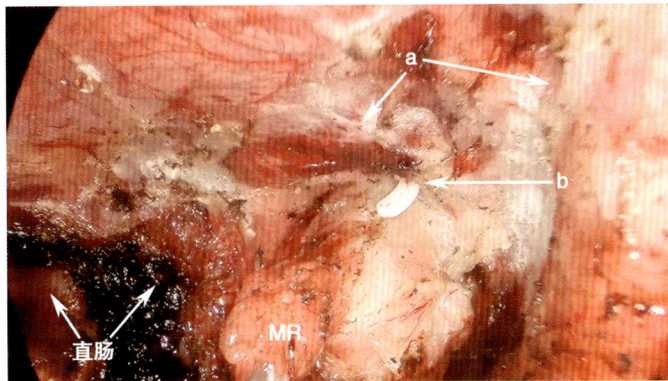

MR. 直肠系膜；a. 邓氏筋膜-腹下神经前筋膜"移行区"；b. 左侧 NVB 前列腺部向直肠的血管分支（已离断）。

图 8-11　左侧邓氏筋膜-腹下神经前筋膜"移行区"的显露

（王廷豪　尤　俊）

第九章 经肛微创手术在直肠肿瘤手术治疗中的应用

一、经肛微创手术的起源

（一）TAMIS 起源与现状

2010 年，S. Atalah 首次在国际上报道将单孔腹腔镜手术（single-incision laparoscopic surgery，SILS）通道应用于直肠手术，同时首次提出"TAMIS"的概念。自 TAMIS 被报道以来，由于其兼具腔镜手术和经肛内镜手术的优点，且仅需要普通腹腔镜手术的硬件设施即可开展，对于具有腹腔镜操作经验的医师而言，无须过多额外学习即可熟练掌握，因此得到了消化外科医师的青睐，并在较短时间内迅速发展。

广义上的 TAMIS 包括所有以 TAMIS 平台为媒介的手术，如 TAMIS-直肠肿瘤局部切除术、TAMIS-TaTME、TAMIS-APR 及 TAMIS-直肠阴道瘘修补术等。本章将重点讨论 TAMIS-直肠肿瘤局部切除术。

（二）TAMIS 与 TEM

提及 TAMIS 的诞生，难免要谈到 TEM。据开发者 S. Atalah 所述，促使 TAMIS 术式诞生的重要原因之一，是其所在医院无法承担购买 TEM 手术设备的费用。

TEM 平台诞生于 1983 年，由德国外科医师 Gerhard Buess 和 Wolf 公司共同研制而成。这是一整套可在内镜下进行肛门显微手术的系统，内镜医师可借助该平台进行经肛门内镜下的微创手术。

Gerhard Buess 设计 TEM 平台的初衷是用于切除常规经肛入路难以达到的良性病变（图 9-1）。但在实际应用中发现，充气后直肠扩张提供了良好的操作空间，并且内镜系统放大了术野，从而显著提升了经肛手术的质量。由于上述特点，TEM 获得了更为广泛的应用。目前，TEM 在早期直肠癌的治疗中已得到广泛认可。已有临床研究表明，TEM 治疗 T_1 期直肠癌的疗效与传统直肠癌根治性手术相当，且 5 年生存率优于传统的 Parks 手术。

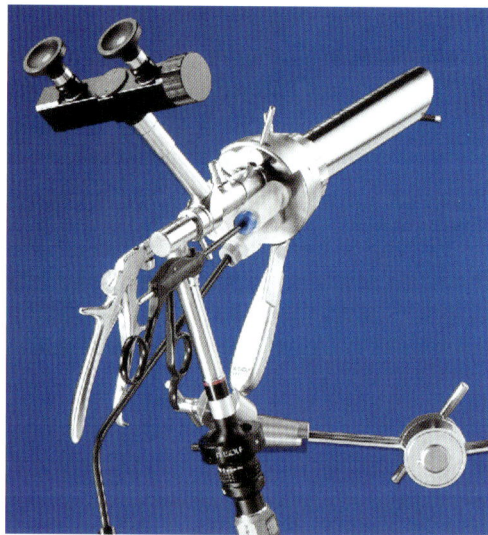

图 9-1　TEM 手术平台

然而，对于大多数外科医师而言，TEM 较为少见。TEM 的使用者多为消化内科医师或消化内镜科医师。其设备基于内镜医师的操作习惯设计，需要较长时间的专业培训。即便是经验丰富的内镜医师，也可能需要长时间的实践以跨越学习曲线。此外，TEM 为专用设备，需要采购相应的整套手术设备，其费用较为昂贵。目前，TEM 仅能在国内少数大型医院开展。

基于上述原因，虽然 TEM 已成熟应用于经肛手术近 40 载，但仍未能在外科医师中得到广泛应用。与之形成鲜明对比的是，TAMIS 在外科领域的迅速崛起。

二、适应证、禁忌证及术前准备

（一）TAMIS 的适应证

传统直肠肿瘤 TAE 的适应证包括：病灶下缘距离肛缘 8cm 以内；病灶直径小于 3cm；直肠肿瘤占直肠肠腔周径的比例小于 40%。TAMIS 不仅完美覆盖了 TAE 的适应证，还拓宽了这一范围。TAMIS 最适用于切除无法通过内镜治疗的直肠良性病灶；当病灶位于直肠近端且无法通过经肛局部切除时，TAMIS 也同样适用。对于直径较小（≤2cm）的直肠胃肠道间质瘤或直肠类癌，也可以选择 TAMIS 进行切除。分化较好的早期直肠癌（T_1 期）也是 TAMIS 的适应证。TAMIS 还可用于全身情况较差、无法耐受根治性手术的 T_3 期直肠癌患者。对于分化不良的 T_1 肿瘤或 T_2 期肿瘤患者，使用 TAMIS 进行局部切除联合术后放化疗也可作为一种治疗选择。

此外，TAMIS 也可用于其他直肠疾病的治疗，如直肠膀胱瘘和直肠阴道瘘（rectovaginal fistula，RVF）的修复、内镜治疗后直肠穿孔的修补、直肠异物取出、直肠出血的控制，以及直肠良性狭窄和复杂性肛瘘的治疗（视频 9-1）。

视频 9-1　经肛微创手术（一）

近年来，TAMIS 在距肛缘大于 10cm、直径大于 3cm 及占肠腔周径大于 40% 的直肠肿瘤切除手术中的报道屡见不鲜。然而，此类病例是否能够作为 TAMIS 的手术适应证尚未达成共识。此外，针对 T_2 期肿瘤及新辅助放化疗后完全病理缓解的直肠肿瘤（ypT_0N_0），TAMIS 的相关治疗方案也存在诸多争议。

（二）TAMIS 的禁忌证

TAMIS 的禁忌证包括传统经肛手术的禁忌证，如确诊为恶性肿瘤且肿瘤相对固定、存在淋巴结转移的患者，以及无法确定手术切缘或无法确保获得阴性手术切缘的患者。另外，部分患者由于肛门狭窄、直肠顺应性较差等因素，往往无法顺利经肛门置入 TAMIS 操作平台，因此无法进行 TAMIS。

（三）TAMIS 患者术前检查及准备

可耐受结肠镜检查的患者一般均可耐受 TAMIS。可根据患者的身体状况选择全身麻醉、脊髓麻醉或硬膜外麻醉，并按照麻醉要求进行术前检查和准备。

术前必须进行肛诊及结肠镜或肛门镜检查。对于病变范围较大或侵袭性肿瘤，应完善经直肠超声检查或盆腔 MRI 检查，以协助判断肿瘤的大小、位置、累及肠壁的范围和浸润深度。对于直肠癌患者，术前进行盆腔 MRI 检查还有助于发现是否存在肿大的淋巴结。

对于接受 TAMIS 的患者，通常选择以下肠道准备方案：术前一天口服硫酸镁或聚乙二醇电解质散,术晨使用甘油灌肠剂。在术前 30 分钟及术后当天,应预防性使用抗生素。通常需要主刀和扶镜手各 1 名。患者可采用不同体位,但通常在全身麻醉的情况下采用截石位,头低脚高位可满足大部分手术的术野需求(图 9-2)。对于位于直肠前壁的肿瘤,如常规体位切除困难,可采用折刀位。此外,也有报道称患者可取侧卧位进行 TAMIS。

(四)器械准备

TAMIS 所需设备较为常见,包括传统腹腔镜设备、常规操作器械、气腹机、Lone Star 盘状拉钩、各种手术缝线(如倒刺线)及各种 TAMIS 操作平台等(图 9-3)。

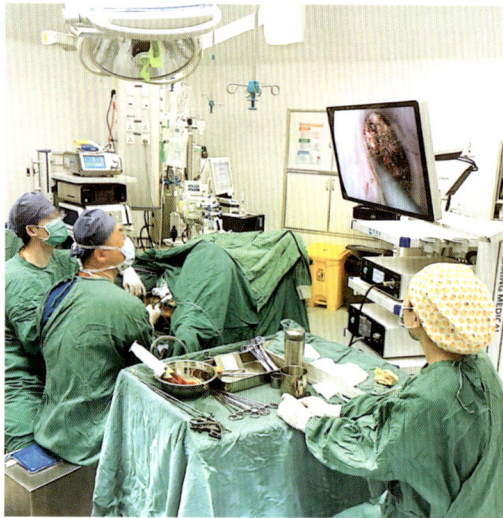

图 9-2　TAMIS 现场

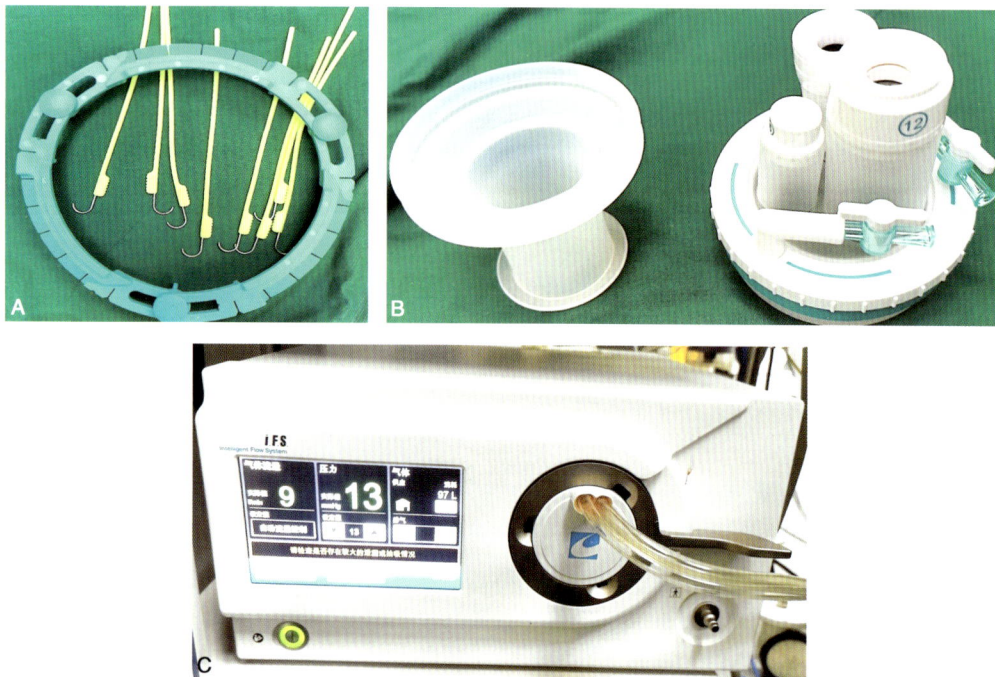

图 9-3　TAMIS 所需手术设备
A. Lone Star 盘状拉钩;B. port 平台;C. 高流量智能气腹机。

腹腔镜设备类型不限，常选用 30° 镜以符合外科医师的术野习惯。气腹机可选用普通气腹机，但由于直肠肠腔空间狭小，肠腔内气体容量有限，在使用普通气腹机时容易产生术野扑动。此时可在进气管道之间连接一段充气稳定袋，可用腹腔镜镜套自制而成（图 9-4）。然而，普通气腹机存在烟雾干扰、气压不稳等不利因素。在条件允许的情况下，可选择使用高流量智能气腹机，通常可以获得更为稳定且更加清晰的术野。

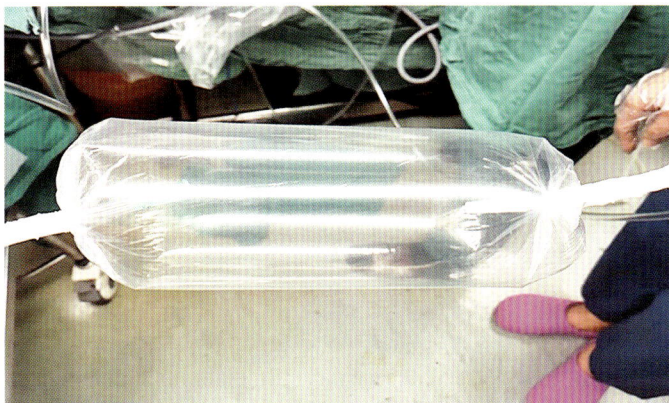

图 9-4　腹腔镜镜套自制充气稳定袋

Lone Star 盘状拉钩是一种带有多个弹性小钩的圆盘状拉钩，可固定于肛周，对直肠肛管交界区域的显露以及 TAMIS 初期的操作具有显著的辅助作用。

采用倒刺线进行连续缝合，可使经肛缝合变得更加简单。对于较小的创面，也可使用抗菌薇乔缝线进行间断缝合。完全掌握在狭小的肠腔内进行缝合操作需要一定的时间。

最早应用的 TAMIS 操作平台是 SILS 平台，该平台最初为单孔腹腔镜手术而设计，后来被应用于经肛手术。目前使用较多的平台为 GelPOINT 通道平台，通常被简单地称为"TAMIS 平台"（图 9-5）。

TAMIS 问世十余年间，除了常用的 GelPOINT 通道平台，国内各大品牌均已研发一次性 port 用于 TAMIS 平台的建立（图 9-6），在此不一一列举。

简易制作的"手套平台"常被基层医院用于开展 TAMIS，其优势在于成本低廉。其结构类似于腹腔镜手术中通过辅助切口置入手套形成的单孔通道，通常由环形扩肛器、伤口牵开保护器、常规腹腔镜穿刺套管和外科手套构成（图 9-7、图 9-8）。

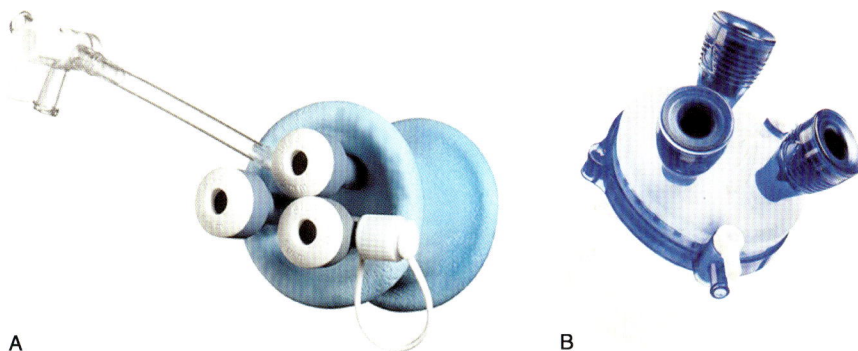

A

B

图 9-5　常用的 TAMIS 平台
A. SILS 平台；B. GelPOINT 通道平台。

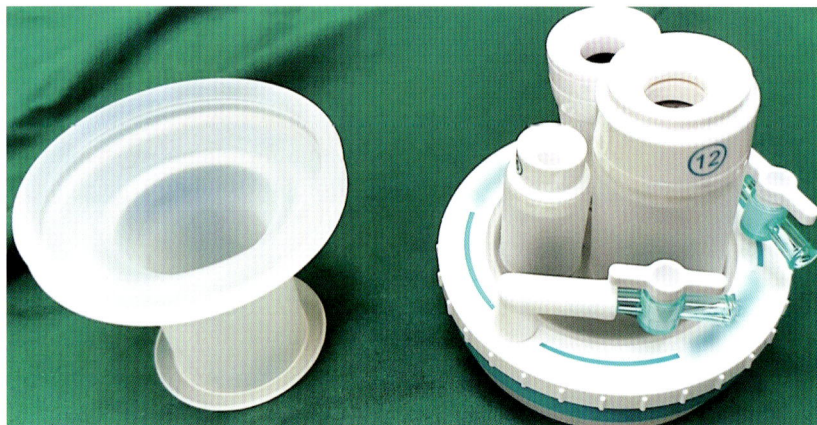

图 9-6 国产 port 同样可作为 TAMIS 平台

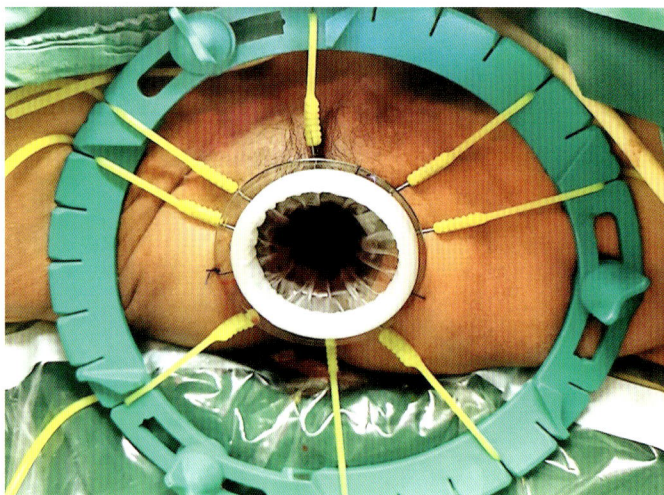

图 9-7 将环形扩肛器缝合固定于肛周皮肤，置入 60mm 伤口牵开保护器

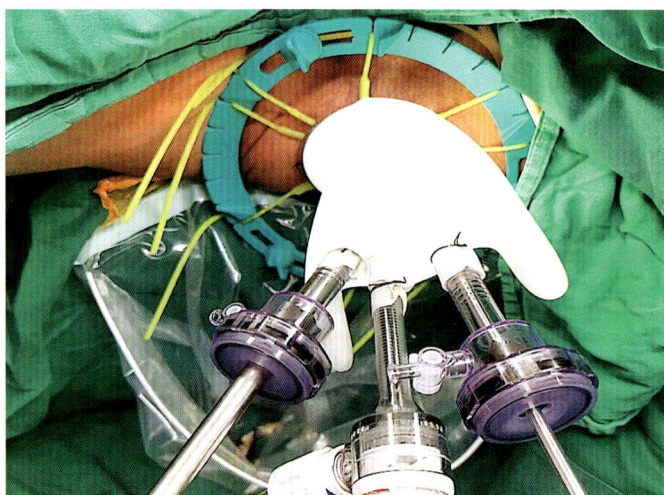

图 9-8 使用普通医用手套和腹腔镜穿刺器制成简易 TAMIS 平台

三、直肠肿瘤经肛微创手术

（一）手术步骤

扩肛至四指，放置 Lone Star 盘状拉钩（图 9-9），使用稀释碘附水冲洗直肠肛管。

经肛门放入操作平台，显露肿瘤下缘。TAMIS 平台的肛门套筒可在直肠肛管的手术区域建立稳定的支撑，协助显露肿瘤及其下切缘（图 9-10）。

经肛操作平台放置后，可将一块纱布放置于肿瘤上方，以隔绝近端肠腔（图 9-11）。TAMIS 平台安置好后，连接腹腔镜和光源，设置 CO_2 压力为 10~12mmHg。在获得良好术野后，即可进行手术操作。

术中于肿瘤边缘标记出预切缘（图 9-12），并根据肿瘤性质确定环周切缘，一般距离肿瘤边缘 5~10mm。根据肿瘤浸润深度，TAMIS 可实现黏膜下肿瘤切除、部分直肠肌层的局部切除、直肠肠壁全层切除或直肠肠壁全层加部分系膜切除等（图 9-13）。

肿瘤标本移除后，可使用能量器械对创面进行初步止血。缝合创面推荐使用 3-0 倒刺线进行肠壁全层连续缝合（图 9-14）。

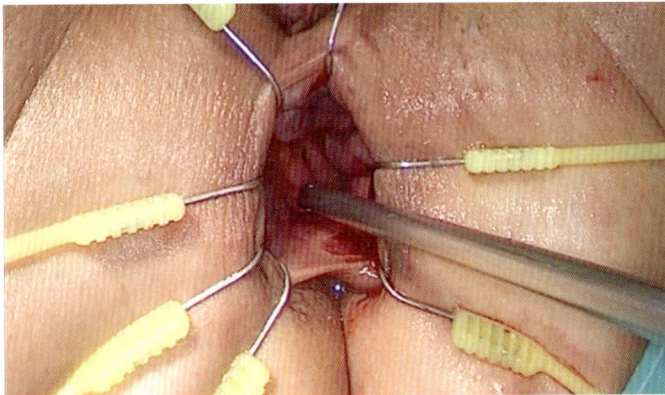

图 9-9　放置 Lone star 盘状拉钩并扩肛

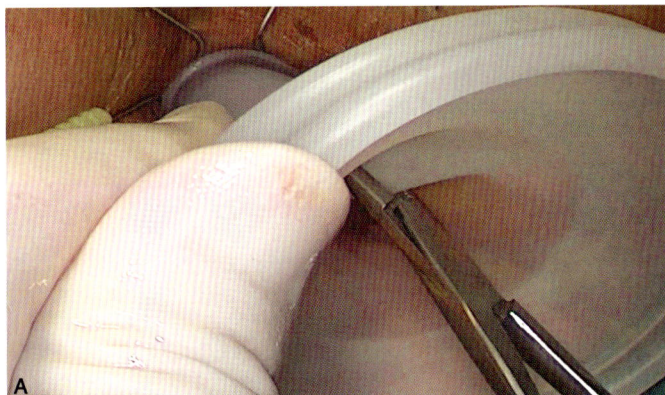

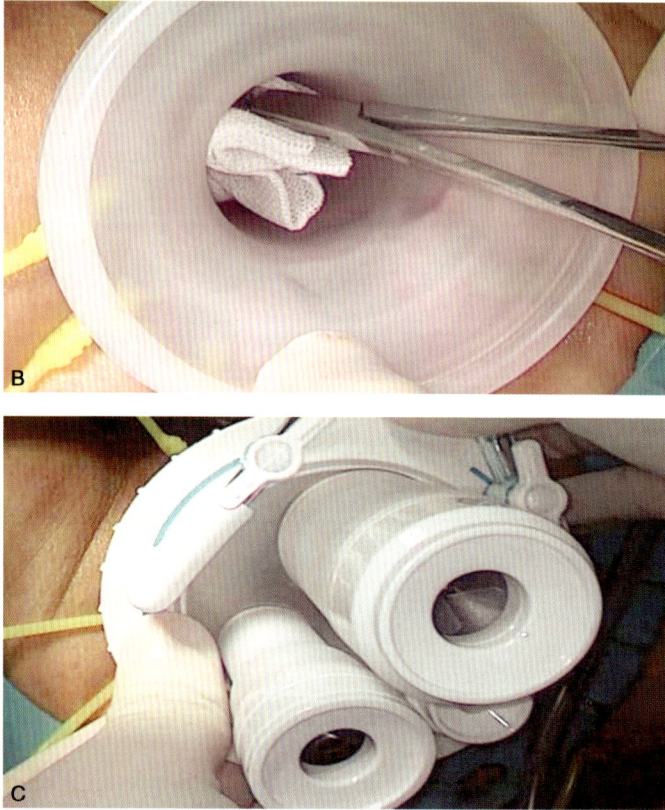

图 9-10　放置 TAMIS 操作平台
A. 经肛门放入操作平台；B. 放置纱布于肿瘤上方，以隔绝近端
肠腔；C. 安装 port。

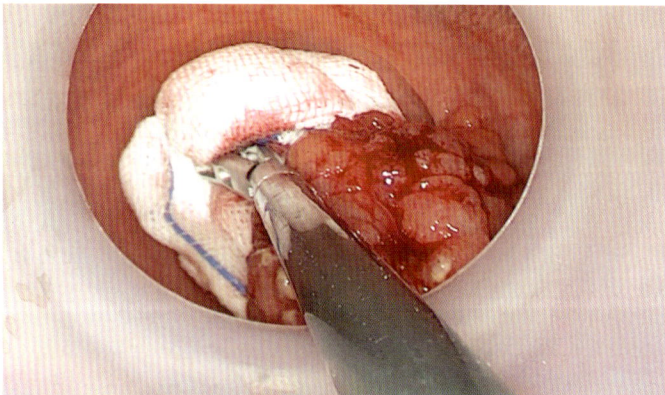

图 9-11　腔镜医用纱布置入肿瘤上方隔绝近端肠腔

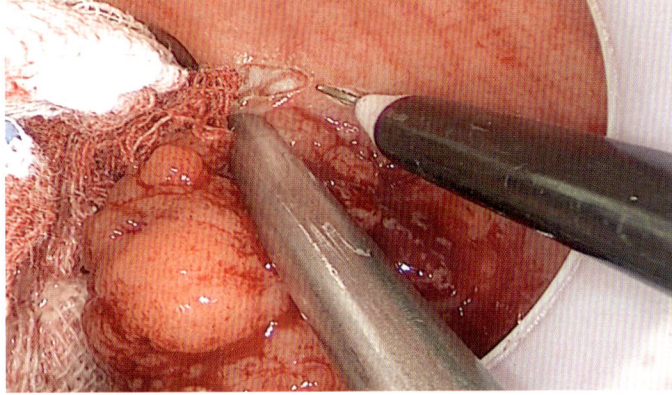

图 9-12　电灼标记预切缘

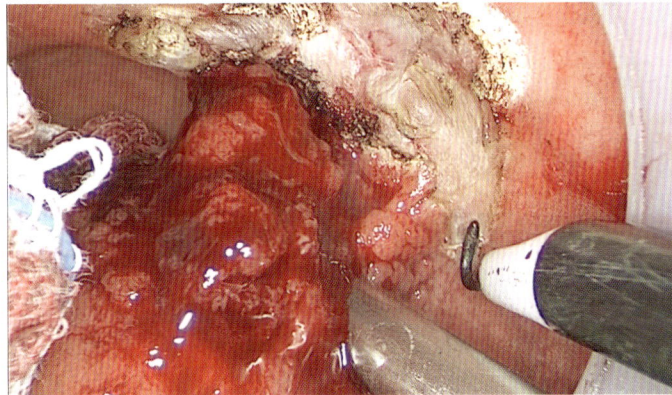

图 9-13　根据肿瘤基底浸润深度进行不同深度切除

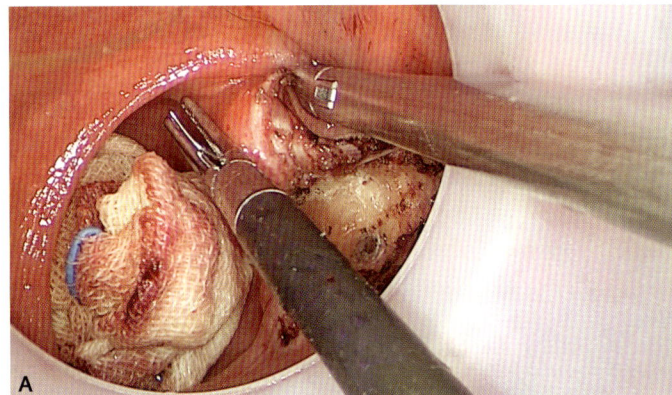

A

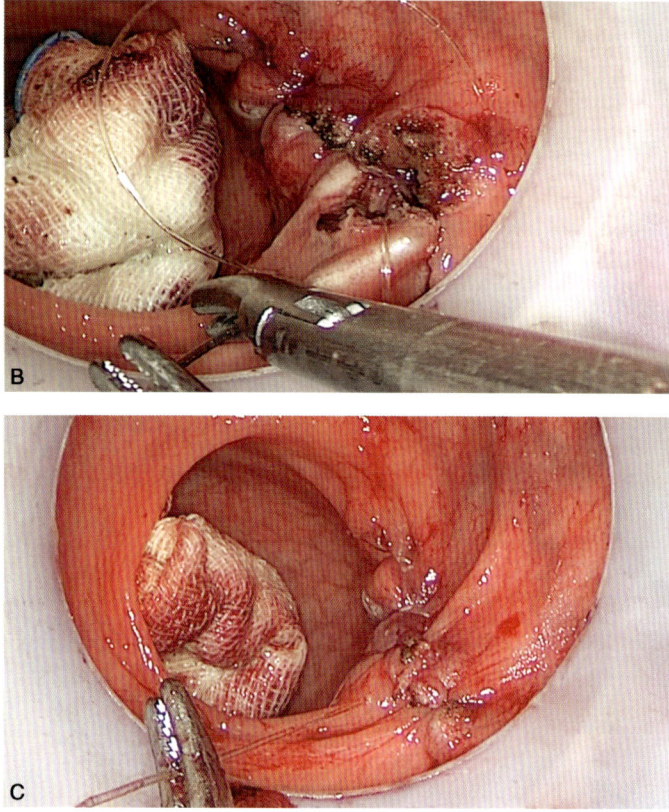

图 9-14 TAMIS 手术创面缝合
A. 使用 3-0 倒刺线全层缝合；B. 连续缝合创面；C. 缝合结束
后的手术创面。

（二）TAMIS 术中常见情况讨论

术中能量器械可依据术者习惯选择使用，如超声刀、电刀、电凝钩等。对于一般直肠腺瘤或良性肿瘤，要求切缘在 3～5mm 不等，且通常仅行黏膜下切除即可（视频 9-2）。而对于侵袭性的直肠肿瘤，切缘通常要求 10mm 甚至更多，且应做到完整的、局部全层的肠壁切除（视频 9-3、视频 9-4）。如切缘不足，术中须进行冷冻病理检查明确切缘情况。如切缘阳性，则须扩大切除范围或考虑追加外科手术治疗。

视频 9-2 经肛微创手术（二）

视频 9-3 经肛微创手术（三）

视频 9-4　经肛微创手术（四）

目前，尚缺乏准确判断早期直肠癌是否存在淋巴结转移的有效手段。直肠锥形切除术可同时切除肿瘤及其周围的直肠系膜，从而获得更多的系膜标本以检查淋巴结转移情况。该术式因术后标本的形状类似于锥形而得名，术中将切除直肠肿瘤周围较多的直肠系膜组织。对于怀疑存在淋巴结转移风险的患者，相较于单纯的局部切除术，采取直肠锥形切除术可能为患者带来更大的益处。随着锥形切除术技术的不断进步，该术式有望成为早期直肠癌的主要治疗手段之一。

如果肿瘤位置距肛缘过近，TAMIS 平台往往难以置入。此时，可先在 Lone Star 盘状拉钩的协助下，直视完成肿瘤下缘的分离，使直肠肛管具备一定的手术空间后，再置入 TAMIS 平台完成剩余瘤体的切除。这种混合式手术方式有助于术者获得更佳的术野。

沿着肠壁全层切除肿瘤时，应特别注意避免误伤其他器官或组织。如果肿瘤位于腹膜反折上方，切开肠壁全层后可能进入腹腔内部，存在误伤小肠的风险。如果肿瘤位置较低、靠近肛缘，则突破肠壁全层后可能伤及肛门括约肌。若不慎突破直肠前壁，可能损伤前列腺、精囊或尿道（男性），甚至可能损伤女性阴道，导致 RVF。

关于 TAMIS 下行黏膜下切除术后肠壁创面是否缝合的问题，仍存在一定争议。毋庸置疑的是，深达直肠肌层或直肠肠壁全层的手术创面需要缝合。建议使用 3-0 倒刺线进行连续缝合；如创面较大，可采用多根缝线分次缝合，两根缝线的缝合方向可呈一定角度，从而有效避免肠腔狭窄的发生。由于肠腔内空间相对狭小及单孔通道操作的"筷子效应"，在 TAMIS 平台下进行缝合存在一定难度，需要通过反复练习来提高缝合的熟练度。

四、经肛微创手术术后处理及并发症

（一）术后一般处理

对于较小创面的行黏膜下切除术的患者，根据麻醉术后要求，在麻醉清醒后即可下床活动。术后一般无须预防性使用抗生素和镇痛药物。除避免刺激性食物外，饮食一般无过多限制。对于切除层面更深的患者，如直肠肌层切除或肠壁全层切除，术后可给予流质或半流质饮食，并适当补液及提供营养支持。对于行肠壁全层切除后进入腹腔内部的患者，可适当延迟术后首次进食时间。

（二）TAMIS 并发症

常见的术中并发症包括：术中穿入腹腔、肛门内括约肌损伤、精囊和前列腺损伤、阴道损伤及术中出血等。术后短期并发症包括：术后创面出血、感染、尿潴留、疼痛及大便失禁。远期并发症包括：直肠狭窄和 RVF 等。

1. **出血**　包括术中出血和术后出血。一般术中出血可立即使用能量器械或止血夹进行处理。术后出血是最常见的短期并发症之一。研究报道约 10% 的患者存在不同程度的术后出血情况，个别患者甚至需要输血治疗。常用的治疗方法包括应用止血药物、直视下或再次进行 TAMIS 止血，以及内镜下止血。对于轻度的术后出血，可采用肠腔内止血纱压迫止血。

2. **术中穿入腹腔** 研究显示，术中穿入腹腔的发生率为 10%～28%，通常见于肿瘤位置较高的病例。绝大多数情况下，可在术中使用倒刺线以关闭直肠缺口。如果缺损过大或气压无法稳定，导致术中修补失败，应考虑联合腹腔镜进行破损肠段切除术。

如果沿直肠前壁全层切除肿瘤时切开过深，则可能导致精囊、前列腺损伤或阴道后壁损伤。其中，阴道后壁的损伤很可能导致术后 RVF 这一严重并发症。术后 RVF 的治疗包括保守治疗与手术治疗。保守治疗主要包括灌肠、保持大便成形及口服抗生素等措施。对于保守治疗无效的患者，可考虑采取局部修补术，或通过经肛或经阴道皮瓣推进术进行手术修补。

五、小结

TAMIS 在治疗内镜下无法切除的直肠肿瘤方面，已获得越来越多的认可。然而，TAMIS 问世仅 10 余年，其应用及推广尚缺乏大型临床研究数据的支持。随着 TAMIS 的逐渐普及和数据的积累，相信该技术将获得更为广泛的应用。

（余荒岛　洪清琦　尤　俊）

第三篇

技能精进篇

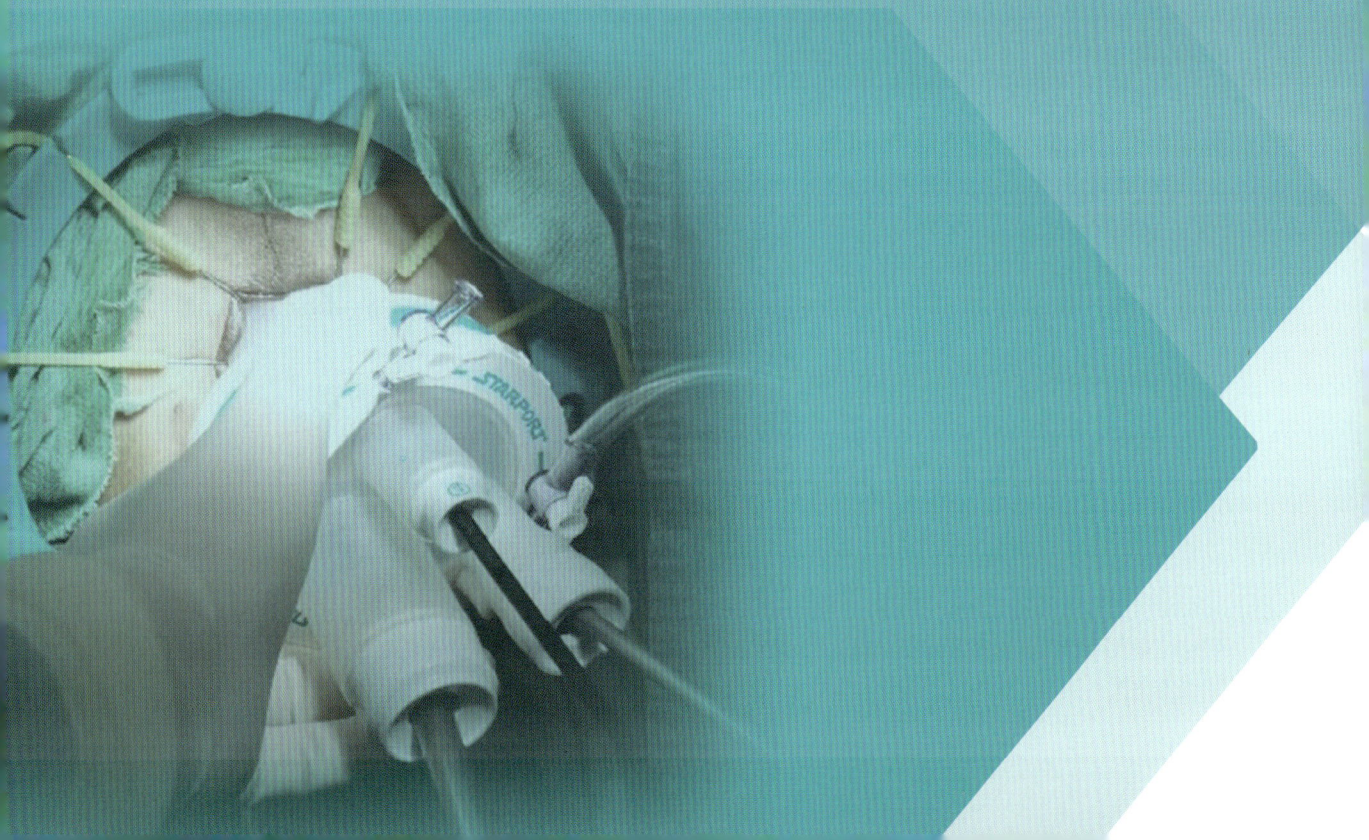

第十章 经肛全直肠系膜切除术中自主神经保护策略

一、直肠周围间隙与自主神经分区域保护

正确理解 TaTME 膜解剖理论,对实现完整系膜切除、外科手术零出血,以及保护自主神经具有重要意义。膜解剖的基础是辨认直肠周围间隙,并在正确的间隙中实施手术。直肠周围间隙由两层对应的直肠周围筋膜分隔而成,通常分为直肠前方的间隙(包括直肠前间隙和前列腺后间隙)、直肠侧间隙(包括直肠前侧方间隙、直肠侧方间隙和直肠侧后方间隙)和直肠后方的间隙(包括肛提肌上间隙和直肠后间隙)。直肠周围间隙与两两相对的筋膜共同构成血管与自主神经的天然屏障。一旦离开直肠周围间隙进行分离,就可能造成出血和神经损伤。

然而,包绕直肠周围间隙的各层筋膜并非以简单的环形分布形式存在。以腹膜反折和 S_4 椎体水平为界,直肠周围筋膜的解剖模式可分为上下两段。腹膜反折水平以上,直肠前方仅有一层脏腹膜,与结肠的脏腹膜相延续;该水平的直肠侧间隙和直肠后间隙位于直肠固有筋膜(延续自降结肠系膜背侧叶)和腹下神经前筋膜(延续自 Gerota 筋膜)之间。腹下神经前筋膜与直肠固有筋膜在后方 S_4 椎体水平融合成直肠骶骨筋膜,并向下延续成为融合筋膜。S_4 椎体水平以下的后方直肠由融合筋膜所覆盖。S_4 椎体水平以下(S_4 椎体水平与腹膜反折基本为同一水平)的直肠前间隙由邓氏筋膜和前方直肠固有筋膜构成;直肠侧间隙和后间隙由腹下神经前筋膜、直肠骶骨筋膜和侧后方直肠固有筋膜构成;肛提肌上间隙由骶前筋膜、融合筋膜、直肠骶骨筋膜和腹下神经前筋膜共同构成。直肠周围筋膜从解剖学上将腹下神经、盆丛、NVB、盆内脏神经等易损伤部位与正确的手术平面分隔开来。外科医师在经肛入路中,通过识别盆腔自主神经的走行路线,可发现其走行与直肠周围筋膜的分布具有一定规律。理论上,在最佳手术平面完成膜解剖,即可自然实现盆腔自主神经的保护。在 TaTME 实战中,寻找直肠周围间隙和自主神经分区域保护应同时进行。根据自主神经的分布区域及特点,推荐的直肠周围间隙的游离顺序为"正后方—正前方—前侧方—侧后方"。

二、直肠后方的间隙(肛提肌上间隙)

直肠后方的间隙分离顺序应先于前方,以避免前方直肠残端下垂而影响直肠后方的术野。为保证肿瘤学安全性,在 TaTME 开始时,应确保末段系膜的完整切除。肠壁切开的位置通常位于肛提肌裂孔附近,而肛提肌裂孔处即为直肠系膜终点线。为确保末端直肠系膜的完整切除,术者在肠壁全层切开后应立即紧贴肛提肌筋膜表面进行分离,以避免误入末端系膜与直肠肠壁之间的间隙。随后,应将直肠头侧残端及末端系膜向上提起并保持一定张力,继续紧贴肛提肌筋膜表面进行分离,并保持肛提肌筋膜的完整性,确保安全进入肛提肌上间隙。

初步进入后方的肛提肌上间隙后,应及时辨认骶前筋膜与肛提肌"顶点"。从膜解剖理论可知,骶前筋膜向尾侧延续为肛提肌筋膜。从盆腔矢状面上看,肛提肌裂孔后方的肛提肌向前弧形凸出,其中最凸出的部分可形象地理解为肛提肌"顶点",此处为后方直肠系膜的止点。继续分离肛提肌上间隙时,应紧贴肛提肌筋膜表面进行分离,直至到达肛提肌"顶点"。于此处向腹侧分离找到直肠后方融合筋膜,并紧贴前方融合筋膜分离。此时不建议继续沿肛提肌筋膜与骶前筋膜的表面进行游离,否则可能导致游离层面过深,从而误切开骶前筋膜,增加了盆内脏神经受损的风险。根据 Kinugasa 等的研究,盆内脏神经由 $S_2 \sim S_4$ 骶神经发出,在骶前筋膜背侧走行,从侧面向头侧加入盆丛。根据术中经肛腔镜的放大作用,笔者观察到盆内脏神经的分布与上述描述一致,大致位于截石位 4 点和 8 点。肛提肌上间隙为一弧形间隙,因此后方的游离应顺着该间隙的方向进行弧形内拐,否则在拓展两侧后方平面时可能会损伤盆内脏神经。直肠后方的间隙分离往往是最安全的,于正后方应保持头侧方向直接切开直肠骶骨筋膜。然而,术者须谨慎向两侧后方扩展手术平面。两直肠侧后方间隙外侧的盆内脏神经与相对应的融合筋膜关系密切,若盲目向外拓展平面,极易造成盆内脏神经损伤。因此,建议将两直肠侧后方间隙的分离留到最后进行(图 10-1、视频 10-1)。

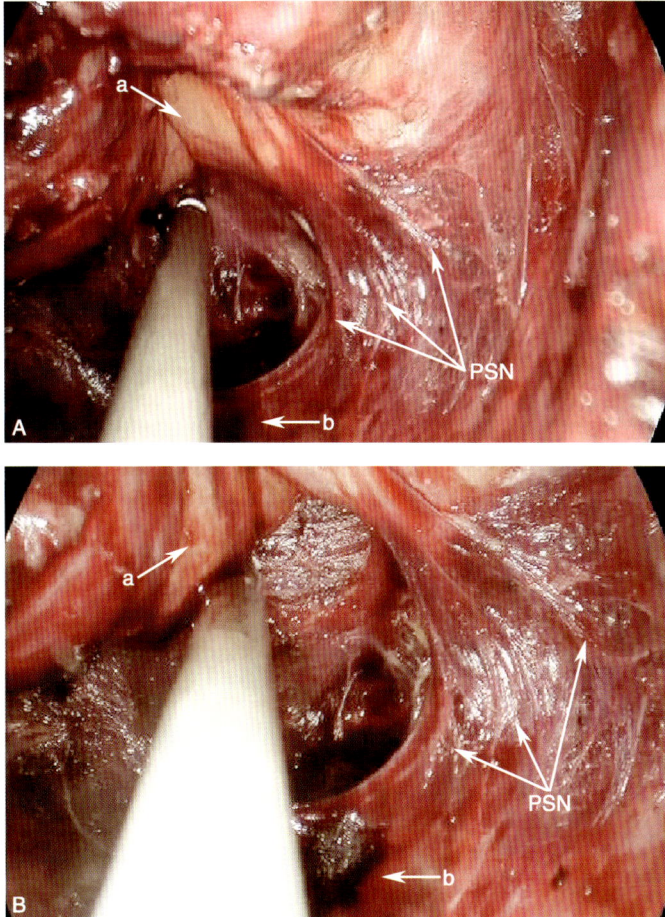

PSN. 盆内脏神经; a. 直肠后方融合筋膜; b. 与肛提肌筋膜相延续的骶前筋膜。

图 10-1　直肠后方的间隙(肛提肌上间隙)分离,可辨认出盆内脏神经
A、B.肛提肌上间隙分离术中图。

视频 10-1　腹腔镜辅助经肛全直肠系膜切除术——分离直肠侧后方间隙（新辅助放化疗后仍外侵的患者）

三、直肠前方的间隙

由于不受直肠前曲角的影响，TaTME 经肛入路的手术方式在直肠前方的间隙游离时展现出明显的优势。于肛提肌裂孔水平切开直肠前方肠壁全层后，自然可进入直肠前间隙。直肠前间隙位于邓氏筋膜（亦称邓氏筋膜前叶）与前方直肠固有筋膜（亦称邓氏筋膜后叶）之间，是一个天然无神经、无血管的分离层面。分离直肠前方的间隙时，应注意保护直肠固有筋膜的完整性。向头侧游离至前列腺底部和前列腺中部水平（NVB 前列腺部）时，须向两侧拓展该间隙至 11 点和 1 点处。在此过程中可能会遇到分离阻力，该阻力来自 NVB 前列腺部向直肠发出的小神经、血管分支。由于直肠前方的间隙内没有神经、血管，术者可直接向头侧游离直肠前方的间隙，直至腹膜反折（图 10-2）。也可在精囊底部水平切开邓氏筋膜（图 10-3），与腹组在前列腺后间隙会师。若肿瘤位于直肠后壁，则两种分离方法均可使用；若肿瘤位于直肠前壁，建议采用第二种方法分离，该方法可理解为传统 TME 手术前壁分离的逆向操作（视频 8-3、视频 10-2）。

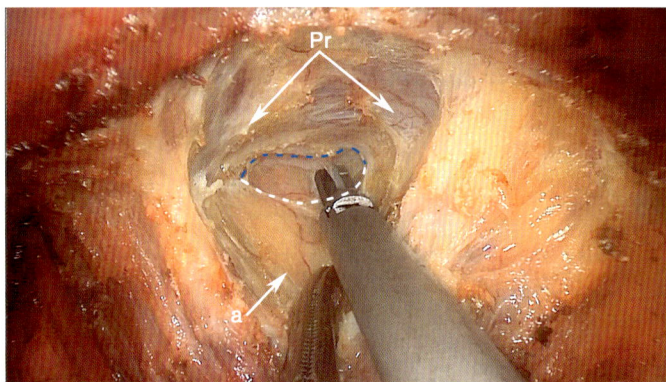

Pr. 前列腺；a. 直肠固有筋膜；白色虚线示术中邓氏筋膜尾侧断端；
蓝色虚线示前列腺后间隙。

图 10-2　直肠前方的间隙分离
继续向头侧游离直肠前间隙，于精囊底部切开邓氏筋膜，进入前
列腺后间隙。

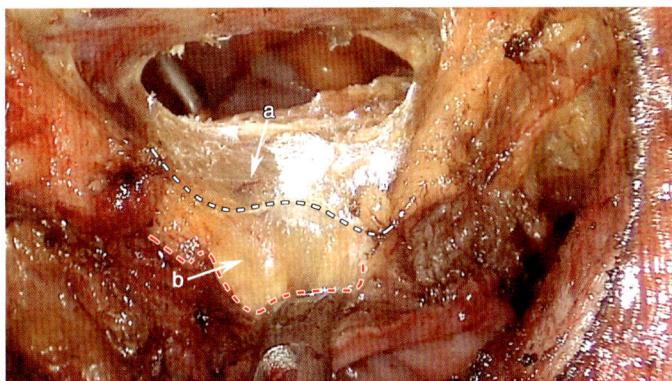

a. 邓氏筋膜；b. 直肠固有筋膜；白色虚线示术中邓氏筋膜尾侧断端；红色
虚线示直肠固有筋膜边缘。

图 10-3　直肠前方的间隙分离完成
经肛组与腹组于腹膜反折水平会师。

视频 10-2　腹腔镜辅助经肛全直肠系膜切除术——分离直肠前间隙

四、直肠前侧方间隙

　　笔者认为，直肠前侧方间隙游离是整个 TaTME 的难点之一。直肠前侧方的间隙位于邓氏筋膜（前叶）和腹下神经前筋膜"移行区"（简称"移行区"筋膜）与前侧方直肠固有筋膜之间。该间隙尾侧端较头侧宽大，尾侧端往往有 NVB 前列腺部向直肠的小血管分支或直肠中血管穿过。邓氏筋膜向后外侧移行，腹下神经前筋膜向前外侧方移行，两者在直肠的前侧方约 2 点和 10 点处融合成"移行区"筋膜。"移行区"筋膜是腹下神经前筋膜和邓氏筋膜的"形态学和功能学的分界线"。NVB 接受来自两侧盆丛发出的神经，于精囊两端的外侧走行并分布到泌尿生殖器官。两侧 NVB 前列腺部被双侧"移行区"筋膜所覆盖，即 NVB 前列腺部位于该"移行区"筋膜的前外侧（深面），并发出细小直肠支，穿过"移行区"筋膜到达直肠肠壁。由于盆丛直肠支和直肠中血管的存在，截石位 2 点、10 点处的直肠前侧方间隙并非疏松的解剖间隙。在"移行区"筋膜与直肠固有筋膜之间，可见金黄色神经纤维走向直肠前外侧，这使得直肠前侧方的间隙游离成为 TME 术中最大的难题。经肛腔镜视角下，笔者通过反向牵引、保持局部组织张力，辅以经肛腔镜下的放大作用，辨认出直肠固有筋膜与"移行区"筋膜之间的前侧方间隙，紧贴直肠固有筋膜表面进行分离，有助于 NVB 前列腺部的保护。若间隙显露不充分时，腹组可协助牵拉以改善显露。由于该间隙存在小血管穿行支及直肠中血管，建议采用超声刀进行操作以避免出血。如遇粗大的直肠中血管，可予血管夹夹闭后离断（图 10-4，见视频 8-4）。

　　此外，在直肠前侧方间隙分离中，应注意在直肠前侧方间隙内存在肛门内括约肌神经

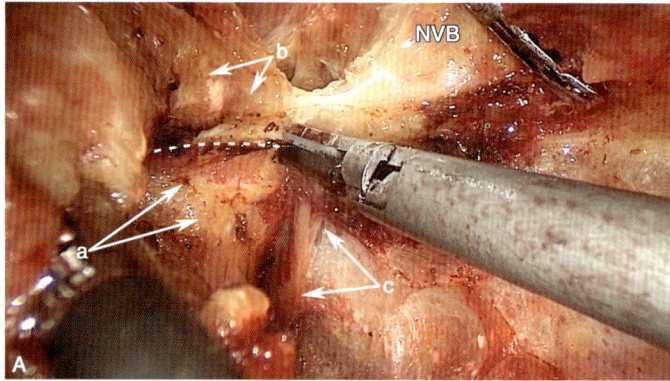

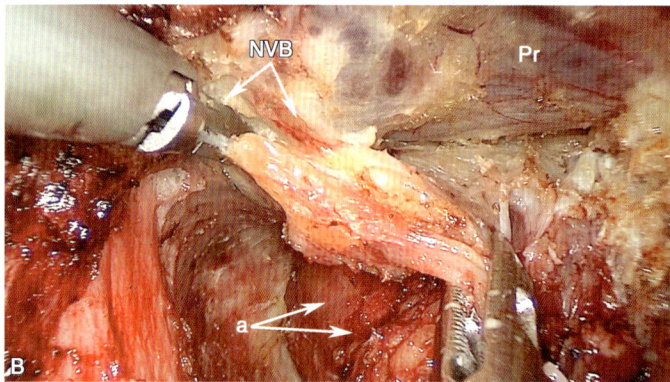

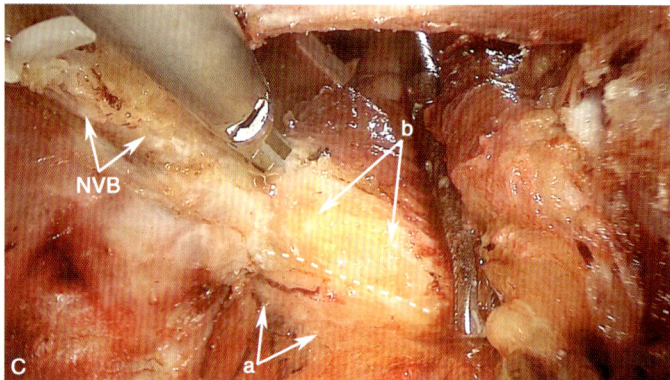

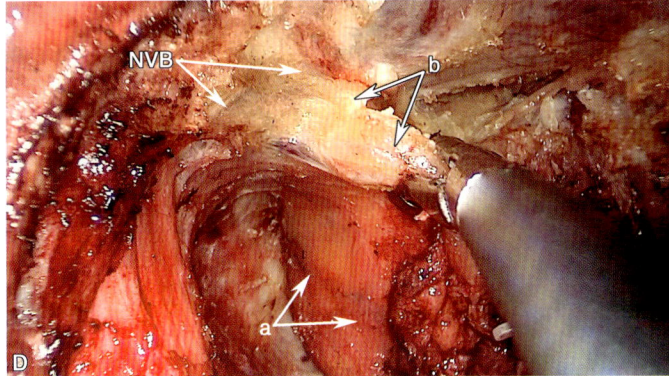

NVB. 神经血管束；Pr. 前列腺；a. 腹下神经前筋膜；b. 直肠固有筋膜；c. 左侧 S₄ 盆内
脏神经；白色虚线示术中腹下神经前筋膜切缘。

图 10-4　直肠前侧方间隙分离
A. 切开左前侧方的腹下神经前筋膜；B. 切开右前侧方的腹下神经前筋膜；C. 分离
过程紧贴直肠固有筋膜；D. 分离直肠前侧方间隙。
切开前侧方的腹下神经前筋膜后，紧贴直肠固有筋膜分离直肠前侧方间隙。

（internal anal sphincter nerve, IASN）：IASN 起自两侧盆丛，在截石位 2 点、10 点处穿出"移行区"筋膜，与 NVB 的走行相对应，在直肠前外侧走行，最终在肛提肌裂孔水平进入直肠壁。因此，术中应始终紧贴直肠固有筋膜分离，以避免损伤 IASN。

五、直肠侧后方间隙

池畔教授通过对直肠骶骨筋膜的尸体解剖及术后标本观察发现，直肠骶骨筋膜在后方 S₄ 椎体水平环形附着于直肠系膜，向尾侧端形成融合筋膜，两侧附着缘从后上斜行至前下。直肠骶骨筋膜与融合筋膜均为腹下神经前筋膜与直肠固有筋膜的融合。它们向直肠两侧移行后再度分叶，内侧叶为直肠固有筋膜，外侧叶为腹下神经前筋膜，两叶之间所形成的直肠侧后方间隙是完整 TME 的最佳手术平面。

采取经腹入路的腹腔镜 TME，直肠侧后方间隙游离平面也位于上述两叶筋膜之间。侧后方的腹下神经前筋膜为一刚性筋膜结构，其向前、向内侧走行，并与直肠固有筋膜融合形成直肠骶骨筋膜。它们共同组成了肛提肌上间隙与直肠侧后方间隙之间的漏斗状筋膜屏障。在腹腔镜视角中，漏斗状筋膜屏障的最底部与直肠形成一个锐利的夹角，故直肠后间隙的头侧端较宽大，而该间隙尾侧则愈发狭窄。另外，直肠侧间隙的特点为头侧宽而尾侧窄、腹侧宽而背侧窄；直肠侧后方间隙整体呈现为一个漏斗状结构。经腹入路行 TME 时，术者直接进入直肠后间隙和直肠侧间隙，分离至 S₄ 椎体水平，切开直肠骶骨筋膜，即可进入肛提肌上间隙，这是完成 TME 的最佳解剖动线。而经肛入路的解剖路线与经腹分离正好相反。TaTME 首先进入的是直肠后方的肛提肌上间隙，此时 TaTME 的手术平面位于腹下神经前筋膜和融合筋膜的背侧面。向头侧直接切开直肠骶骨筋膜并进入直肠后间隙，可完成直肠后方的间隙分离。手术平面的两侧可发现位于骶前筋膜深面的盆内脏神经，此处盆内脏神经与融合筋膜及腹下神经前筋膜关系密切，盲目向两侧拓展手术平面极易损伤该神经（图 10-5、视频 10-3）。

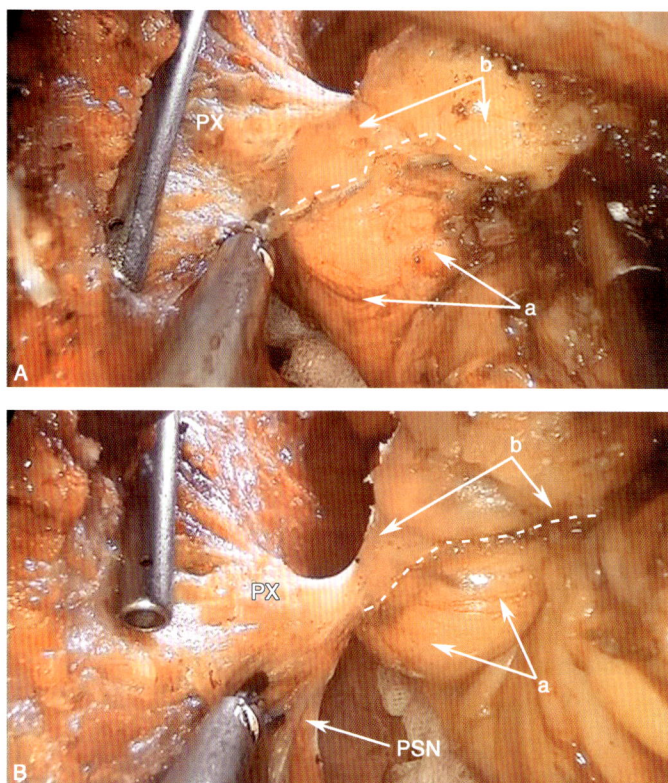

PSN. 盆内脏神经；PX. 盆丛；a. 腹下神经前筋膜；b. 直肠固有筋膜；白色虚线示术
中腹下神经前筋膜切缘。

图 10-5　直肠侧后方间隙分离
A. 切开侧后方的腹下神经前筋膜；B. 紧贴直肠固有筋膜由腹侧向背侧分离直肠侧
后方间隙，并将剥离的盆内脏神经和盆丛推向外侧。

视频 10-3　腹腔镜辅助经肛全直肠系膜切除术——分离直肠侧后方间隙

　　关于直肠侧方间隙的分离技巧，池畔教授主张由腹侧到背侧的方向分离直肠侧方间隙，并于腹下神经前筋膜与直肠固有筋膜融合处的外侧方切开腹下神经前筋膜，这样最有利于保护腹下神经前筋膜深面的神经。基于大量的手术观察实践，并借鉴池畔教授提出的直肠侧方间隙分离的膜解剖理论，笔者建议将直肠侧方间隙的分离步骤安排在整个 TaTME 膜解剖顺序的最后，并同样采用从腹侧向背侧分离直肠侧方间隙的方法。首先，分离直肠前侧方间隙并切开此处的腹下神经前筋膜（图 10-6）；再分离直肠两侧间隙，此处间隙疏松宽大，分离相对容易（图 10-7）；最后紧贴直肠固有筋膜由腹侧向背侧分离侧后方间隙。分离至直肠侧后方时会遇到阻力，该阻力来自腹下神经前筋膜与直肠固有筋膜融合处。此时，可顺势切开腹下神经前筋膜，并将此处的盆内脏神经一并向后外方推离手术平面，直至完全与直肠后间隙相通（图 10-8、视频 10-4、视频 10-5）。

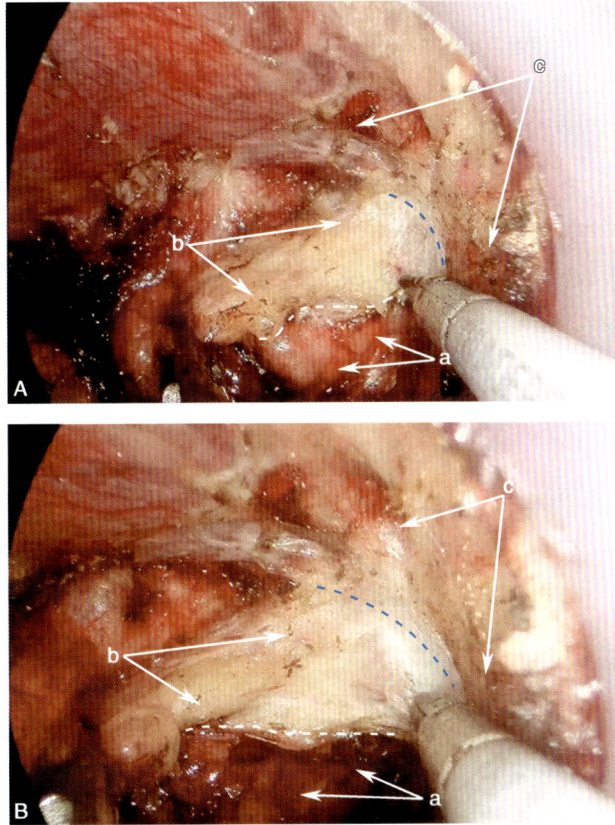

a. 腹下神经前筋膜；b. 直肠固有筋膜；c. 邓氏筋膜 - 腹下神经前筋膜"移行区"；白色虚线示术中腹
下神经前筋膜切缘；蓝色虚线示直肠前侧方间隙。

图 10-6　直肠侧方间隙的游离技巧（一）

A. 切开前侧方的腹下神经前筋膜；B. 由腹侧向背侧分离直肠侧方间隙。

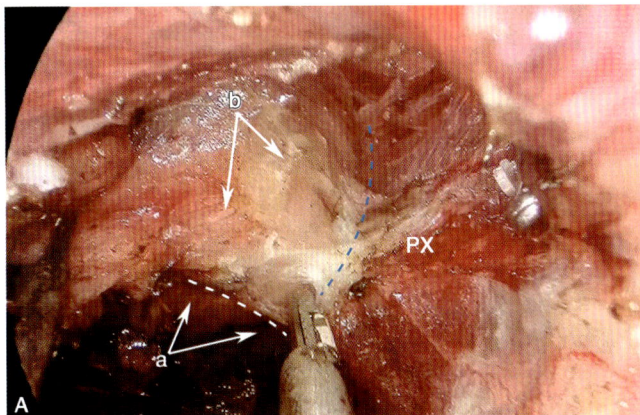

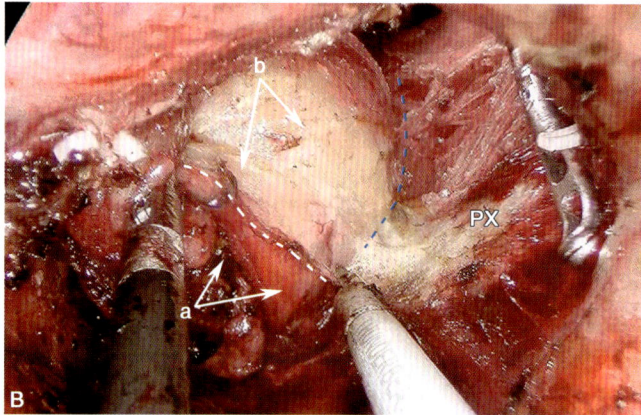

PX. 盆丛；a. 腹下神经前筋膜；b. 直肠固有筋膜；白色虚线示术中腹下神经前筋膜切缘；蓝色虚线示直肠侧间隙。

图 10-7　直肠侧方间隙的游离技巧（二）

A. 继续顺势切开侧方的腹下神经前筋膜；B. 由腹侧到背侧的方向分离直肠侧方间隙。

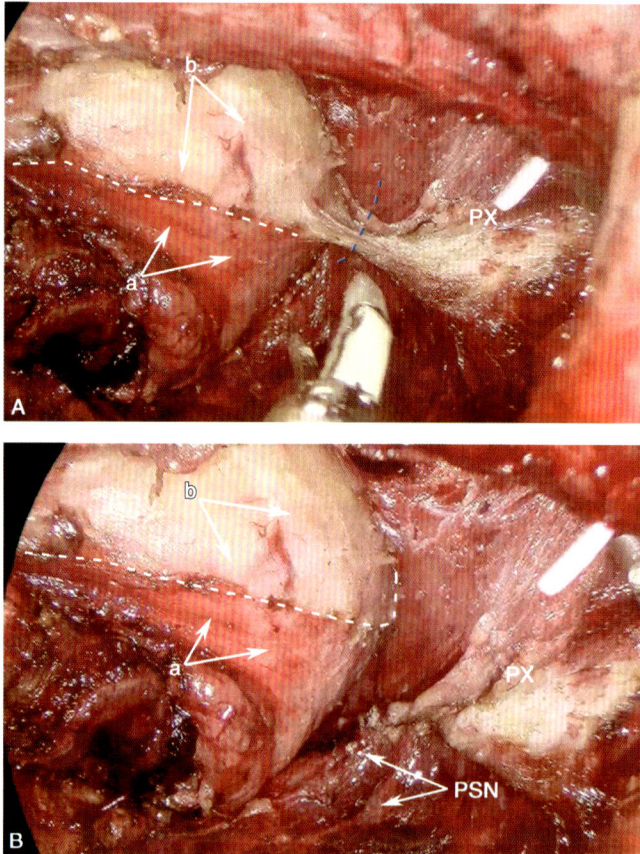

PSN. 盆内脏神经；PX. 盆丛；a. 腹下神经前筋膜；b. 直肠固有筋膜；白色虚线示术中腹下神经前筋膜切缘；蓝色虚线示直肠侧后方间隙分离线。

图 10-8　直肠侧方间隙的游离技巧（三）

A. 顺势切开侧后方的腹下神经前筋膜；B. 由腹侧到背侧的方向分离直肠侧方间隙，并将剥离的盆内脏神经、盆丛推向外侧。

视频 10-4　腹腔镜辅助经肛全直肠系膜切除术——分离直肠侧间隙（一）

视频 10-5　腹腔镜辅助经肛全直肠系膜切除术——分离直肠侧间隙（二）

（王廷豪　尤　俊）

第十一章　经肛腔镜能量器械的使用心得

经肛腔镜放大系统和狭小空间内操作系统赋予了 TaTME 精细化和精准化的特点。能量器械是 TaTME 手术操作系统中的重要组成部分，选择合适的能量器械可以更好地显露肉眼难以观察到的直肠肛管周围亚微结构。能量器械按原理主要分为电能量器械和超声能量器械等。

一、电能量器械

(一)单极电能量器械

经肛腔镜手术中最常用的电能量器械是电钩、电刀、电铲等，均属于单极电能量器械。其中，电钩可采用"回钩"操作进行分离。与电刀、电铲相比，电钩操作不易损伤深层结构。在 TaTME 术中，切开直肠全层之前，通常使用低能量挡位的电钩对直肠壁进行环周标记，并逐层切开黏膜、黏膜下层、环形肌和直肠纵肌(视频 11-1~视频 11-4)。电钩和电刀具有解剖精细、操作灵活的特点，一般建议调至小功率进行操作，这样不易产生焦痂。在离断肠壁肌层时，可对内环肌和外纵肌进行精细化切开。单孔"筷子效应"较其他能量器械小，但其缺点是止血效果较差，对术者的技术要求较高。在解剖层次不清或困难病例中，经验不足的医师在选择电钩操作时容易造成副损伤(图 11-1)。

视频 11-1　腹腔镜辅助经肛全直肠系膜切除术——全程单极电能量器械分离(一)

视频 11-2　腹腔镜辅助经肛全直肠系膜切除术——全程单极电能量器械分离(二)

视频 11-3　腹腔镜辅助经肛全直肠系膜切除术——全程单极电能量器械分离(三)

视频 11-4 腹腔镜辅助经肛全直肠系膜切除术——全程单极电能量器械分离（四）（开放直肠癌根治性手术后吻合口再发肿瘤切除）

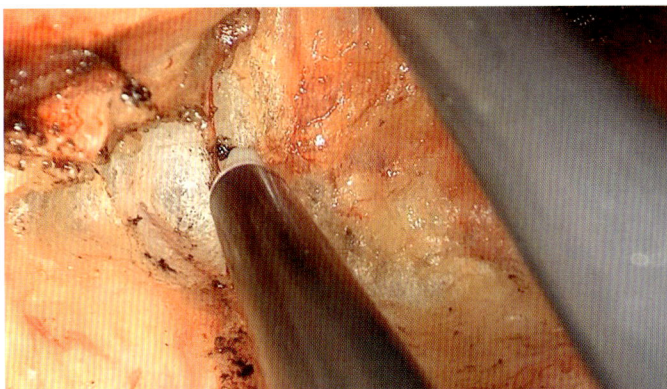

图 11-1 电钩的应用场景
在无神经、血管的直肠后方的间隙中应用电钩具有显著优势。

（二）双极电能量器械

LigaSure 血管闭合系统（简称 LigaSure）属于双极电能量器械。与传统双极电能量器械相比，其效能更高，闭合速度更快，烟雾更少，焦痂更少，止血效果更好，侧向热损伤更小，适用于直肠周围间隙的解剖，更有利于神经功能的保护（视频 11-5）。

视频 11-5 腹腔镜辅助经肛全直肠系膜切除术——双极电能量器械分离

二、超声能量器械

（一）超声刀

超声能量器械以超声刀为代表，具有切割、分离、抓持组织、凝闭血管等多种功能。手术动作具有多样性，包括"推、切、拨、剪、断、剥、分、戳、剃"九字刀法。在显露手术层面上，超声能量器械具有较大优势，能够减少出血所带来的术野污染并提高手术连贯性，操作效率高；但可能会产生烟雾，并存在侧向热损伤的风险（视频 11-6）。

视频 11-6 腹腔镜辅助经肛全直肠系膜切除术——超声能量器械分离

（二）双极超声能量器械

TB 刀为超声和电能量器械的结合体，集双极电能量器械与超声刀功能于一体。慢挡模式为双极电能量输出，快挡模式为超声与电双能量输出，因此兼具上述两种器械的特点。其刀头小巧，便于精细解剖。TB 刀止血效果良好，细长的锥形刀头先端有助于精细解剖并扩大手术范围。然而，其缺点在于可能产生一定量的烟雾，并存在局部热损伤的风险。在肠壁全层切开时，尤其是离断肠壁肌层时，难以对内环外纵肌进行精细切开。

综上所述，超声刀、LigaSure、TB 刀均具有良好的止血效果。当解剖层次不清时，可采用血管钳样分离手法进行精细操作（如寻找正确解剖层面等），但局部解剖位置仍会产生一定的热损伤和烟雾量。此外，在离断肠壁肌层时，三者均无法对内环外纵肌实现精细化的解剖效应（图 11-2）。在三种能量器械的综合对比中，LigaSure 的热损伤和烟雾量最小，但其切割效率相对较低，且刀头略显粗大。

总体来说，笔者建议在 TaTME 的手术开始阶段，首先利用电钩和腔镜的放大术野，精确切开放射状的直肠纵肌纤维与肠壁，初步进入直肠周围疏松层面。在游离直肠周围间隙时，建议使用超声刀、LigaSure 或 TB 刀进行直肠周围筋膜解剖。这些工具有助于寻找正确的手术平面、保证解剖层面的清晰度，并提高解剖效率。特别是在遇到解剖层面不清的情况下，盲目使用电钩等单极电能量器械容易造成副损伤。

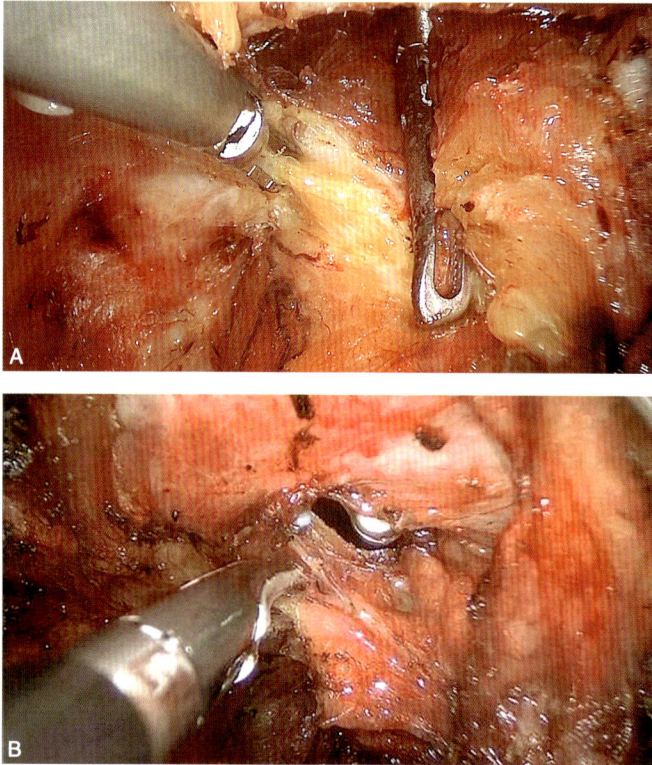

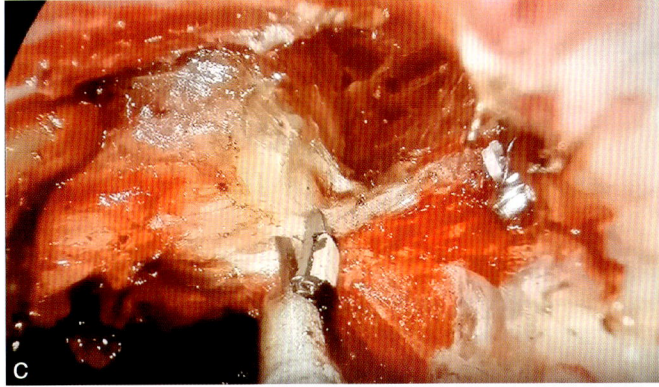

图 11-2　三种超声能量器械常用于分离富有血管与神经的直肠前
侧方间隙
A. 超声刀；B. LigaSure；C. TB 刀。

（尤　俊　王廷豪）

第十二章　经肛腔镜经括约肌间切除术的初步探索

保肛问题在低位及超低位直肠癌患者中尤为关键,关乎患者术后生活质量、心理健康及外观,具有显著的临床价值。ISR涉及部分或完全切除肛门内括约肌,以增加切缘长度。自1994年提出以来,该技术已成为治疗超低位直肠癌的重要手段。此术式最初仅适用于 $T_{1\sim2}$ 期患者及少数 T_3 期患者,但随着医学的发展,其应用范围得以拓宽。

近年来,医学领域的突破,如新辅助放化疗的深入应用及靶向治疗与免疫治疗的发展,显著提升了直肠癌的治疗疗效。这些进展不仅促进了肿瘤降级,有时甚至可达到病理完全缓解,从而提高手术切除的成功率,并进一步为保肛手术开辟了新途径。研究显示,对于对新辅助放化疗反应良好的 $T_{3\sim4}$ 期患者,ISR同样安全可靠,扩展了ISR的潜在适应证。然而,在采用新辅助放化疗时,应注意其可能对患者肛门功能产生的不良影响。此外,传统经肛ISR术式的术野限制,有时可能导致不完全切除,从而影响肛门功能。

2010年引入的TaTME旨在解决传统手术中术野显露不足和潜在的切除不全问题。结合ISR和TaTME技术,笔者采用经肛腔镜ISR(taE-ISR)方式,这不仅利用了两种技术各自的优势,还为精准保肛提供了可能,并有望降低复发率。

一、经肛腔镜经括约肌间切除术的手术方法

(一)经肛手术技术的选择

患者采用截石位,通过Lone Star盘状拉钩显露肿瘤下缘,并选择手术切口。随后根据预切缘的位置选择手术技术。

1. **荷包优先技术**　若肿瘤预设切缘位于齿状线以上,首先进行荷包缝合以封闭肠腔,隔离肿瘤。随后通过经肛平台建立 $10\sim12$ mmHg的气腹环境,使用腹腔镜器械(如高清腹腔镜、分离钳和能量设备)游离括约肌间隙。在腹腔镜术野下精确到达括约肌间隙,并利用气腹保持张力,完成直肠下段的离断。最后经肛拉出直肠,并切除肿瘤标本(图12-1)。

2. **游离优先技术**　若肿瘤的预设切缘位于齿状线以下,则无法直接进行荷包缝合。此时,应先在括约肌间隙内游离至齿状线上方0.5cm,随后进行荷包缝合以隔离肿瘤。置入经肛平台后,后续操作与上述荷包优先技术相同(图12-2)。

(二)手术操作的细化

1. **经腹操作**　经腹操作采用传统腹腔镜TME技术。在术中,直肠前方应游离至男性的精囊水平,后方至直肠骶骨筋膜或 S_4 椎体水平。手术团队必须协调行动,特别要注意保护盆腔自主神经。对于女性患者,需注意阴道后方NVB的位置,其分布与男性相似,应仔细保护。经腹操作应尽量游离至低位,并在经肛操作时提供指导,以防误入错误间隙,损伤前列腺或阴道壁。

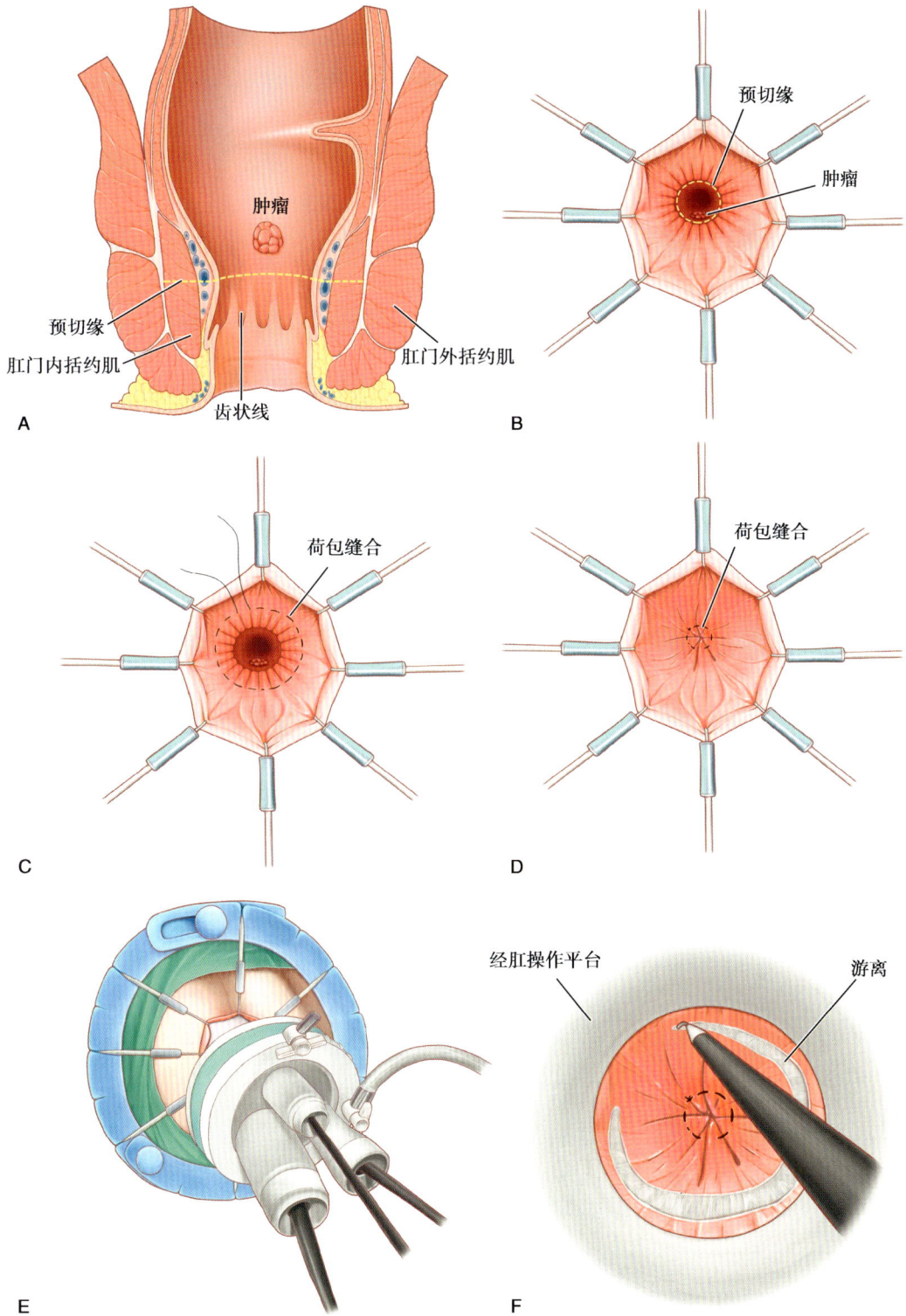

图 12-1 荷包优先技术示意图

A. 直肠肛管解剖的冠状面及肿瘤位置，预切缘在齿状线以上（用黄色虚线）；B. 经肛直视下观察肿瘤下缘，预切缘在齿状线以上（黄色虚线圆圈）；C. 使用 Lone Star 盘状拉钩显露，荷包缝合封闭远端肠腔，隔离肿瘤；D. 完成荷包缝合；E. 置入 port；F. 在放大的腔镜术野下使用电钩沿括约肌间隙进行游离。

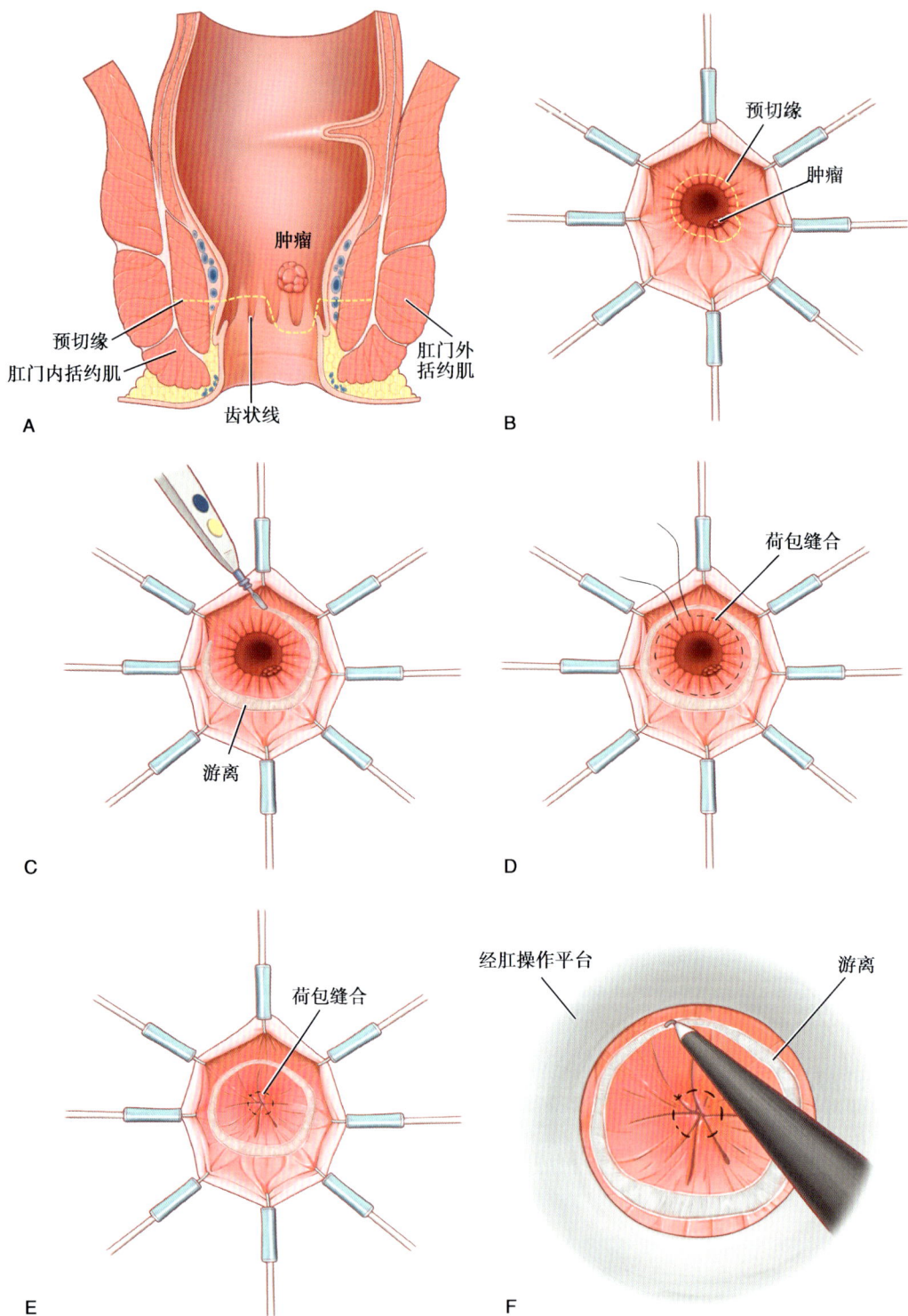

图 12-2 游离优先技术示意图

A. 直肠肛管解剖的冠状面及肿瘤位置, 预切缘在齿状线以下 (黄色虚线) ; B. 经肛直视下观察肿瘤下缘, 预切缘在齿状线以上 (黄色虚线圆圈) ; C. 使用 Lone Star 盘状拉钩显露术野, 沿括约肌间隙进行游离; D. 荷包缝合封闭远端肠腔, 隔离肿瘤; E. 完成荷包缝合; F. 置入 port 后, 于放大的腔镜术野下继续游离括约肌间隙。

2. 经肛操作

（1）荷包缝合技术：在 taE-ISR 中，荷包缝合是一项至关重要的步骤，其主要目的是防止肠道内容物或潜在的肿瘤细胞泄漏，从而避免污染手术区域。这一步骤是确保手术无菌和无瘤操作的关键。荷包缝合一般在直视下进行，根据肿瘤位置的不同，采取相应的缝合策略。肿瘤位置较高时，通常使用荷包优先策略；而位置紧贴齿状线的肿瘤，则倾向于游离优先技术。荷包缝合应确保与肿瘤远端距离至少 1cm，形成位于中心的结点，并向外呈径向褶皱（图 12-3）。笔者建议从截石位 1 点方向开始缝合荷包，通常需要 4~6 针。在进行荷包缝合时，应注意缝合深度，以黏膜及黏膜下层为宜，避免过深导致线松脱或缝线断裂。对于位置较低的肿瘤，可考虑二次荷包缝合，确保肿瘤隔离，防止癌细胞脱落。这一做法符合无菌操作原则，可预防肠液和粪便污染（图 12-4）。

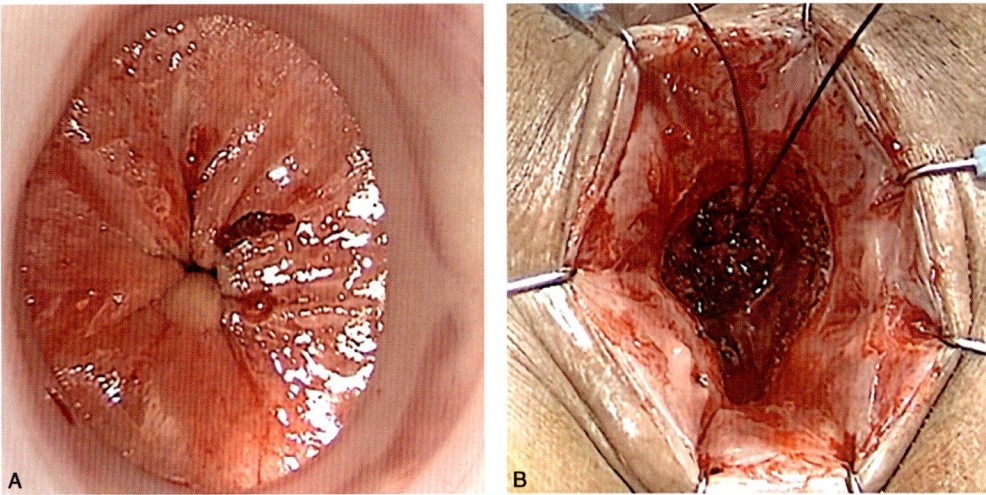

图 12-3　taE-ISR 的荷包缝合
A. 荷包优先技术；B. 游离优先技术。

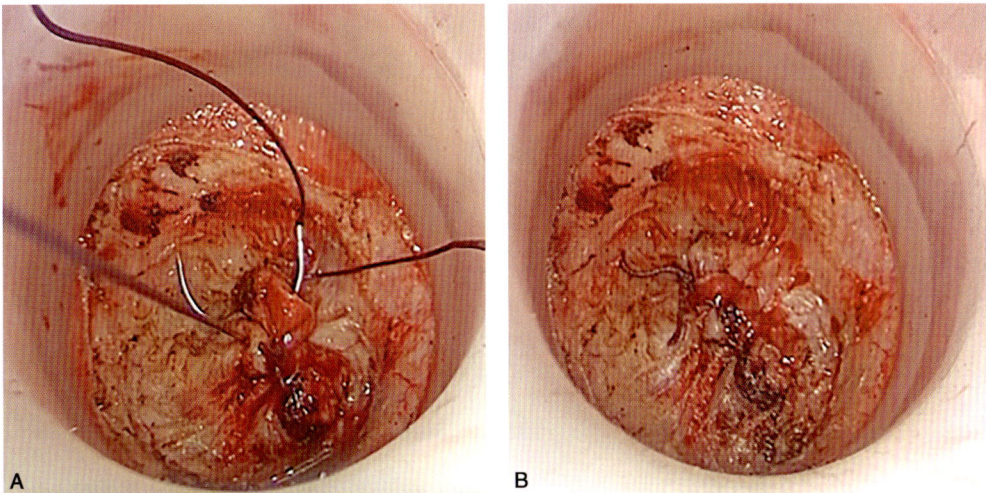

图 12-4　taE-ISR 的二次荷包缝合
A. 二次荷包缝合进针；B. 完成二次荷包缝合。

（2）螺旋状游离：在进行游离操作之前，首先需要使用电刀在指定位置进行精确标记，然后采用分层螺旋式逐步切开肠壁。在黏膜下层切割时，由于痔血管的存在，特别是在截石位的 3 点、7 点、11 点处，小血管容易发生出血。这种情况下，可利用吸引器或电凝进行止血。手术空间狭窄时，即使是轻微出血也会影响术野清晰度，难以准确识别层面，故须迅速彻底止血。完成环形切开黏膜下层后，接着进入直肠固有肌层平面。此阶段先切开内侧的环形肌，直至外侧纵行肌显露。在肛提肌平面以下游离时，切断该肌肉表示已进入正确的操作层面。在整个切开过程中，为保障手术顺畅，建议使用螺旋式环形切割（图 12-5）。使用隧道式切割时，气体压力可能将游离组织推向未切开的对侧，增加手术难度。

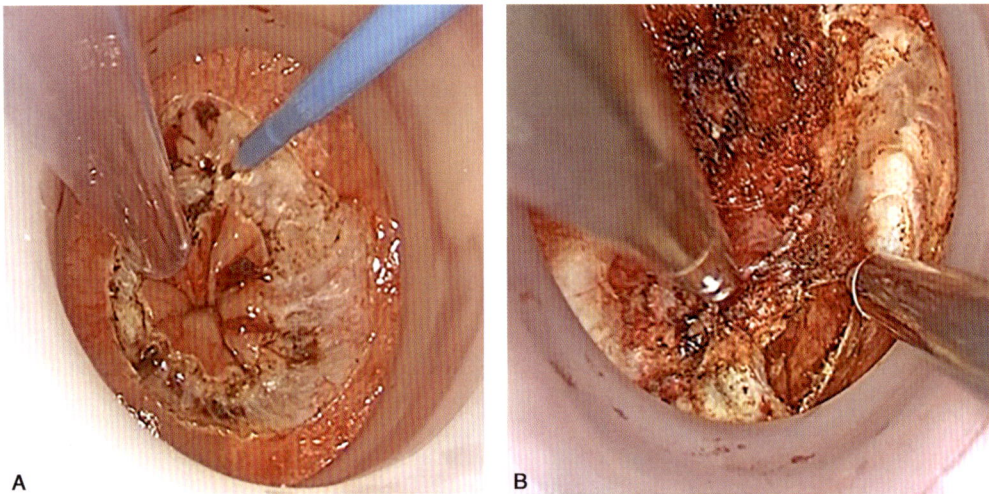

图 12-5　taE-ISR 的螺旋式游离
A.电刀分层螺旋式切开肠壁；B. 进入直肠固有肌层平面。

（3）联合纵肌：在荷包式封闭肠管时，可见联合纵肌呈辐射状排列，由直肠固有肌层外层、部分肛提肌及肛门外括约肌深层构成，这是经肛手术中的关键解剖标志（图 12-6）。尽管联合纵肌在 Hiatal 韧带的肛管后方及直肠尿道肌前方不太显著，但在腔镜下的放大术野中极为清晰。经肛全层切开时，联合纵肌起着指引作用，建议从截石位的 3 点或 9 点开始游离。即使游离层面稍微深入侧方的肛提肌，也不易引发严重后果。此外，联合纵肌的平滑肌性质与肛提肌的骨骼肌纤维在方向和功能上有所不同，有助于明确解剖层面。在使用电刀切开平滑肌纵行肌时，肌束不会自发收缩；而进入骨骼肌层时，则可见肌束收缩。这一现象为手术层面的识别提供了重要标志，有助于确保手术的顺利进行。

（4）直肠前后方标识：进入正确的层面后，游离括约肌间隙需要从侧方向前方和后方扩展，谨慎游离直肠后方的 Hiatal 韧带，小心将其从尾骨分离，方可进入直肠后间隙。对于男性患者，需注意直肠与前列腺下缘之间的直肠尿道肌。该肌呈白色纵行肌束。小心离断直肠尿道肌后显露前列腺血管，并以此为引导，从包膜后向头侧游离。对于女性患者，尤其是有分娩史者，在分离直肠前壁时要格外谨慎，以免损伤阴道后壁，可利用蓝色网状的阴道壁血管作为标志进行游离。确定前方平面后，进入邓氏筋膜的间隙。若分离平面过浅，容易导致直肠穿孔；若平面过深，可伤及前列腺或阴道血管，甚至造成尿道或阴道损伤的严重后果。正确层面确定后，采用螺旋式方法，分别在前方、两侧及后方向头侧扩展平面。操作时

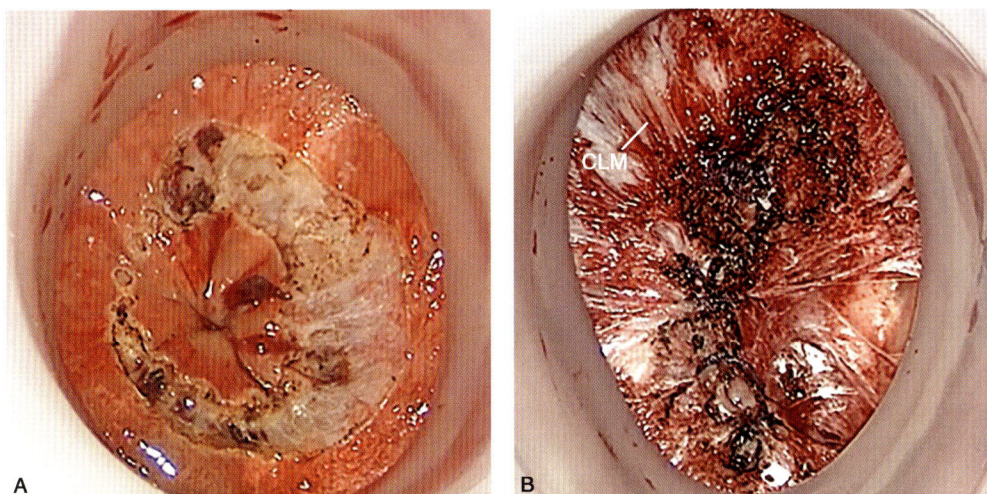

CLM. 联合纵肌。

图 12-6　**切开联合纵肌**
A. 荷包封闭肠管；B. 显露联合纵肌。

须特别留意两侧前方的 NVB 区域，以及两侧直肠侧韧带中潜在的直肠中动脉分支。同时避免过度向外侧分离，以防损伤盆腔自主神经。

二、经肛腔镜经括约肌间切除术结局的初步探索

研究由四家国内大型医疗中心联合进行，主刀在 ISR 与 taE-ISR 手术方面具有丰富经验。研究对象为 2017 年 1 月至 2021 年 12 月间接受 ISR 或 taE-ISR 治疗的患者，旨在探讨 taE-ISR 技术在超低位直肠癌治疗中的疗效。初步结果显示，taE-ISR 技术能显著改善患者的病理结局，降低局部复发率，提高无病生存率和保肛率，从而突显其技术优势。

在 ISR 中，精确游离括约肌间隙是一项极具挑战的关键步骤。肿瘤位置过低和经肛术野的限制增加了手术难度，使术区解剖结构的显露更为困难，也增加了进入错误解剖层面的风险。因此，确保手术的精准与质量至关重要。一旦操作不当，可能导致标本切缘阳性、标本不完整等肿瘤学预后不佳的问题，甚至可能出现术后局部复发。在本研究中，ISR 组的远端切缘阳性率 8.9%，标本完整率 86.7%，与以往的研究数据相吻合（远端切缘阳性率在 5.0%～15.0%，标本完整率在 80.3%～90.6%）。与传统经肛 ISR 相比，taE-ISR 组在远端切缘阳性率（1.1% vs. 8.9%）和标本完整性（97.8% vs. 86.7%）方面更具优势。虽然 ISR 和 taE-ISR 两组的毗邻脏器损伤发生率（0 vs. 5.6%）相似，但 taE-ISR 组在精准识别手术层面方面具有潜在优势。主要因素如下：①taE-ISR 通过高流量气腹机提供持续的气体吹动，形成局部张力以展现手术层面，在狭窄的盆腔内创造出更广阔的操作空间，便于经腹与经肛操作的会师。②腹腔镜平台可提供清晰、放大的术野，确保解剖和组织游离的精确性。而在传统的经肛 ISR 中，术野限制增加了会师的难度，尤其在肥胖、骨盆狭窄或肿瘤位于直肠前壁的患者中。③新辅助放化疗引起的组织水肿可能使解剖层面变得模糊，增加了 ISR 的复杂性。而 taE-ISR 在精准识别手术层面方面展现出独特优势，可显著提高手术质量。

以往研究显示，ISR 术后并发症的发生率为 11.3%～18.9%，吻合口漏发生率为

10.8%～18.0%。在本研究中，ISR 和 taE-ISR 两组术后并发症（4.4% vs. 6.7%，P=0.745）及吻合口漏（8.9% vs. 12.2%，P=0.628）的发生率相似，表明该技术的安全性和可行性。一项纳入 727 例患者的荟萃分析显示，术后大便失禁和胃肠功能障碍的发生率分别为 29.1% 和 23.8%。在本研究中，taE-ISR 组的排便功能障碍相较于 ISR 组减少了 10.4%（15.9% vs. 26.3%）。此外，对于接受新辅助放化疗的患者，taE-ISR 在保护肛门功能方面表现更佳（100.0% vs. 78.9%，P=0.042），这可能与新辅助放化疗引起的盆腔水肿和纤维化增加了手术难度相关。在这种情况下，肛门功能的保护需要极其精确的手术操作和解剖识别。笔者认为，taE-ISR 在准确定位手术层面方面具有显著优势，并有可能减少排便功能障碍的发生，尤其是在接受新辅助放化疗的患者群体中。然而，目前仍需大样本随机对照试验来进一步验证这一假设。

在先前的研究中，ISR 术后永久造口发生率为 10.1%～17.4%。本研究发现，与传统 ISR 相比，taE-ISR 组在保肛方面表现出显著优势（97.8% vs. 82.2%，P=0.001）。同时，logistic 回归分析揭示了 3 个显著影响保肛成功率的因素，包括 taE-ISR 手术、肿瘤距离肛门的距离及毗邻脏器损伤（P<0.05）。笔者认为，taE-ISR 术式有助于精确识别正确的手术层面，这可能是成功保肛的关键因素。在发生毗邻脏器损伤的患者中，笔者认为术后形成的持续性尿瘘和阴道瘘是导致造口难以回纳的决定性因素。基于这 3 个因素，笔者构建了一种预测保肛可能性的列线图模型。该模型相较于单因素分析，显示出更加精确的判别能力。

由于 ISR 术中需要保留部分肛门内括约肌，故关于其术后局部复发的争议一直未息。早期研究显示，ISR 术后局部复发率为 4.7%～7.8%。本研究发现，taE-ISR 组患者的总生存率为 100.0%，无病生存率为 95.6%，累积复发率为 2.2%；ISR 组患者的总生存率为 98.9%，无病生存率为 87.8%，累积复发率为 10.0%。与传统 ISR 相比，taE-ISR 组的无病生存期显著延长（χ^2=4.05，P=0.044），且累积局部复发率明显下降（χ^2=5.26，P=0.022）。正如此前讨论，笔者认为，这归功于 taE-ISR 提高了手术精度，进而改善了标本质量，并降低了远端切缘阳性率，从而显著减少了局部复发，提高了超低位直肠癌患者的长期无病生存率。

三、展望

总体而言，taE-ISR 技术在提高超低位直肠癌患者的手术质量、保肛率以及肿瘤学预后方面展现出显著优势。taE-ISR 技术在超低位直肠癌中的潜在应用前景值得深入研究。未来，随着医疗技术的不断进步和手术方法的逐步完善，taE-ISR 技术有望在超低位直肠癌治疗中扮演更为关键的角色。可以预见，该技术不仅能够为患者提供更加精确的手术干预，还将通过提升生活质量和生存率，显著改善患者的总体预后。此外，大规模随机对照试验可能是确立 taE-ISR 技术在直肠癌治疗标准中地位的关键，这将为超低位直肠癌患者提供更加精准化和个性化的治疗方案。

（徐玺谟　杨晓　冯波）

第十三章　直肠尿道肌的解剖

直肠尿道肌常被描述为连接直肠前壁与尿道的平滑肌组织，占据一个由尿道、尿道外括约肌、直肠纵肌和双侧肛提肌环绕的空间。男性邓氏筋膜止于直肠尿道肌。直肠尿道肌为尿道外括约肌提供后附着。直肠纵肌向腹侧、尾侧延续为直肠尿道肌。此外，NVB 交通支、海绵体神经、会阴深横肌均穿过直肠尿道肌。当肿瘤位于直肠后壁时，在保证前方切缘安全的前提下，应尽可能保留更多的直肠尿道肌纤维，这从理论上有助于保护男性患者的泌尿生殖功能。笔者在 taE-ISR 的手术过程中观察直肠尿道肌的解剖结构，发现：直肠尿道肌纤维在腔镜下呈放射状排列，分离并显露正前方的肛门外括约肌环后，在该肌环头侧后方看到的放射状肌纤维即为直肠尿道肌（图 13-1）。初学者可参考该解剖关系以辨认直肠尿道肌。经肛腔镜 ISR 手术步骤详见视频 13-1。

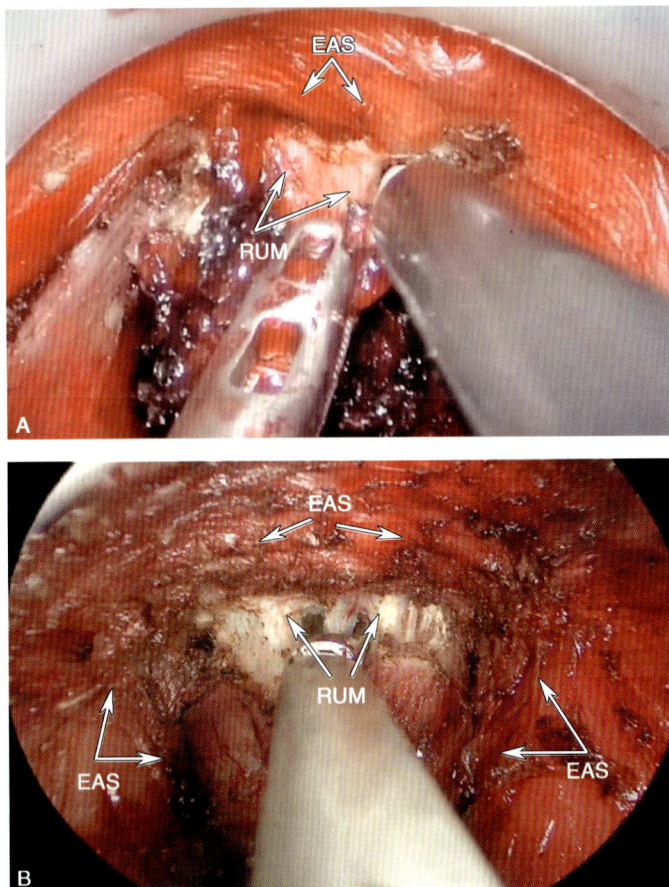

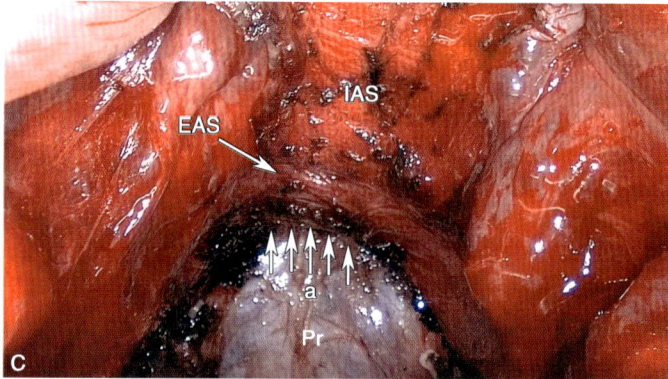

EAS. 肛门外括约肌；RUM. 直肠尿道肌；IAS. 肛门内括约肌；Pr. 前列腺；a. 直肠尿道肌断端。

图 13-1 肛门外括约肌环及头侧后方呈放射状排列的直肠尿道肌

A、B. 分离直肠前壁术中图；C. 直肠标本移除后的直肠肛管创面。

视频 13-1 经肛腔镜经括约肌间切除术

由于直肠尿道肌的解剖位置特殊，显露困难，分离时缺乏明显的解剖标志。分离层面过于靠前可能导致前列腺或尿道损伤，而层面过于靠后则可能引起直肠穿孔。特别是在术前接受新辅助放化疗的病例中，直肠尿道肌纤维的分离与显露更加困难。因此，直肠尿道肌的精细分离一直是 ISR 术中的难点和重点。为了解决上述问题，笔者根据直肠尿道肌的肌纤维排列特点，并结合术中观察到的直肠尿道肌与周围组织结构的毗邻关系，特别是与肛门外括约肌环间的解剖关系，总结出直肠尿道肌的 5 种分离方法与技巧。

一、直接分离法

游离前方括约肌间隙时，可从截石位 11 点至 1 点向 12 点方向寻找直肠尿道肌。将前方联合纵肌切开后，可发现红色的骨骼肌条带，即为肛门外括约肌。紧贴肛门外括约肌表面继续向头侧分离，直至完整显露肛门外括约肌环。越过肛门外括约肌环后，在肛门外括约肌环后缘的头侧可见到纵行放射状排列的肌纤维，即为直肠尿道肌（图 13-2）。此时，从 11 点或 1 点处向 12 点方向切开直肠尿道肌的放射状肌纤维，即可到达邓氏筋膜，并显露前列腺尖部。继续向上分离，可进入直肠前间隙，即直肠周围疏松层面（视频 13-2、视频 13-3）。分离直肠尿道肌时，建议选择电钩作为主要能量器械。在进行解剖操作时，可将电钩伸入放射状肌纤维的后方，继而回钩离断肌纤维，可有效避免对周围重要组织结构的副损伤。分离女性患者前方的括约肌间隙时，肛门外括约肌环后缘的头侧并非直肠尿道肌，而是直肠阴道隔的纤维结缔组织结构，其纤维亦呈纵向排列。切开上述结构并显露阴道后壁，逐步完成括约肌间隙的分离（视频 13-4～视频 13-6）。

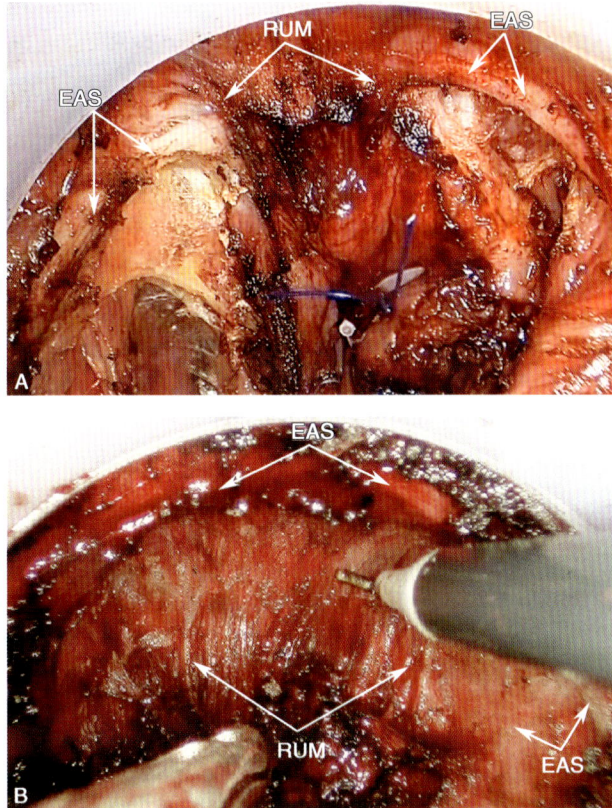

EAS. 肛门外括约肌；RUM. 直肠尿道肌。

图 13-2 **直接分离法**
A、B. 直接分离法术中图。
越过肛门外括约肌环后，在前方肛门外括约肌环后缘的头侧可见到纵行放射状的
直肠尿道肌纤维。

视频 13-2 经肛腔镜经括约肌间切除术——直接分离法（一）

视频 13-3 经肛腔镜经括约肌间切除术——直接分离法（二）

视频 13-4 经肛腔镜经括约肌间切除术——直接分离法（三）

视频 13-5　经肛腔镜经括约肌间切除术——直接分离法（四）

视频 13-6　经肛腔镜经括约肌间切除术——直接分离法（五）（新辅助放化疗后）

二、腹组辅助引导法

切开部分直肠尿道肌纤维后，若继续径直向头侧游离，有可能损伤男性前列腺。这是因为前列腺在经肛经腹分离后将会失去解剖支撑，因体位因素及重力作用朝患者背侧方向后坠。因此，在切开直肠尿道肌的过程中，术者继续向头侧进行分离时，应采取"下坡"的动作，即手术路径应贴合后坠的器官后缘，并逐步往背侧头侧方向切开直肠尿道肌。如果经肛组医师在分离直肠尿道肌的过程中遇到困难，切忌盲目分离，以免造成副损伤。此时可使用腹组辅助引导法进行分离。腹组游离至精囊以下水平后，腹组可利用腔镜冷光源和操作钳进行引导辅助。在腹腔镜冷光源的照射下，前方的前列腺及后方的直肠不会透光，而尚未分离的直肠尿道肌因其组织厚度相对较薄，经肛组医师可透过该组织观察到腹组冷光源的光线（图 13-3）。在腹组手术器械的引导下，可精准离断直肠尿道肌（视频 13-7）。

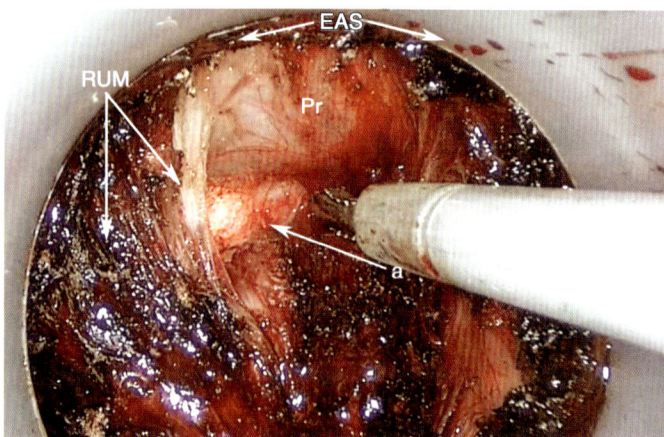

EAS. 肛门外括约肌；RUM. 直肠尿道肌；Pr. 前列腺；a. 尚未分离的直肠尿道肌组织。

图 13-3　腹组辅助引导法
腹组通过操作钳及腔镜冷光源作辅助引导，经肛组医师可透过尚未分离的直肠尿道肌观察到腹组冷光源的光线。

视频 13-7　经肛腔镜经括约肌间切除术——腹组辅助引导法

三、侧面包抄法

对于接受术前新辅助放化疗的部分超低位直肠癌患者，其直肠尿道肌常存在明显的组织纤维化、水肿、粘连，导致解剖层次不清。采用直接分离法往往很难找到正确的解剖层面，从而增加损伤前列腺和尿道的风险。笔者采取的侧面包抄法是一种在实战操作中避实击虚的策略，即将分离难度最大的直肠尿道肌离断操作留到最后，而从较疏松的侧面间隙向正前方致密间隙包抄，从而降低离断直肠尿道肌的难度（图 13-4）。

侧面包抄法极大发挥了腹腔镜辅助经肛腔镜手术的双组协同优势（视频 13-8、视频 13-9）。腹组率先分离至精囊底部水平，分离出直肠尿道肌头侧的直肠前方的间隙，为经肛组

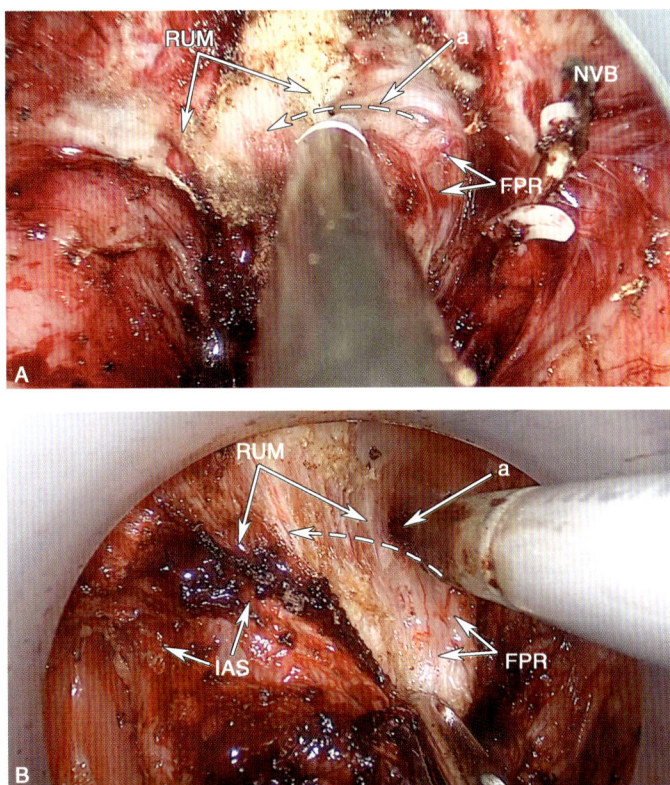

IAS. 肛门内括约肌；RUM. 直肠尿道肌；NVB. 神经血管束；FPR. 直肠固有筋膜；a. 较疏松的侧面间隙与邻近的尾侧直肠尿道肌的侧面；白色虚线箭头示侧面包抄法的解剖方向。

图 13-4　侧面包抄法
A、B. 侧面包抄法术中图。
腹组的准备工作完成后，经肛组显露出尾侧部分的直肠尿道肌侧面，并使用电钩逐步向正前方包抄，拨出纵行放射状排列的直肠尿道肌纤维进行离断。

视频 13-8　经肛腔镜经括约肌间切除术——侧面包抄法（一）

视频 13-9　经肛腔镜经括约肌间切除术——侧面包抄法（二）

实施侧面包抄法做好铺垫。经肛组在截石位 2 点或 10 点处分离显露 NVB，并结扎、离断 NVB 向直肠发出的小血管分支。在直肠前侧方间隙中，显露出直肠固有筋膜，并紧贴直肠固有筋膜向正前方间隙分离，顺势切开直肠尿道肌侧面。此时，由于经腹组已将直肠尿道肌头侧的直肠前方的间隙显露，直肠尿道肌得到充分显露，经肛组可直接使用电钩向正前方包抄，沿直肠固有筋膜表面弧形内拐，逐步分离直至完全离断纵行直肠尿道肌纤维。由于经肛组可从侧面观察到头侧已分离的解剖层面，明显降低了离断直肠尿道肌的难度。

　　侧面包抄法同样可用于 taE-ISR 术中直肠前壁分离困难的女性患者。这类患者往往术前接受过新辅助放化疗或原发肿瘤位置靠近前方的肛门内括约肌。虽然女性患者在直肠前方的间隙中不存在直肠尿道肌的解剖结构，但灵活运用这种避实击虚的战略思维能更好地分离直肠前方的间隙，避免女性阴道后壁的副损伤（视频 13-10、视频 13-11）。

视频 13-10　经肛腔镜经括约肌间切除术——侧面包抄法（三）

视频 13-11　经肛腔镜经括约肌间切除术——侧面包抄法（四）

四、吊带法

　　由于 taE-ISR 手术为单孔操作，手术可操作空间小，且 port "筷子效应" 明显，故手术医师很难保持组织的有效张力，直肠尿道肌的显露难度显著增加。若采用以上方法仍难以充分显露直肠尿道肌，术中可以采用吊带法以协助显露。所谓 "吊带法"，是由经肛组医师裁剪适当长度的纱布带（一般 15cm 左右），在腹组医师的协助下，将吊带围绕前壁未分离的组织，并将直肠向背侧牵拉，一边离断直肠尿道肌一边收紧吊带，从而起到显露直肠尿道肌纤维的作用（图 13-5、视频 13-12）。

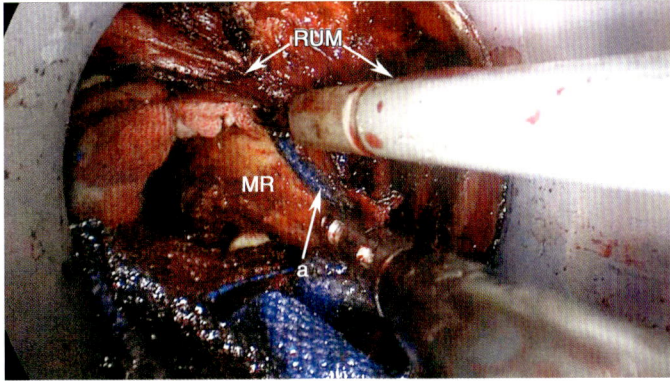

RUM. 直肠尿道肌；MR. 直肠系膜；a. 用无菌纱布制作的吊带。

图 13-5　吊带法

经肛组通过吊带牵引将直肠向背侧牵拉并充分显露直肠尿道肌纤维。

视频 13-12　经肛腔镜经括约肌间切除术——吊带法

五、拖出法

对于分离难度较大的患者，当采用上述方法仍无法解决问题时，可借鉴 APR 术中会阴组医师的方法，尝试分离直肠前方的间隙：经肛组医师将近端直肠经肛门拖出体外，在肉眼直视下用手辅助分离并离断直肠尿道肌（图 13-6）。

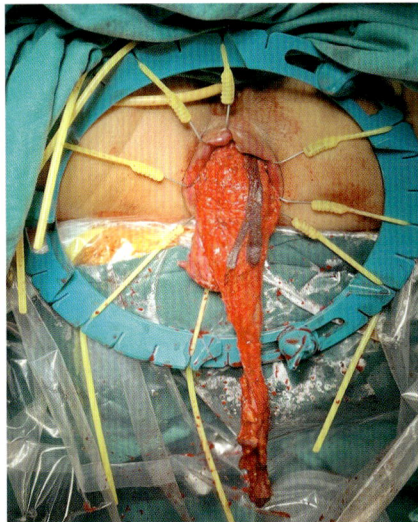

图 13-6　拖出法

将近端直肠经肛门拖出体外，并进行直肠尿道肌的分离。

（尤　俊　王廷豪）

第十四章 经肛全直肠系膜切除术中膜解剖的陷阱误区

一、误区：末段直肠系膜的完整裸化

有些专家质疑 TaTME 在直肠癌手术中可能无法实现完整的系膜切除，特别是在中高位直肠癌患者中。中高位直肠癌通常需要在肛提肌裂孔水平以上离断直肠，而肠管的离断位置高于直肠系膜的止点。因此，经肛腔镜技术可能无法完全裸化切除断端远处的末段直肠系膜。在这种情况下，若术者希望完整切除末段系膜，只能选择继续切除远端的一小部分直肠。否则，术者为了多保留一些远端直肠，就只能在系膜切除完整性上做出让步。

实际上，经肛腔镜医师通过不断努力与探索，已寻找到了实现 TaTME 直肠系膜完整切除的方法。针对具体问题具体分析，可避免上述情况的出现。目前，TaTME 一般仅应用于中低位直肠癌患者的治疗，特别是低位直肠癌患者。在这些患者中，直肠的远切端基本位于肛提肌裂孔（即直肠系膜止点）附近，可保证末段直肠系膜切除的完整性，因此并不存在上述问题。此外，对于一些肥胖、骨盆狭窄的中高位直肠癌患者，如果术者在实施 TME 手术时出现经腹操作困难，也可以采用 TaTME 进行治疗（视频 14-1）。此时，直肠远切端的高度常位于肛提肌裂孔水平以上 2cm 处。笔者通过采取倒切手法，有效解决了末段系膜切除的完整性问题。

视频 14-1　**腹腔镜辅助经肛全直肠系膜切除术——超重男性患者**

倒切手法的具体操作要点如下：①手术开始时，经肛 port 不宜置入过深，需助手辅助固定 port。术者切开直肠肠壁全层后，远端直肠会出现组织自身退缩的现象，从而显露出远端肠管断端外侧的末段直肠系膜，为完成倒切操作提供必要条件。②术者须向内侧、头侧牵拉近端直肠断端，并保持张力，充分显露远端末段系膜。③选择末段系膜完全显露处进行倒切操作，即找到一个突破点，将此处的直肠系膜完全切除后，继续保持牵引张力，以便提起邻近处尚未完全显露的末段系膜。按照这种方法继续向周围拓展，即可完整切除全部末段直肠系膜（图 14-1、视频 14-2）。

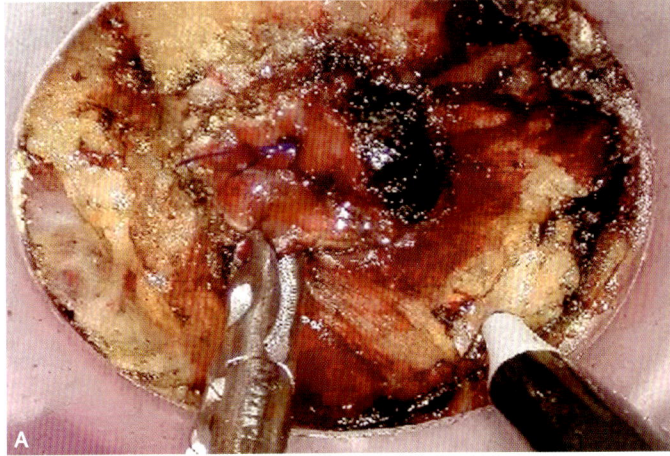

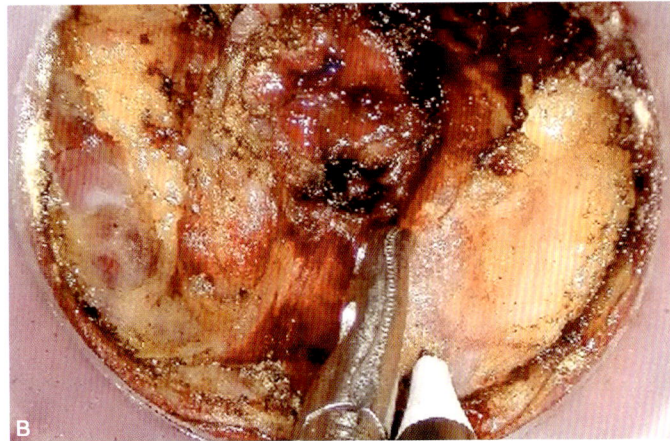

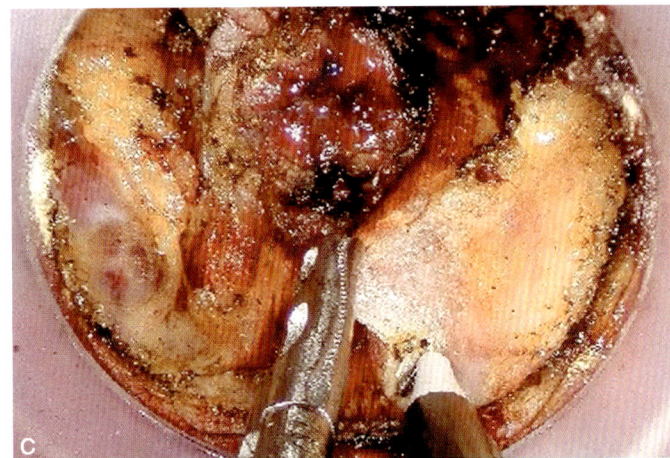

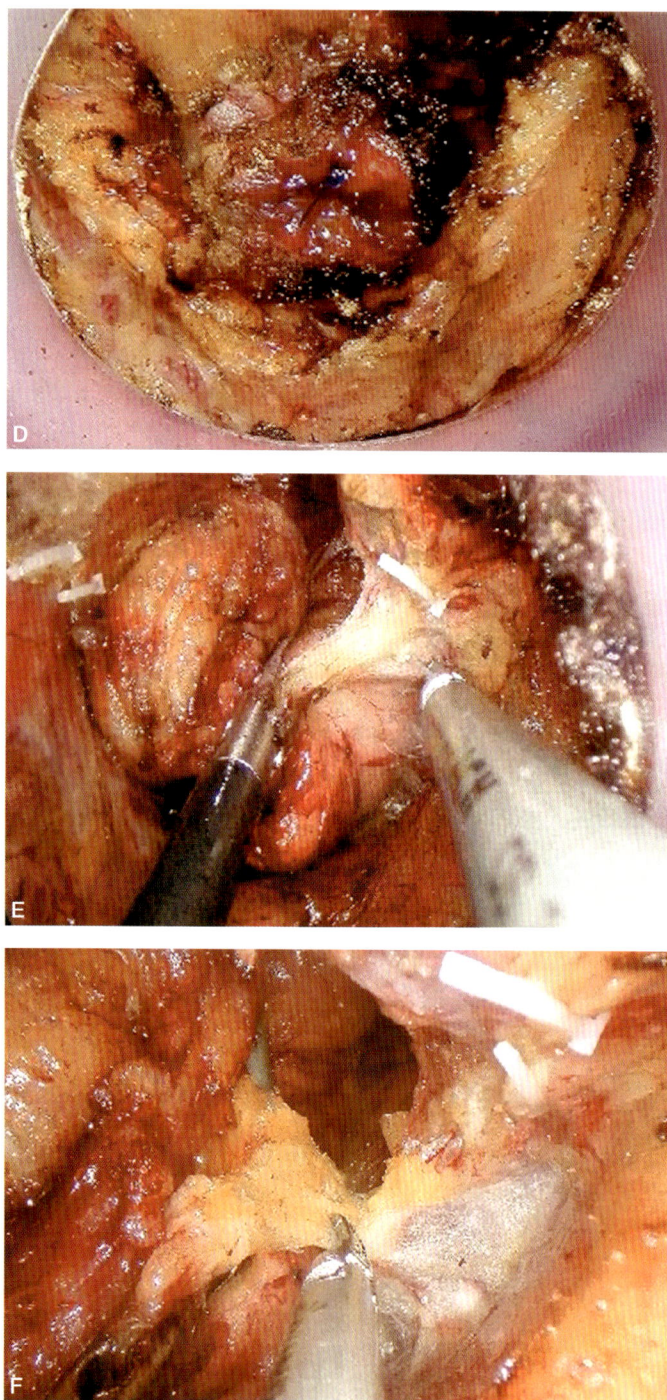

图 14-1 远端末段直肠系膜的倒切手法

A～F. 逐步显露肠壁切开处的末段直肠系膜, 直至完整切除全部末段直肠系膜。

视频 14-2　腹腔镜辅助经肛全直肠系膜切除术——倒切法

二、陷阱：直肠侧后方间隙的漏斗状筋膜屏障误导手术平面

S$_4$ 椎体水平以上的直肠侧后方间隙由腹下神经前筋膜、直肠固有筋膜和直肠骶骨筋膜共同围绕而成，形态上呈漏斗状。腹下神经前筋膜和直肠骶骨筋膜组成了肛提肌上间隙与直肠侧后方间隙之间的筋膜屏障，故此处间隙具有头侧宽、尾侧窄，且腹侧宽、背侧窄的特点。因此，在经腹入路进行 TME 时，按照从头侧向尾侧的方向（"自上而下"）进入直肠侧后方间隙较为容易。然而，在经肛入路进行 TaTME 时，按照"自下而上"的方向进入直肠侧后方间隙难度较大，漏斗状筋膜屏障易误导术者在外侧的错误间隙中继续拓展手术平面，最终导致副损伤。

笔者从经肛膜解剖规律来分析这一现象。进行 TaTME 时，切开后方直肠肠壁后进入肛提肌上间隙，此时手术平面位于腹下神经前筋膜、融合筋膜的背侧面。手术平面的头侧、腹侧分别有直肠骶骨筋膜、融合筋膜（由直肠固有筋膜和腹下神经前筋膜融合而成）及腹下神经前筋膜三种膜结构。融合筋膜、腹下神经前筋膜背侧方的间隙十分疏松，且腹下神经前筋膜、融合筋膜和直肠骶骨筋膜在手术中形成一漏斗状筋膜屏障（视频 14-3）。若术者未切开正后方的直肠骶骨筋膜及侧后方的腹下神经前筋膜，则漏斗状筋膜屏障可诱使术者继续向后方进入骶前间隙，甚至引起骶前大出血（图 14-2、图 14-3、视频 14-4）。此外，术者也可能向外侧分离错误的疏松间隙，从而造成盆腔自主神经损伤（视频 14-5），甚至损伤输尿管等重要结构。

视频 14-3　腹腔镜辅助经肛全直肠系膜切除术——分离直肠侧后方间隙的陷阱

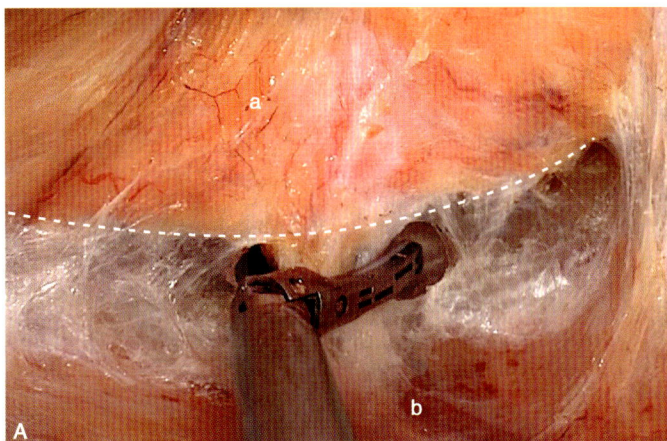

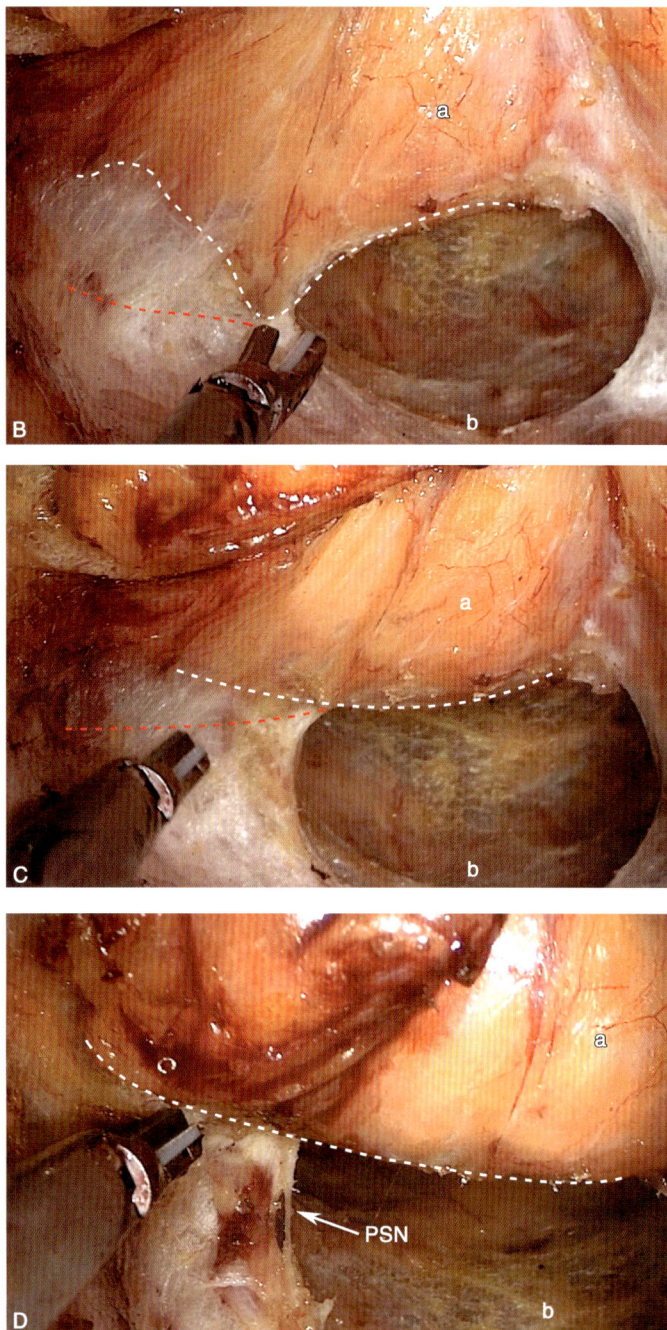

a. 直肠后方融合筋膜；b. 骶前筋膜；PSN. 盆内脏神经；白色虚线示正确的游离路线；红色虚线示错误的游离路线。

图 14-2　分离直肠侧后方间隙的陷阱

A. 正确的游离路线图，应紧贴融合筋膜；B. 直肠后方融合筋膜形成漏斗状筋膜屏障诱导术者向错误的游离路线分离；C. 刀头指示红色虚线处为错误的游离路线；D. 注意保护被骶前筋膜覆盖的盆内脏神经，由腹侧到背侧的方向分离直肠侧方间隙。

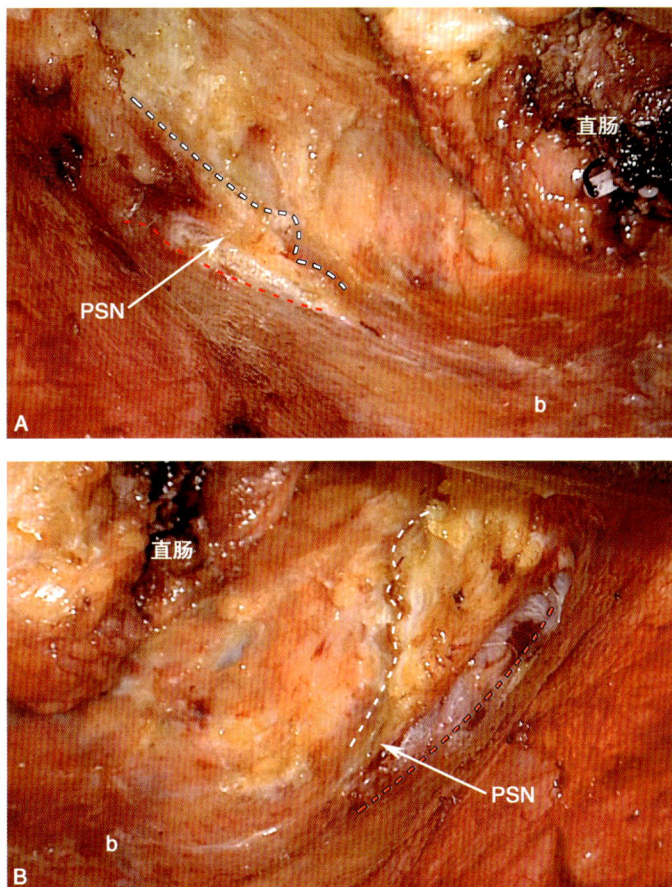

PSN. 盆内脏神经；b. 骶前筋膜；白色虚线示腹下神经前筋膜切缘；白色箭头示盆内脏神经；红色虚线示手术禁区，沿此线分离将进入骶前间隙。

图 14-3 分离直肠侧后方间隙的陷阱

A. 右侧后方腹下神经前筋膜被切开，移除标本后的手术创面图；B. 左侧后方腹下神经前筋膜被切开，移除标本后的手术创面图。

移除标本后，切缘提示已成功切开侧后方的腹下神经前筋膜，手术平面未进入骶前间隙。

视频 14-4 腹腔镜辅助经肛全直肠系膜切除术——骶前出血的陷阱

视频 14-5 腹腔镜辅助经肛全直肠系膜切除术——盆内脏神经损伤的陷阱

为正确认识此处的陷阱并避免上述问题的发生,笔者建议在进行 TaTME 时,进入肛提肌上间隙后应紧贴融合筋膜进行分离操作。在 S_4 椎体水平及时切开直肠骶骨筋膜,进入直肠后间隙。同时,应在融合筋膜的两外侧及时切开腹下神经前筋膜,进入直肠侧方间隙,以避免损伤腹下神经筋膜深面的盆腔自主神经等结构。

三、陷阱:分离直肠前间隙时误伤前列腺致出血等并发症

低位直肠癌行 TaTME 时,直肠的离断位置常处于肛提肌裂孔或以下水平。直肠尿道肌是游离前方间隙过程中的一个重要解剖标志。一般来说,经肛腔镜医师在处理直肠尿道肌时,经腹组医师往往已将手术平面分离至前列腺后间隙或部分直肠前间隙。此时,被松解游离的前列腺由于重力作用向后方移位。如果经肛腔镜医师盲目继续向头侧离断直肠尿道肌、分离直肠前间隙,可能导致前列腺损伤引起出血,甚至尿道损伤。

前列腺移位问题应当引起每位经肛腔镜医师的重视。这意味着术者在切开直肠尿道肌后,继续向头侧沿着前列腺背侧面进行层面游离时,需要做出一个"下坡"的动作,即沿着前列腺后坠的弧度向头侧进行直肠前间隙的分离。笔者建议,此时经腹组可利用操作钳向前牵拉前列腺,并对经肛组的操作加以引导,从而将游离前方间隙时损伤前列腺的风险降至最低。

四、陷阱:分离直肠侧间隙时误伤神经血管束与盆腔自主神经

无论采取经腹还是经肛入路进行低位直肠癌根治性手术,S_4 椎体水平以上的直肠侧间隙的分离都是 TME 手术的重点和难点。直肠侧间隙为一狭窄的潜在间隙,内侧为直肠固有筋膜,外侧为腹下神经前筋膜,盆丛则被后者覆盖。TaTME 经肛操作往往存在间隙狭窄、单孔"筷子效应"显著等问题,继而造成直肠侧间隙的显露张力明显不足。因此,笔者建议先分离直肠后间隙和直肠前间隙,待与经腹组会师后再进行直肠侧间隙的分离。在获得充分的组织张力与手术空间后,可大大降低经肛组分离直肠侧间隙的难度。

直肠侧间隙腹侧宽而背侧窄,因此采用从腹侧向背侧分离直肠侧间隙的方法较逆方向分离更具优势。虽然直肠前侧方间隙的尾侧部分比头侧部分更为疏松,经肛入路分离直肠前侧方间隙更加有利,但需注意该间隙内的血管和神经分支。在进行 TaTME 时,直肠前侧方间隙的分离应注意保护 NVB。NVB 的前列腺部常发出直肠的小血管分支或直肠中血管,这些血管由直肠前侧方间隙的尾侧部分穿过。在游离该间隙时,应使用超声刀慢挡凝断或先上血管夹后再离断血管,以避免出血,否则在此处止血时易损伤 NVB(图 14-4、图 14-5、视频 14-6)。由于骨盆的天然解剖曲度,经腹入路分离前侧方间隙时损伤 NVB 前列腺部的风险较小;虽然在 TaTME 术中采取经肛入路的方式可以更精细地观察 NVB 前列腺部,但操作不慎也会增加 NVB 前列腺部损伤的风险。

为了保护"移行区"筋膜深面的 NVB 前列腺部,笔者建议使用超声刀在"移行区"筋膜的表面进行钝性分离,于"移行区"筋膜内侧下方显露直肠固有筋膜。随后紧贴直肠固有筋膜从腹侧向背侧分离,于融合筋膜外侧切开腹下神经前筋膜,并将位于该筋膜深面的盆腔自主神经推向外后方。在肛提肌上间隙的外侧(4 点、8 点)处,双侧 S_4 盆内脏神经穿出骶前筋膜并加入盆丛,而融合筋膜或腹下神经前筋膜覆盖于自主神经的表面。若未切开腹下神经前筋膜,于肛提肌上间隙内继续向两侧拓展手术平面,则可能造成 S_4 盆内脏神经损伤。此处神经损伤后,若术者未及时发现问题,则可能继续沿腹下神经前筋膜深面的疏松层面进行分离,从而损伤 S_2、S_3 盆内脏神经。

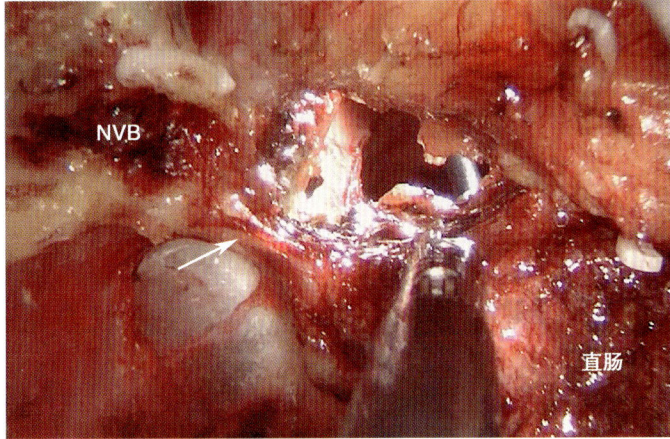

NVB. 神经血管束；白色箭头示 NVB 前列腺部发出的直肠小血管分支。

图 14-4　分离直肠前侧方间隙的陷阱

直肠前侧方间隙的尾侧部分常有 NVB 发出的血管分支穿过。

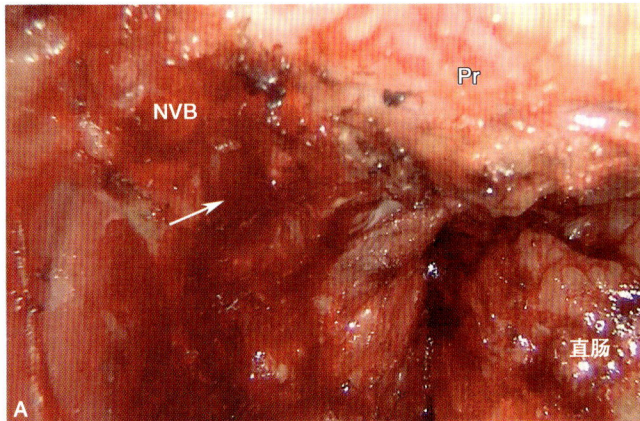

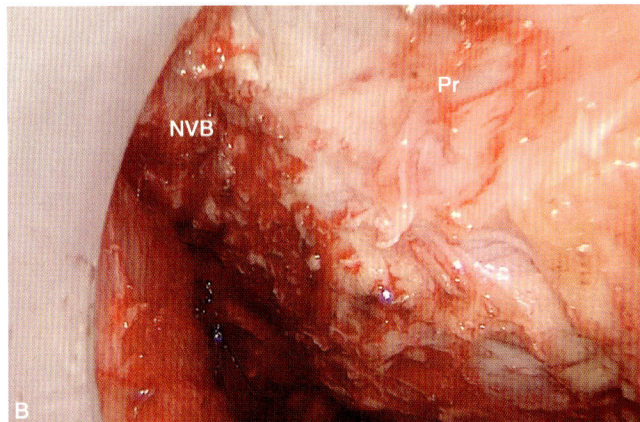

NVB. 神经血管束；Pr. 前列腺；白色箭头示 NVB 前列腺部小血管分支损伤处。

图 14-5　分离直肠前侧方间隙的陷阱

A. NVB 前列腺部小血管分支误损伤后出血；B. 缝扎 NVB 前列腺部小血管分支后的手术创面图。
误损伤 NVB 前列腺部小血管分支后出血，缝扎此处血管时容易损伤 NVB。

视频 14-6 腹腔镜辅助经肛全直肠系膜切除术——神经血管束损伤的陷阱

（尤 俊 王廷豪）

第十五章 经肛全直肠系膜切除术后并发症的危险因素分析及防治

一、经肛全直肠系膜切除术后吻合口漏

吻合口漏是 TaTME 术后常见且严重的并发症之一,临床发生率较高。据国外文献报道,其发生率为 5.6%~17%。相关因素较多且发展迅速,事件发生后的病死率可高达 16%。一旦发生吻合口漏,可能导致盆腔脓肿、弥漫性腹膜炎、肛门功能障碍、局部复发及死亡率增加等严重不良后果。吻合口漏还会延长术后住院时间,增加患者的心理压力和经济负担,并降低术后生活质量。外科医师必须深入了解 TaTME 术后吻合口漏的高危因素,并识别高风险患者。采取针对性预防措施是减少吻合口漏发生的关键,对改善患者预后和提高术后生活质量具有重要意义。

(一)吻合口漏的定义和分级

吻合口漏被定义为结肠-直肠或直肠-肛管吻合处的肠壁完整性缺损,导致腔内与腔外贯通,并可能伴随吻合口周围脓肿的一类手术并发症。根据国际直肠癌研究小组(International Study Group of Rectal Cancer, ISREC)的建议,以及吻合口漏对临床治疗的影响,其严重程度分为 A、B、C 三个等级。

A 级:患者吻合口周围引流管中引流出混浊或不洁内容物样的浆液性液体,但患者临床表现良好。

B 级:患者出现轻度至中度的疼痛症状,如腹痛或盆腔疼痛,可能伴有腹胀。

C 级:最常见的是引流管中含有化脓性或粪便样排泄物,感染指标显著升高,通常伴有腹痛和发热,随后出现腹膜炎症状,严重者可导致休克及死亡。此类患者的病情通常较为严重。

(二)吻合口漏的相关影响因素

1. 术前因素

(1)性别与年龄:由于男性骨盆相对狭小、术野较差、手术分离难度高于女性,男性比女性更容易发生吻合口漏。另外,吸烟和酗酒行为在男性中更为常见,也是男性患者吻合口漏发生率较高的另一个原因。总之,较多研究认为年龄≥60 岁是 TaTME 术后吻合口漏的危险因素。随着年龄的增长,人体各器官功能逐渐减退,患者对手术的耐受程度逐步降低,组织修复能力也会减弱。这容易引起组织相对缺血、缺氧,导致吻合口血供较差,从而影响吻合口的愈合。

(2)吸烟与酗酒:研究表明,吸烟不利于吻合口的愈合,这可能与吸烟影响末梢血管的血流灌注有关。烟草的主要成分包括焦油、一氧化碳和尼古丁。尼古丁摄入过多会导致血管内皮受损,促使动脉硬化、血管收缩及血流灌注减少。一氧化碳摄入过多会导致细胞氧

供不足,吻合口处胶原蛋白的沉积速度减慢,从而降低组织愈合能力。酗酒行为可降低机体免疫力,影响肝功能,进而损伤凝血系统。吸烟与饮酒行为存在协同作用,与仅有吸烟史或仅有饮酒史者相比,同时有吸烟和饮酒史者更易发生吻合口漏。

(3)美国麻醉师协会评分:美国麻醉师协会(American Society of Anesthesiologists, ASA)分级是麻醉师评估患者术前健康状况的指标,最常用于判断术前麻醉和手术风险,也被用于预测术后并发症的发生。ASA 评分≥Ⅲ级是吻合口漏的独立危险因素。患者的 ASA 评分较高通常表明其伴有严重的全身性疾病和明显的器官功能障碍,这可能会影响组织灌注。目前,ASA 评分被认为是评估患者 TaTME 术后吻合口漏发生风险的有效方法。

(4)肥胖:研究表明,肥胖会增加吻合口漏的发生风险。体重指数(body mass index, BMI)≥30kg/m^2 的患者,其发生率显著高于 BMI<30kg/m^2 的患者。肥胖患者的术野相对狭窄,组织结构复杂,肿瘤定位及显露困难,使手术复杂化,组织损伤程度增大,手术部位感染率升高,吻合口供血不足,从而增加吻合口漏的发生率。

(5)营养不良:营养不良一直被认为是吻合口漏的高危因素。营养不良可通过降低胶原蛋白的合成或抑制成纤维细胞的增殖,对吻合口的愈合产生不利影响。多项研究表明,患者血液中的白蛋白水平与吻合口漏之间存在相关性。术前白蛋白水平低于 35g/L 被认为是吻合口漏的重要风险因素。低白蛋白血症会引起内环境代谢紊乱和血浆胶体渗透压下降,从而导致肠壁及吻合口周围组织水肿、腹水等机体代谢障碍。肠壁及吻合口周围组织水肿往往导致吻合口难以愈合,甚至出现吻合口漏。因此,术前应对患者进行营养风险评估,必要时给予营养支持治疗。

(6)基础疾病:糖尿病患者容易发生 TaTME 术后吻合口漏,主要原因如下。①糖尿病患者免疫功能和抗感染能力较弱;②糖尿病患者葡萄糖利用率低,会阻碍体内蛋白质的有效加工,容易造成蛋白质丢失,同时蛋白质的糖化使其变性,从而降低了组织修复和愈合能力;③糖尿病患者往往存在微血管病变和神经病变,导致小动脉硬化及吻合口供血不良;④手术应激会引发胰岛素抵抗,进一步对组织愈合能力产生不利影响。此外,高血压患者因其微小动脉伴有不同程度的硬化,导致局部微循环障碍;贫血患者因红细胞携氧能力不足,而引起组织缺氧。以上情况均会增加吻合口漏的发生率。

(7)新辅助放化疗:新辅助放化疗是局部晚期直肠癌患者的标准治疗方案。尽管患者能够从新辅助放化疗中获益,但其可能引起患者肠壁微小血管损伤、组织纤维化及解剖层次不清,因此被认为是吻合口漏发生的危险因素。

(8)肿瘤位置及大小:肿瘤距离肛门的距离及肿瘤体积与吻合口漏的发生密切相关。肿瘤位置越低,或肿瘤体积及浸润范围越大,意味着手术创伤及操作难度随之增加。这种情况下,术中易进入错误层面,导致吻合时吻合口局部张力较大,易出现肠管损伤和吻合口血供不足的情况,从而影响吻合口的愈合。

2. 术中因素

(1)术中失血及输血:术中失血过多及围手术期输血为吻合口漏发生的相关危险因素。手术期间失血过多易导致吻合口血供不足,这会增加吻合口漏的风险。此外,输血会减弱细胞介导的免疫反应,增加吻合口周围感染的风险,阻碍愈合。

(2)手术时间:手术时间的延长可能增加细菌暴露的风险,造成更多的副损伤。术者操作不熟练是导致手术时间较长的主要原因。此外,主刀在操作过程中止血不彻底,或吻合口断端肠管系膜游离过多等情况也会影响吻合口的愈合。

（3）吻合口血供情况：吻合口血供不足是导致吻合口漏的主要原因，而良好的血供是吻合口愈合的基本条件。在离断肠管后，应观察吻合口处肠管的血运情况。在进行低位直肠癌 TME 时，如果高位结扎 IMA 主干或结扎 LCA，那么吻合口的血供只能依赖结肠边缘动脉弓供应。由于结肠脾曲（即结肠左曲）的边缘动脉弓存在 Griffiths 关键点，近端肠管出现血运障碍的风险增加，这不利于吻合口愈合，并显著增加了吻合口漏的发生风险。

（4）吻合器的使用：吻合器使用不当通常是指吻合器型号与肠管直径不匹配，或者在吻合时肠管与吻合器扭曲成角，导致结肠 - 直肠未能严密钉合，从而使残余肠管的血供较差，术后发生吻合口漏的概率大大增加。因此，吻合器的选择应根据肠管直径来确定合适的型号，并确保两侧切除圈平整且连续。在退出器械时，应动作轻柔，以避免撕裂肠道黏膜。

（三）临床表现

早期或轻微吻合口漏的临床症状及体征可能不明显。但随着病程进展，患者可能出现腹痛、腹胀、发热、寒战、顽固性腹泻、引流管异常排出物增多、肛门坠胀感等不适。如果漏出液流入腹腔引起腹膜炎，可导致腹膜刺激征和全身中毒症状，严重者甚至可能出现感染性休克和死亡。

（四）诊断

吻合口漏一般出现在术后 3～16 天，早期吻合口漏的表现往往较为隐蔽。目前，吻合口漏的诊断主要依赖实验室检查、腹部影像学检查（普通 X 线、CT 平扫或消化道造影）、内镜检查、直肠指诊及临床表现。此外，出现下列几种情况应高度怀疑吻合口漏：①盆腔引流管引流液显著增多、颜色混浊，或引流出肠内容物；②患者术后出现白细胞计数、中性粒细胞百分比、降钙素原、C 反应蛋白等炎性指标升高；③腹部 CT 平扫提示出现腹腔渗漏，吻合口周围出现腹水、脓肿或游离气体；④消化道造影可见造影剂从吻合口缺损处溢出；⑤体格检查发现腹部压痛、反跳痛，或直肠指检可触及吻合口缺损；⑥术后 2 周以上可行内镜检查，直肠镜下可见吻合口发红、裂口或局部脓肿。

（五）治疗

TaTME 术后一旦发生吻合口漏，应尽早治疗，以避免弥漫性腹膜炎及败血症等严重并发症的发生。根据《中国直肠癌手术吻合口漏诊断、预防及处理专家共识（2019 版）》，各级吻合口漏的外科干预指征如下。

1. **A 级漏无须特殊外科干预**　首先考虑保守治疗，其治疗措施包括：禁饮食、胃肠减压、完全肠外营养支持，适当使用生长抑素，待病情稳定、肠蠕动恢复后，从无渣饮食逐渐过渡到普通饮食；确保引流通畅，充分引流；合理使用抗生素。经过保守治疗后，引流液性质变清、引流量减少后，可间断夹闭引流管，经评估后拔管。

2. **B 级漏的外科干预指征**　对于吻合口漏较小的患者，可向盆腔引流管与肛管进行双向灌洗、负压吸引，以保持吻合口漏周围无粪便聚集。引流管引流通畅或吻合口漏出液较少的患者，可以试行内镜下治疗，使用覆膜支架对吻合口缺损进行封闭。但是，对于吻合口距离肛门<3cm 的吻合口漏，覆膜支架对肛管刺激强烈，患者往往不能耐受；对于吻合口缺损直径>1cm 者，覆膜支架难以达到促进愈合的目的。对于考虑愈合时间较长或治疗无效的 B 级吻合口漏患者，应积极考虑外科手术干预。

3. **C 级漏的外科干预指征**　有明显腹膜炎或出现休克的患者，首选手术治疗。建议尽早行近端肠管造口手术，或拆除吻合口行永久性结肠造口。术中充分冲洗，尽可能清除腹腔内污染物，同时充分引流。

（六）预防

1. 充分的术前准备 术前应合理筛选患者，积极治疗基础疾病，并加强营养支持，以改善患者的营养状况。纠正低白蛋白血症和贫血，控制血压，严密监测和调节血糖，纠正电解质紊乱，合理补液，避免患者出现缺血、缺氧情况，以防导致组织缺血再灌注，从而影响组织微循环及组织愈合。

术前良好的肠道准备可降低肠腔压力，恢复肠道正常肌张力，有利于术后吻合口的愈合。我国《直肠癌经肛全直肠系膜切除专家共识及手术操作指南（2017 版）》建议在 TaTME 术前进行肠道清洁，以减少直肠和肛管部位的粪便污染，降低盆腔和腹腔感染的发生风险。口服抗生素因药物安全性高、患者依从性好、易于接受且简单有效，近年来越来越受到临床医师的重视。在降低结直肠手术术后吻合口漏发生率方面，口服抗生素发挥了积极作用。结合我国指南中的推荐意见和多项临床研究结果，术前进行机械肠道准备时加用口服抗生素对于预防吻合口漏具有重要意义。

2. 吻合口血供及张力 外科医师一般通过肠管的颜色、供血动脉的搏动和肠管断端渗血情况来评估肠管血供。近年来，吲哚菁绿荧光血管造影被应用于评估结肠手术中的肠管血供。该技术可帮助外科医师在保证肠管血供的情况下进行吻合，有助于降低吻合口漏的发生率。此外，应保证吻合口无张力，充分游离乙状结肠，必要时游离结肠脾曲，注意防止结肠扭曲。关闭盆底腹膜时，宜将结肠适度向下牵拉后再与盆底腹膜固定。此外，使用器械吻合后，可行吻合口手工加固缝合，以使吻合口紧密对合，并充分减轻吻合口张力。

3. 留置肛管 留置肛管（transanal drainage tube，TDT）作为一种简单、安全、无创的方法，逐渐受到临床的重视和广泛应用。TDT 可通过降低肠腔内压力及吻合口张力来预防吻合口漏，同时具有更好的引流效果。早期引流直肠腔内残余粪便和分泌物，可保护吻合口免受粪便的污染和刺激。

4. 预防性造口 预防性造口能否减少吻合口漏的发生仍存在争议。对于合并吻合口漏高危因素的患者，如术前全身营养状况不佳、糖尿病、贫血、肠道准备欠佳、新辅助放化疗后及吻合口距肛缘 3cm 以内等，可根据具体情况选择性施行预防性回肠造口，以提高手术安全性。预防性造口有助于保持吻合口的清洁，减少肠腔内压力，并可避免患者排便对吻合口产生的挤压作用，从而降低吻合口张力，有利于胃肠功能的恢复。

5. 术后护理 术后护理方面应严格进行切口换药，特别注意调整盆腔引流管的位置，确保吻合口周围引流充分。在确定拔除引流管时，宜先旋转并退出 2～3cm，以便将吻合口周围的残留液体完全吸出，然后再全部退出，以防积液。

吻合口漏是 TaTME 术后严重的并发症之一。作为外科医师，应全面了解 TaTME 术后吻合口漏的相关因素，并根据患者的具体情况制订精准化和个性化的治疗方案，以降低吻合口漏的发生率，减轻患者的痛苦，从而使患者获益。

二、经肛全直肠系膜切除术后低位前切除综合征

低位前切除综合征（low anterior resection syndrome，LARS）是低位直肠癌术后常见的并发症之一，其症状包括排便困难、便秘、大便失禁、排气不畅、腹泻、会阴疼痛等。一些研究表明，TaTME 可能会增加患者出现 LARS 的风险。术后 LARS 的发生率可高达40%～50%。因此，全面了解 TaTME 术后发生 LARS 的危险因素和预防措施至关重要。

影响 TaTME 术后 LARS 发生和严重程度的因素主要包括：①直肠残端的长度决定手

术后肛门功能,吻合口距肛缘4cm以内者LARS发生率较高。②术后诊断吻合口漏的患者,其肛门功能明显不佳,这与吻合部位感染和盆腔纤维化有关。③术后接受辅助放疗的患者更容易发生LARS,且症状更严重。④肛门括约肌功能较差的患者(如扩肛、肛门拉钩、吻合器或游离过程中使用的能量器械等对肛门括约肌造成了损伤),术后易出现严重的LARS。⑤直肠癌术后排尿功能障碍,即膀胱尿潴留,其原因是直肠癌根治性手术中损伤了盆壁副交感神经。这种尿潴留通常为神经源性,表现为逼尿肌松弛、膀胱收缩力下降和充盈感消失。可通过留置尿管对膀胱进行代偿性训练,或通过药物控制尿路感染等措施改善症状。⑥性功能障碍,直肠癌术后约有30%的患者出现性功能障碍,其原因是术中损伤了盆丛,即交感神经丛。部分患者可在术后半年至1年内恢复功能。⑦肠道运动功能紊乱,TaTME术后常出现排便习惯的改变,如大便次数增多、大便失禁等。这主要通过对症治疗或调整部分饮食等方式来进行调节,多在术后3个月左右恢复。

下文将从TaTME术后LARS的诊断、分级、治疗和预防四个方面进行阐述。

(一)TaTME术后LARS的诊断

TaTME术后LARS的诊断主要包括症状评估、生物反馈测试、盆底肌电图、直肠内压力测定四个方面。

1. 症状评估　LARS的症状通常包括排便困难、便秘、大便失禁、排气不畅、腹泻、会阴部疼痛等。通过详细询问患者的症状并进行体格检查,可以初步确定LARS及其症状的严重程度。

2. 生物反馈测试　生物反馈测试是指通过放置传感器来评估肛门括约肌的收缩力和松弛度,以及盆底肌肉与神经的协调性。

3. 盆底肌电图　盆底肌电图是一种评估盆底肌肉和肛门括约肌功能的电生理测试方法。通过插入一个电极到肛门括约肌附近,可以检测肌肉的收缩力和协调性。

4. 直肠内压力测定　通过插入一个传感器到直肠内,可以测量直肠内的压力变化,并评估肛门括约肌的收缩力和协调性。该测试可以帮助评估肠道的运动功能和排便能力。

(二)TaTME术后LARS的分级

TaTME术后LARS通常包括四个分级。

1. 无症状　患者没有任何排便困难或其他LARS症状。

2. 轻度　轻度排便困难,每日排便1~2次,但不会影响患者的正常生活。

3. 中度　明显排便困难,可能出现便秘、腹胀等症状,严重影响患者的生活质量。

4. 重度　极度排便困难,甚至出现便秘、大便失禁、腹泻等症状,严重影响患者的生活和心理健康。

(三)TaTME术后LARS的治疗

LARS的一线治疗主要包括饮食调整、摄入膳食纤维和药物治疗。建议患者避免或减少食用软化大便的食物,如咖啡因、柑橘、辛辣食品和乙醇,并增加膳食纤维(例如甲基纤维素)的摄入。其中,补充膳食纤维对改善液体大便失禁的临床效果最为显著。在一项针对58 330名女性的研究中(包含7 056例大便失禁新发病例),膳食纤维摄入最高的女性(25g/d)与膳食纤维摄入最低的女性(13.5g/d)相比,大便失禁风险降低了18%。药物治疗方面,可选用延缓结肠过度运动的药物,如洛哌丁胺、阿托品及5-HT3受体拮抗剂(如雷莫司琼)。

大容量灌肠也被推荐作为LARS的一线治疗,特别是在出现较严重的LARS时。经直肠灌洗已被证明可以改善患者的大便失禁和排便紧迫感，并降低肠蠕动频率。这些良好的疗效归功于简单的机械性肠道清理。一项纳入23名患者的随机对照试验发现，经直肠灌洗显著改善了80%重度LARS患者的症状。

若经过上述治疗6个月后仍存在重度LARS，可考虑二线治疗，如盆底康复（Kegel运动训练和肛门括约肌锻炼），并结合生物反馈训练。据报道，盆底康复可有效改善大便失禁，调节大便频率，从而提高患者的生活质量。在对61名LARS患者的回顾性研究中，生物反馈治疗与直肠肛门功能的显著改善相关。此外，一项单中心随机对照试验发现，与对照组和仅进行盆底康复组的患者相比，结合盆底肌生物反馈训练的患者术后3个月的纪念斯隆-凯特琳癌症中心肠道功能量表（The Memorial Sloan-Kettering Cancer Center Bowel Function Instrument，MSKCC BFI）评分更高。

如果患者在经过1年的一线、二线治疗后仍出现重度LARS，则建议进行骶神经刺激。骶神经刺激被认为是通过刺激肛门直肠和中枢水平的传入神经，增加肠道逆蠕动。该疗法已获得美国FDA的批准，用于治疗难治性大便失禁，可能有助于改善这类患者的排便功能。Croese等人的研究表明，即使生物反馈治疗无效，仍有75%的患者在接受骶神经刺激后获得了控便能力的改善。

接受两年以上治疗后仍出现持续或难以治疗的症状，以及影响生活质量的重度LARS患者，可能需要进行手术治疗，通常为永久性结肠造口术。以往的研究表明，在接受括约肌保留手术的患者中，约有1.8%~3.2%的患者因肠道功能障碍而接受永久性造口。

（四）TaTME术后LARS的预防

对于接受TaTME的患者，预防LARS非常重要，以下一些措施可以有助于减少TaTME术后LARS的发生。

1. 保护肛门括约肌和神经　在行TaTME时，应尽可能保护肛门括约肌和相关神经。主刀在解剖过程中应更加小心和严谨，手术操作时注意避免对肛门括约肌及神经造成不必要的损伤。

2. 肛门括约肌锻炼　术后恢复期间，可以鼓励患者进行肛门括约肌锻炼。肛门括约肌锻炼可以包括两种类型：快速收缩和缓慢收缩。快速收缩可以在患者感到需要排便时进行，以帮助控制大便失禁情况。缓慢收缩可以帮助增强肛门括约肌的力量和协调性。

3. 饮食和排便习惯　关注患者的饮食和排便习惯对避免腹泻或便秘非常重要。建议患者保持高纤维、低脂肪的饮食，并适量摄入水分。此外，患者需要养成规律的排便习惯，避免憋便。

4. LARS症状干预　如果患者出现LARS症状，可以采用多种方法来干预，如膳食调整、药物治疗和生物反馈训练等。对于一些需要手术治疗的患者，骶神经刺激和结肠造口也是可行的选择。

5. 定期随访和评估　定期随访和评估有助于早期发现并处理LARS。临床医师可以通过症状评估、直肠指诊、肛门括约肌压力测定和生物反馈等方法来评估患者的症状和肛门括约肌功能。

（五）总结

TaTME是一种针对低位直肠癌的手术治疗新技术，能够提高手术质量和安全性，但术后LARS问题仍然需要引起重视。预防TaTME术后LARS的措施主要包括保护肛门括约肌和神经、进行肛门括约肌锻炼、调整饮食和排便习惯、实施针对LARS的干预，以及定期随访评估。如果术后出现 LARS 症状,可采用膳食调整、药物治疗、生物反馈训练、骶神经刺激或结肠造口等方式进行治疗。

三、经肛全直肠系膜切除术后直肠阴道瘘

RVF 是指直肠前壁与阴道后壁之间形成的病理性通道,常表现为阴道排气和排便,严重影响患者的生活质量。结肠 - 直肠吻合术施行不当是 RVF 的重要原因之一,占总发生率的 10%～20%。TaTME 术后出现 RVF 是最具挑战性的并发症之一,可能给术后辅助治疗带来困难。无论是吻合器吻合还是手工吻合,RVF 在直肠癌保肛手术中均可能发生,并可能导致二次手术、永久性造口、性功能障碍、大便失禁等不良事件。

低位结肠 - 直肠吻合与低位肿瘤均是 RVF 的高危因素。在低位直肠癌手术中,需要分离的直肠前间隙面积较大,术中牵拉可能导致解剖变形,从而增加损伤阴道后壁的风险。此外,低位直肠癌手术往往存在术中显露较差的问题,使得在施行低位吻合时,吻合器夹闭阴道后壁的可能性显著增加。其他高危因素包括术前营养不良、贫血、盆腔外侧淋巴结清扫及术中失血。

（一）TaTME 术后 RVF 的诊断和分类

TaTME 术后 RVF 的诊断并不困难。在大多数情况下,RVF 表现为直肠术后阴道排气和恶臭的阴道分泌物。由于 RVF 往往发生在阴道后壁,进行直肠和阴道检查,包括直肠阴道隔的触诊,可以帮助发现瘘管的位置。肠镜或瘘管造影能够进一步明确 RVF 的发生部位。

RVF 的分类方法并不统一。部分学者曾提倡根据直肠内瘘口的位置将 RVF 分为高位、中位和低位瘘。目前,国际上常用的分类方法是根据瘘口在阴道内的位置、大小及病因,将 RVF 分为单纯型和复杂型。单纯型瘘定义为发生于阴道的中低位置,瘘口直径＜2.5cm,通常由创伤或感染因素引起;复杂型瘘则定义为发生于阴道高位,瘘口直径＞2.5cm,由炎症性肠病、放疗或肿瘤引起,或者是修补失败的复发瘘。

（二）TaTME 术后 RVF 的预防

预防 TaTME 术后 RVF 的要点在于:①术前详细了解盆腔手术史、放疗史等既往病史情况。②对存在高危因素的患者采取预防性措施。对于联合部分阴道后壁切除或阴道后壁分离不满意的患者,可考虑在直肠前间隙预防性填充大网膜或肛提肌肌瓣等自身组织,以确保血供充足,并形成屏障以隔绝盆腔炎症或脓肿。③术中认真细致地操作,寻找正确层面并充分游离直肠至盆底,以实现可视化吻合的目标。低位吻合前应辨别阴道壁与直肠之间的间隙,术者可使用示指于吻合部位推开阴道后壁,确认吻合器未夹闭阴道组织后再行击发吻合器。④合理放置引流管,以及采取措施预防吻合口漏与盆腔脓肿形成等,对预防 RVF 也有重要意义。

（三）TaTME 术后 RVF 的治疗

TaTME 术后 RVF 的各种治疗方法包括保守治疗、内镜治疗和手术治疗。手术治疗包括局部组织修复和瘘管根治性切除等。治疗方案的选择受多个因素的影响,包括患者年龄、合并症、瘘管的大小和位置、瘘口周围组织的质量、肿瘤分期、辅助治疗史,以及外科医师的经验等。

对于瘘口较小、症状轻微(如阴道仅有排气但无粪便),且既往未接受过骨盆放疗的患者,保守治疗往往有效。其方法包括肠道休息和全肠外营养支持。然而,瘘管自行愈合的

时间可能约需 2 个月。

内镜治疗已成为直肠癌术后 RVF 的一种常用微创治疗方法。Lamazza 等人在 10 名接受新辅助放射治疗患者的瘘管上放置金属支架，结果令人满意。在随后 2 年的随访中，8 例患者的 RVF 完全愈合，剩余 2 例患者的 RVF 症状得到明显改善。其他文献中报道的干预措施还包括纤维蛋白胶的应用、聚乙醇酸片覆盖瘘管、腔内夹闭，以及经肛内镜下瘘管缝合。

手术治疗分为经会阴手术治疗和经腹部手术治疗。经会阴手术治疗适用于中低位 RVF。手术方式包括经肛门、经阴道、经会阴或联合入路。根据患者瘘口的具体情况，通常采用分期手术，可先行分流性回肠造口术，在盆腔炎或感染控制后进行瘘口局部组织修复。直肠内推进皮瓣（部分或全层厚度）是一种治疗直肠术后 RVF 的简单方法，尤其适用于小而低位的瘘管。研究显示，使用健康的直肠黏膜推进皮瓣进行一次修复后，瘘管闭合的成功率为 30%～60%。然而，如果患者先前接受过局部修复治疗，愈合率往往随着局部修复次数的增加而下降。经腹部手术治疗是指通过开放手术或腹腔镜入路实施的腹部手术，适用于高位 RVF 和伴有肠管吻合口狭窄的 RVF。术前应充分评估瘘管周围组织的质量。理想情况下，组织应具备纤维化程度低、血供良好、局部无感染及无肿瘤复发迹象，此时可考虑行经腹部手术治疗。必要时，可在直肠前间隙内预防性填充大网膜或肛提肌肌瓣等自身组织，以改善组织血供。对于复发性或难治性 RVF、放射相关 RVF，以及与肠管吻合口狭窄相关的 RVF，通常需要同时切除先前吻合的肠管和 RVF，并行结肠 - 直肠再次吻合术。尽管此类手术风险较高，但瘘管愈合的成功率可达 90%，尤其是在先行分流性造口的患者中。据报道，在接受上述治疗并成功愈合的病例中，约 80% 的患者术后肛门功能结果令人满意。

RVF 是 TaTME 术后较少见的并发症，但一旦发生会严重影响患者的生活质量。如若处理不当，将延误患者术后的康复及辅助治疗。因此，对合并 RVF 高危因素的患者应积极采取预防措施。一旦出现 RVF，应根据瘘的诊断与分型及患者的身体状况，制订个性化治疗方案，尽快使大多数 RVF 的患者早日康复。

四、经肛全直肠系膜切除术后注意事项

TaTME 作为一种先进且复杂的直肠癌手术技术，其术后的康复过程需要特别关注并密切配合。充分了解术后相关注意事项并遵循科学的护理指导至关重要，可以最大程度地促进患者的康复，提高术后生活质量。

（一）术后营养

营养不良是术后并发症增加的重要原因之一。直肠癌患者因肿瘤消耗、胃肠吸收障碍等原因，常存在营养不良。手术创伤可加重营养不良风险，不利于术后康复。因此，及时给予合理的营养支持非常重要。患者的营养状况对肿瘤的综合治疗具有显著影响。营养不良不仅会降低直肠癌患者对治疗的耐受性，还会增加手术并发症发生率、再入院率及死亡率。有研究报道，术后营养不良的结直肠癌患者，其感染率和死亡率分别是正常患者的 8 倍和 4 倍。围手术期营养支持的主要目标包括：①纠正营养物质的异常代谢；②提供合理的营养底物，尽可能将机体组织的分解代谢降低到合理水平，预防和减轻营养不良；③通过特殊营养物的支持调节机体的炎症免疫反应，增强肠道的黏膜屏障功能，减少内毒素和细菌易位，预防肠源性感染及多器官功能障碍综合征；④通过特殊营养物的支持促进伤口愈合。

欧洲肠外肠内营养学会建议，只要患者胃肠道具有一定功能，即可实施肠内营养支持。对于长期接受肠外营养的患者，胃肠道无法得到食糜的生理性刺激和相关激素的调节，容易

形成"失用性萎缩",表现为肠蠕动减缓,进一步导致肠黏膜屏障功能减弱,从而增加肠道细菌易位及感染的风险。研究显示,对结肠癌手术患者实施早期肠内营养支持,可降低切口感染、尿路感染及肺部感染的发生率。此外,及时进行肠内营养有助于补充足够的蛋白质和维生素,改善氮平衡和患者的营养状况,增强免疫力,降低肠道炎症反应,促进疾病康复。

(二)术后护理

手术的成功实施,除了充分的术前准备和高超的手术技巧以外,还离不开精心的术后护理。直肠癌患者在 TaTME 术后可能会出现不同程度的并发症,影响患者的身心健康。因此,术后护理工作非常重要。TaTME 术后护理应根据患者的实际情况进行综合评估,提前了解患者的护理需求及潜在的护理风险,并采取有针对性的管理措施,以促进患者术后顺利康复。术后护理要注意以下几点。

1. 生命体征监测与呼吸道管理　术后应严密观察患者的生命体征,保持呼吸道通畅,避免误吸。定期翻身拍背,必要时给予雾化治疗,避免肺部感染。此外,还应注意患者腹部体征的变化。

2. 切口护理　术后应加强对切口的观察,按时换药,保持切口敷料干燥。如出现切口渗液或渗血,应及时更换敷料。腹壁切口可使用腹带包扎,以减少张力并减轻疼痛。

3. 饮食管理　当患者术后肠道恢复蠕动,即肛门或造口出现排气后,可开始流质饮食。食物应以富含营养、易于消化为原则,采取少食多餐的方式。

4. 尿管及引流管护理　加强留置尿管患者的会阴清洁工作,保持尿道口的清洁,避免发生尿路感染。此外,引流管的长度应适当,确保引流管通畅,防止引流管扭曲或受压。一旦发现引流管引流不畅,可让患者适当更换体位,反复挤压引流管或用无菌生理盐水冲洗以恢复通畅,并准确记录引流量、颜色及性质。当患者肛管内粪渣较多且引流不畅时,应进行直肠内冲洗,并使用负压吸引清除内容物,以减少肠腔压力,避免吻合口漏。

5. 造口护理　①肠造口周围应使用凡士林纱布保护,并及时清理肠管分泌物,污染的纱布和敷料应及时更换,以防止造口周围组织感染;②加强对肠造口颜色及周围皮肤状况的观察,定期进行清洁和消毒;③选择合适的造口袋,并定期清理和更换。

6. 活动指导　患者术后活动较少,易导致下肢血管血液流动不畅,诱发下肢深静脉血栓形成。因此,在术后早期,应做好患者的活动指导工作。在患者身体状况允许的情况下,协助其下床行走,从而逐渐恢复活动能力。

(三)术后用药

1. 术后镇痛　根据患者的疼痛评分,建议采用硬膜外镇痛方式,尽量避免使用非甾体抗炎药(如塞来昔布)或阿片类镇痛药(如吗啡),以免影响吻合口的正常愈合。

2. 补液　术后避免大量补液,对减轻吻合口水肿具有积极意义。同时,术后限制补液策略可以降低结直肠癌患者术后常见并发症的发生率。

3. 益生菌　益生菌可以抑制某些病原菌的生长和繁殖,维持机体内的微生态平衡,调节机体免疫功能。有研究指出,含有益生菌的营养制剂可以降低肿瘤患者术后的炎症反应,加快白蛋白的生成,改善患者的营养状况和胃肠道屏障功能,促进肠胃功能的恢复。益生菌有助于提高患者的免疫力。例如,双歧杆菌可以激活免疫系统,增强免疫功能,促进细胞因子和抗体的生成,并激活胃肠道黏膜免疫功能。

4. 术后辅助治疗　复发和转移是影响 TaTME 术后患者生存的主要因素之一。临床研究已证实,术后规范化的辅助治疗通过消灭微转移灶,可降低复发及转移风险,改善患者预后。因此,在 TaTME 术后治疗中,正确的药物选择、合理的治疗方案,以及足够的药物剂量和治疗周期至关重要。

5. 加速康复外科 加速康复外科(enhanced recovery after surgery,ERAS)是指在围手术期应用各种已证实有效的临床措施,以减轻创伤应激、减少并发症,从而促进患者快速康复。ERAS 理念的获益体现在:①提高治疗效果;②减少术后并发症;③促进患者康复;④缩短住院时间;⑤降低医疗费用;⑥减轻社会及家庭负担。

ERAS 理念包括保温措施、饮食护理和康复训练。与传统方法相比,ERAS 缩短了术后禁食时间,以确保患者的能量需求;术后早期进行康复锻炼,可减少术后并发症的发生;早期恢复肠内营养和适当的功能锻炼,可促进呼吸、胃肠、肌肉骨骼等多系统功能的恢复,有助于预防肺部感染、压疮和下肢深静脉血栓形成,促进伤口的早期愈合,缩短患者的住院时间。ERAS 护理理念可优化临床护理措施,减轻患者痛苦,缩短临床康复所需时间,进一步促进患者的康复。

6. 定期肛门指诊及扩肛 肛门指诊是评估 TaTME 术后患者肛门和吻合口状况,以及预防吻合口狭窄的重要手段之一。通过肛门指诊,医师可以评估肛门括约肌的功能,检查吻合口是否存在狭窄,并判断狭窄的程度和位置。根据评估结果,可采取相应的措施,如扩肛或手术处理等。

7. 临时性造口关闭 选择 TaTME 术后临时性造口关闭的时机时,需要综合考虑患者的身体状况及术中情况,可以通过临床评估、内镜检查或影像学评估来判断吻合口的愈合状态。关闭造口前,应关注患者肛门括约肌功能的恢复情况。此外,若出现术后吻合口狭窄、感染、出血等情况,应暂缓进行临时性造口关闭手术。

8. 术后随访 TaTME 术后应定期随访,其目的是了解术后的疗效、康复状况、复发转移情况、生存质量及生存状态等信息,有助于术后并发症的早发现、早诊断和早治疗。美国国家综合癌症网络(National Comprehensive Cancer Network,NCCN)发布的 2024 年 V2 版《NCCN 临床实践指南:结肠癌/直肠癌》规定如下。

Ⅰ期癌症:术后 1 年进行结肠镜检查,然后在术后 3 年和 5 年进行复查(如果每次结肠镜检查均未发现晚期腺瘤)。如发现晚期腺瘤,应每隔 1 年再次进行结肠镜检查。

Ⅱ～Ⅲ期癌症:最初 2 年内,每 3～6 个月进行一次病史采集和体格检查,随后每 6 个月进行一次,直至治疗后 5 年。每 3～6 个月进行一次癌胚抗原(carcinoembryonic antigen,CEA)检查,持续 2 年;随后每 6 个月进行一次,总共持续至治疗后 5 年。每 6～12 个月进行一次胸部、腹部和盆腔 CT 检查,持续 5 年。结肠镜检查方案与Ⅰ期癌症大致相同。

Ⅳ期癌症:监测建议与Ⅱ～Ⅲ期癌症大致相同,但需通过影像学检查进行更频繁的评估。每 3～6 个月进行一次胸部、腹部和盆腔 CT 检查,持续 2 年;随后每 6～12 个月进行一次,总共持续 5 年。

综上所述,严格遵守 TaTME 术后注意事项对患者的康复至关重要。患者应与医师密切合作,遵循医师的建议,并在整个康复过程中保持积极乐观的态度。这样既可以有效降低术后并发症的发生风险,还能促进患者康复,提高术后生活质量,减轻经济负担,提高生存率。

五、经肛全直肠系膜切除术后严重并发症危险因素分析

近年来,TaTME 被公认为是一种对腔镜技术要求较高的手术,术者需要具备丰富的腹

腔镜手术经验和解剖知识。自 2017 年笔者中心实施该技术以来，已克服了最初阶段的学习曲线，并在 TaTME 方面积累了丰富的经验。然而，国际上关于其手术安全性、围手术期结局、长期生存预后和术后器官功能结局等关键问题仍存在争议。其中，术后并发症是影响 TaTME 安全性的重要因素，确定术后严重并发症的危险因素是分析 TaTME 围手术期临床疗效的关键。笔者中心前期的 179 例单中心研究结果初步证实，男性、病理 T 分期为 T_3 期及以上，以及手工吻合，是导致中低位直肠癌行 TaTME 患者术后严重并发症的独立危险因素。

（一）手术技术

腹腔镜辅助 TaTME 由经腹、经肛两组外科医生同时进行，并合作完成手术（图 15-1～图 15-9）。腹组医师需要在腹腔镜下完成保留 LCA 和 D_3 淋巴结清扫操作，常规清扫 IMA 周围的 253 组淋巴结。分离平面向直肠前方延伸至精囊水平，向后方延伸至直肠骶骨筋膜水平。

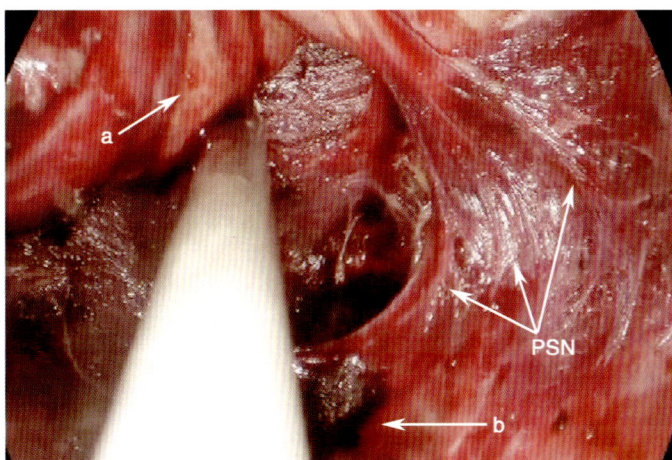

PSN. 盆内脏神经；a. 直肠固有筋膜；b. 肛提肌上筋膜与骶前筋膜的延续。

图 15-1 显露盆内脏神经

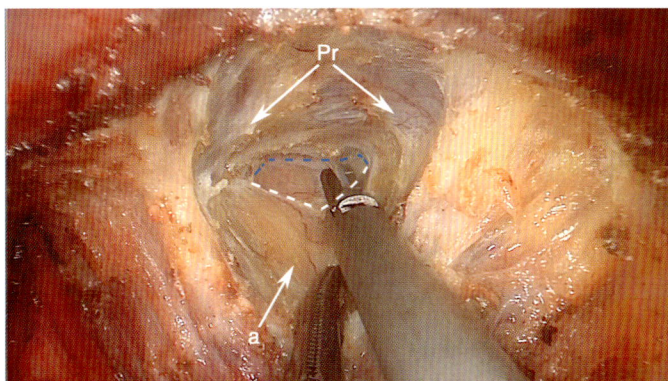

Pr. 前列腺；a. 直肠固有筋膜；白色虚线示术中邓氏筋膜远端切缘；
蓝色虚线示前列腺后间隙。

图 15-2 于精囊底部切开邓氏筋膜

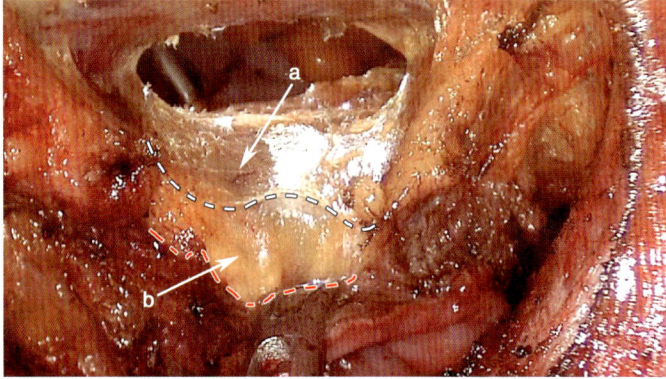

a. 邓氏筋膜；b. 直肠固有筋膜；白色虚线示术中邓氏筋膜远端切
缘；红色虚线示直肠固有筋膜切缘。

图 15-3　经腹组与经肛组于腹膜反折处会师

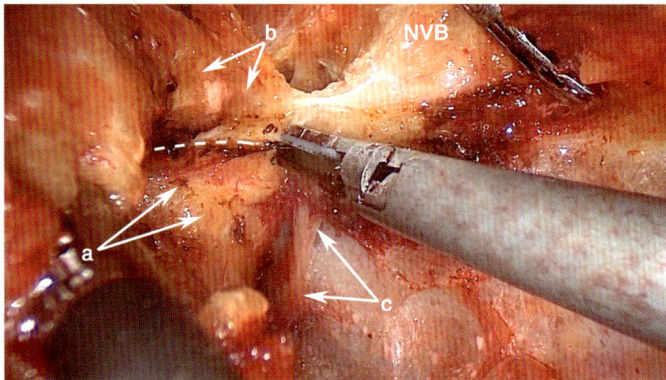

NVB. 神经血管束；a. 腹下神经前筋膜；b. 直肠固有筋膜；c. 左侧
S₄ 盆内脏神经；白色虚线示术中腹下神经前筋膜切缘。

图 15-4　切开前侧方的腹下神经前筋膜

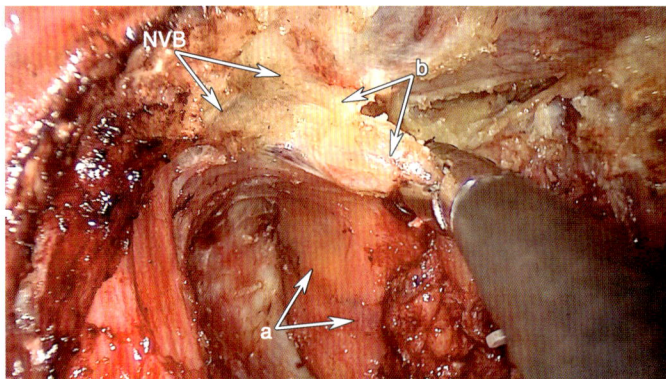

NVB. 神经血管束；a. 腹下神经前筋膜；b. 直肠固有筋膜。

图 15-5　游离直肠前侧方间隙

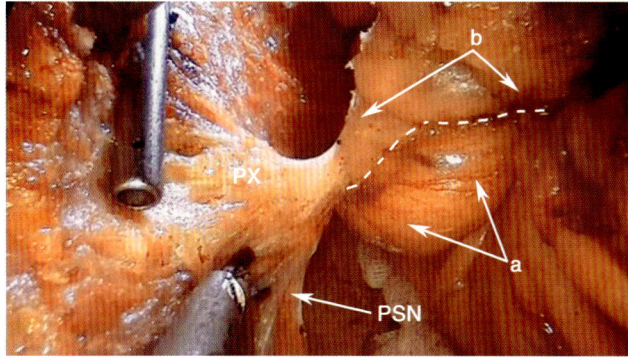

PSN. 盆内脏神经；PX. 盆丛；a. 腹下神经前筋膜；b. 直肠固有筋膜；白色虚线示术中腹下神经前筋膜切缘。

图 15-6 游离直肠侧后方间隙时，逐步向背侧切开腹下神经前筋膜

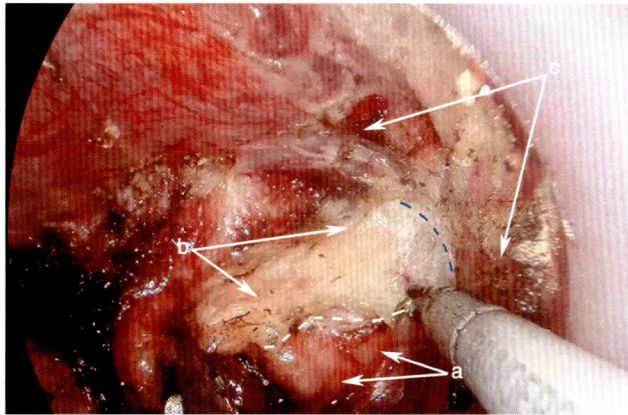

a. 腹下神经前筋膜；b. 直肠固有筋膜；c. 腹下神经前筋膜-邓氏筋膜移行区；白色虚线示术中腹下神经前筋膜切缘；蓝色虚线示直肠前侧方间隙。

图 15-7 由腹侧向背侧游离直肠侧间隙

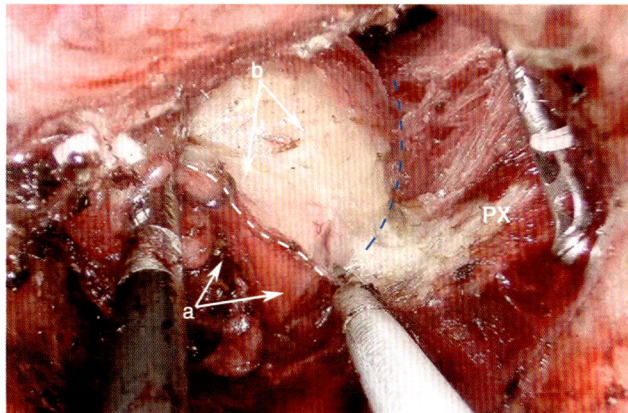

PX. 盆丛；a. 腹下神经前筋膜；b. 直肠固有筋膜；白色虚线示术中腹下神经前筋膜切缘；蓝色虚线示直肠前侧方间隙。

图 15-8 由腹侧向背侧游离直肠侧间隙

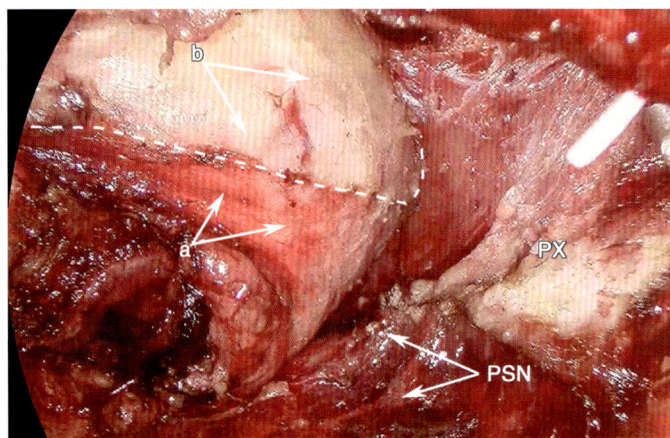

PSN. 盆内脏神经；PX. 盆丛；a. 腹下神经前筋膜；b. 直肠固有筋膜；
白色虚线示术中腹下神经前筋膜切缘。

图 15-9　将游离的盆内脏神经与盆丛推向外侧

　　在经肛组部分，首先应使用 Lone Star 盘状拉钩显露肛门，建立 port 操作平台并形成气腔。于肿瘤远端下缘 2cm 处放置荷包线，以防止肿瘤细胞播散。随后，在距离荷包线远端1cm 处，使用低能量挡位的电钩环形标记直肠壁，并切开直肠全层。对于中低位直肠癌患者，肠壁切开位置多位于肛提肌裂孔附近，肛提肌裂孔处即为末段直肠系膜的终点。根据盆腔自主神经的分布和特点，将按照直肠后方、前方、前外侧方、后外侧方的顺序介绍分离直肠周围间隙的步骤。

　　游离直肠后方的间隙时，应于肠壁切开处紧贴肛提肌筋膜表面分离，直至肛提肌顶点，并显露出直肠后方的融合筋膜。直肠前间隙位于邓氏筋膜和直肠固有筋膜之间，在肛提肌裂孔水平切开直肠前壁即可进入直肠前间隙。由于直肠前间隙内不存在任何神经或血管组织，术者可由前外侧方至正前方游离此间隙，并逐步向头侧游离间隙直至腹膜反折处或精囊底部。切开邓氏筋膜后，可进入前列腺后间隙，并与腹组汇合。分离前列腺后间隙时应紧贴直肠固有筋膜表面以保护前列腺后壁。术中 NVB 损伤是直肠癌术后泌尿生殖功能障碍的主要原因之一。使用超声刀低挡凝闭或应用血管夹离断 NVB 向直肠发出的小血管分支，有助于保护 NVB 前列腺部。

　　直肠前侧方间隙位于"邓氏筋膜 - 腹下神经前筋膜移行区"（简称"移行区"）和直肠固有筋膜之间。游离直肠前侧方间隙时，应先切开"移行区"筋膜，并向两侧、后方分离，逐步显露出直肠固有筋膜与直肠后方融合筋膜。经肛入路的后方、侧后方游离应紧贴直肠后方融合筋膜，在直肠骶骨筋膜与融合筋膜附着缘外侧，及时切开腹下神经前筋膜，并紧贴直肠固有筋膜分离，才能进入正确的直肠后间隙解剖层面。轻轻向外推移盆丛及盆内脏神经，使直肠外侧间隙与直肠后间隙相通。在游离过程中，维持紧贴直肠固有筋膜表面的分离动作，有助于保护 NVB 前列腺部和肛门内括约肌神经。最后，经肛组继续向头侧分离直至 Hiatal韧带水平，并与腹组汇合。联合 taE-ISR 的手术技术描述如第十二章所述。所有手术操作均遵循相关临床指南中的基本原则。

　　（二）术后严重并发症的定义

　　术后早期并发症定义为术后 30 天内出现的并发症，晚期并发症定义为术后 30 天以上出现的并发症。根据既定的医疗标准和分类制度,轻度并发症分为Ⅰ～Ⅱ级,重度并发症分为Ⅲ～Ⅴ级。早期并发症使用 Clavien-Dindo(CD)分级,具体如下:Ⅰ级为不需要药物治疗的并发症,可通过常规措施如解热药或镇痛药进行管理;Ⅱ级为需要采取超出上述措施的治疗的并发症;Ⅲ级为需要手术或内镜干预的并发症;Ⅳ级为危及生命的严重并发症,如脑出血;Ⅴ级为患者死亡。

吻合口漏的诊断和严重程度分级遵循 2010 年 ISREC 制定的标准。吻合口漏的诊断标准如下:①从骶前引流管或腹部切口引流出肠内容物;②行胃肠造影时证实从骶前引流管引流出对比剂;③腹部 CT 平扫显示肠壁破裂或吻合口周围存在气液平面;④在二次手术中证实出现吻合口破裂。吻合口漏的分级如下:A 级为无须介入治疗;B 级为需要侵入性干预,但不需要手术治疗;C 级为需要手术干预。

(三)TaTME 术后严重并发症危险因素分析

TaTME 术后并发症与其手术质量和手术安全性密切相关,其危险因素是多方面的,涉及患者个体差异、手术技术、术前准备、术者经验及术后管理等多个环节。明确并分析术后严重并发症的危险因素,并采取相应的预防和处理措施,可降低并发症的发生风险。笔者对 2018—2023 年接受 TaTME 的 179 例中低位直肠癌患者进行了回顾性研究。在研究中,将性别、年龄、BMI、体重、吸烟史、糖尿病史、高血压史、良性疾病手术史、ASA 分级、术前新辅助放化疗、新辅助化疗、手术时间、术中出血量、肿瘤下缘与肛缘的距离、肿瘤最大直径、病理 T 分期、病理 N 分期、吻合技术、合并行预防性回肠造口术等患者及技术因素纳入 TaTME 术后严重并发症相关危险因素进行单因素分析。结果显示,男性(OR=7.930)、体重≥70kg(OR=2.215)、吸烟者(OR=2.450)、新辅助化疗(OR=2.310)、出血量≥100ml(OR=3.333)、病理 T 分期 T_3 期及以上(OR=2.537)、手工吻合(OR=2.386)是影响术后严重并发症发生的危险因素。将上述变量纳入多因素分析,结果显示男性(OR=5.989)、病理 T 分期 T_3 期及以上(OR=3.455)、手工吻合(OR=4.237)是术后严重并发症发生的独立危险因素。作为一项新兴技术,TaTME 与腹腔镜 TME 相比仍处于早期阶段。然而,根据国际上目前的研究和笔者中心的数据与经验,TaTME 已显示出良好的围手术期临床疗效。笔者中心的探索如下。

1. 围手术期结果　所有符合标准的 179 例患者均按照术前计划顺利完成,手术均由经腹和经肛两组医师同时进行。在遵守肿瘤学原则的前提下,腹腔镜辅助 TaTME 的优势在于降低了完全 TaTME 的技术难度,并有效缩短了手术时间。男性(OR=5.989)是直肠癌患者术后严重并发症发生的独立危险因素。男性的骨盆通常比女性窄,这可能导致手术复杂性增加及术后并发症发生风险升高。

2. 术后病理结果　所有患者术后病理检查均显示环周切缘阴性和远端切缘阴性。病理 T 分期为 T_3 期及以上(OR=3.455)是术后严重并发症发生的独立危险因素。对于肿瘤晚期患者,随着肿瘤向肠壁浸润深度的增加,手术难度也随之增大,从而导致术后严重并发症的发生风险增加。

3. 术后并发症情况及分析　患者术后并发症主要包括吻合口漏、吻合口出血、术后肠梗阻、尿潴留、盆腔感染、肺部感染及胸腔积液等。经适当治疗,所有并发症均得到成功控制。最常见的术后并发症是肺部感染(7.8%,14/179),但未发生与肺相关的 CD Ⅲ～Ⅳ级并发症。由于研究中大多数患者为高龄人群,术前通过加强主动锻炼来提升肺功能储备显得尤为必要。约有 4.5%(8/179)的患者出现了肠梗阻,应鼓励身体条件较好的患者在术后早期下床活动,这可能有助于进一步降低肠梗阻的发生率。术后并发症的总发生率为 25.1%(45/179),其中吻合口漏发生率为 6.7%(12/179)。2.8%(5/179)的患者出现 A 级吻合口漏,仅通过保守处理治愈,未进行特殊干预;C 级吻合口漏仅出现 1 例,经腹腔冲洗引流及抗生素治疗后治愈。总体来说,TaTME 围手术期安全性较好。

根据 2022 年中国 TaTME 病例登记协作研究数据库(Chinese taTME registry collaborative, CTRC)的报告数据显示,TaTME 术后总并发症发生率为 15.4%,与传统腹腔镜 TME 相比无显著差异。在一项包含 100 例 TaTME 患者的研究中,术后总并发症发生率为 32%。此外,Caycedo-Marulanda 等人的研究中,TaTME 术后总并发症发生率为 34%。在一项关于 TaTME 术后并发症的研究中,术后早期并发症发生率为 38.6%。在另一项 TaTME 与腹腔镜 TME 的对比研究中,TaTME 组的术后早期并发症发生率为 37.1%,明显高于腹腔镜 TME 组的 21.8%。

虽然上述研究均显示 TaTME 术后并发症发生率较高,但这些研究并未对术后严重并发症与轻度并发症的比例进行详细阐述,且两者之间的差异未得到进一步分析。在一项涉及 767 例连续接受 TaTME 治疗患者的研究中,CD Ⅲ 级及以上严重并发症的发生率仅为 12.5%。Marta Penna 等人在一项纳入 720 例 TaTME 患者的研究中,总结出术后并发症的总发生率为 33.1%,其中 CD Ⅲ 级及以上严重并发症的发生率为 11.4%,CD Ⅱ 级及以下轻度并发症的发生率为 21.7%。上述研究中术后轻度和严重并发症的发生率各不相同,但严重并发症的发生率普遍较低,这与笔者中心的研究结果一致。

积极的术前准备和适当的术后护理措施对降低术后并发症的发生率至关重要。笔者中心的研究中,3 例患者(1.7%)出现术后尿潴留。同样,根据 2022 年 CTRC 数据库中登记的病例报告,约 29 例患者(1.5%)也出现了术后尿潴留。术中神经损伤可能是尿潴留发生的主要原因之一。术后早期进行膀胱功能锻炼有助于促进排尿功能的恢复。

由于 TaTME 学习曲线较长且技术门槛较高,新开展 TaTME 的中心往往容易出现较多的手术并发症。即使在度过学习曲线后,术中准确识别和分离 NVB 对于术后泌尿生殖功能的保护和恢复,仍然起着至关重要的作用。此外,游离过程中进入错误的手术平面可能导致血管损伤(如骶前静脉或髂血管损伤),引发术中出血,影响术野,从而降低手术质量。正确识别解剖平面并熟练掌握手术技术,可进一步减少手术并发症,提高手术质量。

吻合口漏是直肠癌术后常见的严重并发症之一,其发生对患者的围手术期安全具有重要影响。如果患者术后出现吻合口漏,则可能导致住院时间延长、二次手术甚至死亡等情况。同时,各项研究均表明,吻合口漏是直肠癌患者术后局部复发及远处转移的独立危险因素,对术后长期生存结果构成重大威胁。TaTME 与传统腹腔镜 TME 相比,其围手术期安全性仍存在争议。笔者中心对 179 例 TaTME 患者术后吻合口漏的发生率进行统计分析,结果显示总发生率为 6.7%,其中 A 级漏发生率为 2.8%,B 级漏发生率为 3.4%,C 级漏发生率为 0.5%。通过综合评估术后临床表现、腹部引流情况、腹部影像学检查和炎症标志物水平等多种因素,使纳入研究的术后吻合口漏相关数据更加准确,可降低误诊的概率。

2021 年,中国 CTRC 数据库报告了一项涵盖 1 461 例患者的多中心研究,结果显示术后吻合口漏的总发生率为 7.0%(103/1 461)。2022 年更新数据显示吻合口漏总发生率为 5.9%。其中,A 级占 26.3%(30/114),B 级占 37.7%(43/114),C 级占 33.3%(38/114),另有 3 例分级不详。根据国际 TaTME 注册登记数据库的研究报告,吻合口漏的总发生率约为 6.7% 至 9.8%。上述数据与笔者中心的研究结果一致。值得注意的是,笔者中心报道的吻合口漏病例以 A 级和 B 级为主,C 级吻合口漏仅有 1 例。以上数据表明,TaTME 的围手术期安全性较好。

　　此外,国际 TaTME 注册登记数据库的患者回肠造口率为 88.3%。2022 年中国 CTRC 数据库显示的患者回肠造口率为 57.2%。然而,在笔者中心的研究中,纳入患者的回肠造口率高达 98.9%(177/179),几乎所有患者均进行了预防性回肠造口,但吻合口漏发生率与两项大样本研究相比无显著性差异,且 C 级吻合口漏发生率较低。虽然预防性回肠造口术对 TaTME 术后吻合口漏的保护作用尚不确定,但在接受 TaTME 及预防性回肠造口术的病例中,C 级严重吻合口漏的发生率较低。因此,笔者中心选择常规进行预防性回肠造口术,并建议关闭回肠造口的时间应间隔 3 个月以上。即使患者术后出现严重吻合口漏,该举措也可减少吻合口漏对患者造成的继发性创伤。

　　目前,关于吻合器吻合技术在降低术后吻合口漏发生率方面的有效性仍存在争议。国际 TaTME 注册登记数据库的数据分析表明,相较于吻合器吻合,手工吻合后患者发生吻合口漏的风险更高。在 2019 年中国 CTRC 数据库中,563 例接受腹腔镜辅助 TaTME 的患者中,共有 43 例(7.6%)出现术后吻合口漏。为分析吻合口漏的危险因素,将单因素分析后 P 值小于 0.1 的变量纳入多因素分析。结果显示,手工吻合(OR=4.237)是腹腔镜辅助 TaTME 术后发生吻合口漏的独立危险因素。在另一项针对国际 TaTME 注册登记数据库的研究中,吻合器的使用率为 66%,但在分析吻合口漏的危险因素时,并未发现吻合器的使用与吻合口漏的发生有显著相关性。笔者中心的研究发现,手工吻合(OR=4.237)是术后吻合口漏的独立危险因素,而吻合器吻合的吻合口漏发生率较手工吻合低,分别为 3.7%(5/134)和 15.6%(7/45)。根据笔者中心的研究资料和经验,吻合器吻合在一定程度上有助于减少 TaTME 术后吻合口漏的发生风险。吻合器的使用有助于缩短经肛操作的时间,并可能减轻因 port 长时间扩张肛门引起的功能损害。从临床疗效角度来看,吻合器吻合给患者带来的益处大于风险。即便如此,手工吻合与吻合器吻合孰优孰劣仍有待探讨。经肛腔镜手术的手工吻合常用于超低位直肠癌术后的消化道重建。其吻合位置较低,吻合口周围条件较差,易诱发吻合口漏,可能的原因包括缺血、组织水肿、张力过高、感染和脓肿等。关于手工吻合的安全性及吻合器吻合的保护作用,目前仍需更多高质量和大样本量的前瞻性研究进一步验证。

　　综上所述,TaTME 作为一项新兴的低位直肠癌保肛技术,在临床应用中已显示出较好的围手术期临床疗效,具有广阔的应用前景。男性、病理 T 分期为 T_3 期及以上,以及手工吻合,都是导致中低位直肠癌患者接受 TaTME 术后发生严重并发症的独立危险因素。鉴于笔者中心研究样本量有限且随访时间尚短,相关研究结果仍需更大规模、更高质量的多中心研究进一步验证。此外,关于 TaTME 长期疗效的相关文献数量有限。笔者中心的后续工作将重点集中在进一步验证和探索 TaTME 的长期生存结果上。

（乃吉普　殳舵获　徐志文）

第十六章 泌尿生殖及肛门功能的评估与应用

英国 Heald 教授于 1982 年提出直肠癌"TME"的概念,强调在直视下沿解剖层面锐性分离,将直肠及系膜整体切除,从而确保手术质量和安全性。目前,TME 已成为直肠癌质量控制手术的里程碑术式。近年来,随着腹腔镜技术的迅猛发展,术者可以在狭小的空间进行精细操作,一定程度上提高了手术切除的准确性并减少了副损伤。目前,腹腔镜辅助 TME 已在直肠癌手术治疗中广泛应用。2013 年,国际结直肠癌腹腔镜与开腹手术研究协作组的前瞻性三期随机对照试验(COLOR Ⅱ)结果显示:腹腔镜手术在安全性和手术质量方面与开腹直肠癌手术疗效相当,并且对于低位直肠癌,其环周切缘阳性率更低(9% vs. 22%)。然而,对于一些肥胖、前列腺肥大或骨盆狭窄的低位直肠癌患者,腹腔镜手术的实际应用受到明显限制。由于人体骶尾部生理性弯曲的存在,即使采用腹腔镜经腹盆腔入路进行手术,远端直肠术野的显露仍较差。这可能导致肿瘤切缘阳性和相关副损伤的发生。

在此背景下,TaTME 的概念应运而生。TaTME 借助经肛内镜和腹腔气腹的压力效应,能够更好地显露远端直肠系膜间隙,可在近距离直视下游离,从而使手术更为精准,也方便了盆腔神经的识别和保护。从各自术式的特点来看,TaTME 和腹腔镜辅助 TME 均可能造成肛门及泌尿生殖系统功能障碍。TaTME 作为一种全新的术式,"自下而上"经肛门对直肠系膜进行分离,这需要术者以全新的操作视角分析盆底解剖;如果术中解剖层次判断失误,容易造成盆底神经血管或重要解剖结构的损伤,从而引起术后肛门及泌尿生殖功能障碍。对于腹腔镜辅助 TME 而言,当游离直肠系膜至盆底时,由于骶曲的影响,术野显露困难;此外,受到操作空间狭小、术中多次使用吻合器及直线切割闭合器等多种因素的影响,往往会导致输尿管、尿道、女性阴道、男性前列腺、肛门内括约肌和盆底血管神经等重要结构损伤,从而影响患者术后肛门和泌尿生殖系统功能,以及术后生活质量。

据报道,保肛手术后,患者若出现严重的盆底功能障碍(包括泌尿生殖功能及肠功能障碍),将显著降低其生活质量。研究表明,25%~50% 的患者在术后每天都会经历不同程度的功能障碍,尤其是排尿困难、尿失禁、男性勃起及射精功能障碍,以及女性性舒适度和性欲降低等泌尿生殖功能障碍,直接影响术后生活质量,并间接增加医疗费用。此外,直肠癌低位保肛手术后常伴随肛门功能异常,包括大便失禁、排便困难、大便次数增多等并发症。其中,大便失禁最为棘手。研究结果显示,腹腔镜辅助 TME 术后约 1/3 的患者出现不同程度的大便失禁,TaTME 术后也可能出现上述症状。Koedam 等的研究发现,TaTME 造口还纳后 6 个月,大部分患者肛门功能经评估可恢复到基线水平,但 33% 仍存在重度 LARS(LARS 评分 > 30 分)。Rouanet 等的研究结果显示,造口还纳时间超过 12 个月时,40% 的患者可以完全控制大便,15% 的患者对液性大便无法控制,35% 的患者无法控制排气,25% 的患者出现大便不成形。尽管 TaTME 可更好地显露低位直肠周围间隙,对于保护盆腔神经及效应器官功能可能具有一定意义,但直肠癌术后器官功能受到多方面因素影响,尤其是吻合口距肛缘的距离、储存容量及肛门括约肌损伤等。作为直肠癌超低位保肛的一种新术式,TaTME 术后的肛门功能、排尿功能和性功能值得关注。

一、直肠肛门功能的评价方法

直肠肛门功能的评估方法主要包括仪器评估法和非仪器评估法。

(一)仪器评估法

仪器评估法主要用于肛门直肠功能检测,包括形态学检测和动力学检测。

1. **形态学检测** 在形态学检测中,主要包括排粪造影、多重造影、腔内超声和内镜检查等。

2. **动力学检测** 动力学检测中常用的有肛管直肠测压、盆底肌电图等。其中,高分辨率肛管直肠测压(high resolution anorectal manometry,HRAM)是目前评估直肠癌患者术后肛门功能的常用工具之一。其基本原理为:在灌注泵一定压力的支持下,测压导管的侧孔以一定速度缓慢出水;导管位于直肠内,直肠腔内压力作用于出水孔,使出水受到一定阻力;此阻力传到压力感受器上被感知,从而间接得出相应的直肠腔内压力。HRAM 的常用检测指标包括肛管静息压(anal sphincter resting pressure,ASRP)、肛管最大收缩压(maximum squeeze pressure,MSP)、肛管括约肌功能长度、直肠肛管抑制反射(rectoanal inhibition reflex,RAIR)、直肠初始感觉容量(rectal volume for first sensation,RVST)、直肠便意感觉容量(urge volume,UV)及直肠最大耐受容量(maximum tolerated volume,MTV)。另外,肛管内超声(endorectal ultrasound,ERUS)也可用于评价肛门括约肌的形态和完整性。

(二)非仪器评估法

非仪器评估包括评估量表、肛门指诊和术后首次排气时间。

1. **评估量表** 国际上常用以下量表:①直肠癌 LARS 评分表,由丹麦学者 Emmertsen 等于 2012 年研制,具有良好的信度和效度,目前是评估直肠癌术后排便功能的常用量表之一;②克利夫兰诊所失禁评分(Wexner 评分),是一种简单的肛门失禁评估问卷,包括固体大便失禁、液体大便失禁、排气失禁、使用护垫和因失禁而影响生活 5 个条目。

2. **肛门指诊** 肛门指诊可初步评估肛门张力、肛门括约肌长度、排便时肛直角的变化、黏膜松弛度及术后吻合口的情况。

3. **术后首次排气时间** 肠道手术后,患者首次排气时间受麻醉因素、围手术期护理、患者个人因素等多方面的影响。对于围手术期内患者术后肠道功能的恢复,最直观的评估指标为术后首次排气时间,其次是肠鸣音恢复时间和术后首次进食时间。

二、泌尿生殖系统功能的评价方法

泌尿生殖系统功能的评价方法主要包括两种方式:客观检查和收集患者主观反馈进行定性分析。

(一)客观检查技术

用于评价泌尿系统功能的客观检查技术包括膀胱压力测定、残余尿测定、尿流率测定、站立膀胱造影和膀胱尿道造影等。对于性功能评估,常用的客观检查技术主要有阴茎膨大试验、阴茎血流多普勒超声检查、海绵体动力检查、海绵体成像和造影等。然而,遗憾的是,现阶段尚无系统且成熟的检查方法用于评价女性的性功能。

（二）患者主观反馈

相比于客观的检查结果，患者主观满意度的反馈更值得关注。国际上也常用以下量表来评价患者功能障碍及生活质量的主观反馈：①国际前列腺症状评分（international prostate symptom score，IPSS）量表，用于反映患者尿频及排尿困难等症状的严重程度，常用于男性，但有研究也将其用于评估女性的排尿功能。患者可以根据自身症状的严重程度及出现的频率进行选择。②女性性功能指数（female sexual function index，FSFI）量表，是用于评价女性性功能的自我报告问卷，包含性欲望、性唤醒、阴道润滑度、性高潮、性满意度和性爱时疼痛六个领域。③国际勃起功能指数（international index of erectile function-5，IIEF-5）量表，用于评价男性性功能。④国际尿失禁咨询委员会尿失禁问卷简表（international consultation on incontinence questionnaire-short form，ICIQ-SF）量表，用于评估排尿失禁，但大多数直肠癌术后功能学研究都忽略了对尿失禁的评估。⑤欧洲癌症研究与治疗组织结直肠癌生活质量问卷（European Organization for Research and Treatment of Cancer quality of life questionnaire-colorectal cancer 29，EORTC QLQ-CR29）量表，分为性兴趣功能量表和尿频等症状量表，主要反映与泌尿生殖功能相关的生活质量。

遗憾的是，目前尚缺乏专门用于评价女性排尿功能及盆底肌功能的量表，直肠癌术后女性排尿及盆底肌功能的研究结果尚属于空白。

三、经肛全直肠系膜切除术后直肠肛门功能

正常人的排便功能是一个复杂的生理过程，需要完整的直肠排便反射功能、正常的肛门括约肌功能和良好的直肠粪便储存功能，三者协同作用才能完成正常的排便过程。直肠癌 TME 手术可能对上述各环节造成影响，尤其是超低位保肛手术。手术切除全部或大部分直肠后，可能导致直肠的粪便储存容积下降，且手术操作可能损伤支配肛门括约肌的盆腔自主神经及肛门括约肌，从而引起排便失禁、便意减弱或增强、排便频繁、排便紧迫感及里急后重等问题。

（一）盆腔自主神经损伤

术中盆腔自主神经损伤是一个重要因素。作为盆腔自主神经中最重要的组成部分，盆丛神经可分为前支和后支，后支主要分布于直肠和肛管。有研究结果显示，支配肛管的肛管支损伤可能会影响肛门内括约肌的功能，从而降低肛管静息压，最终导致肛门功能障碍。

（二）肛门括约肌损伤

TaTME 中，经肛内镜平台对肛门的持续牵拉扩张可能对肛门括约肌造成损伤。在临床实践中，TaTME 所使用的经肛内镜平台主要包括两类：一类是 TEM 平台，该经肛平台为硬镜，直径为 4cm；另一类是 TAMIS 平台，其外观为软质经肛单孔套筒，直径为 3.0～3.5cm。TAMIS 平台相比 TEM 平台，直径较小且质地较软，更易置入肛管，因此可能降低对肛门内括约肌的损伤风险。此外，肛门内括约肌损伤的一个可能因素是肛门扩张时间过长。因此，从理论上讲，术中应尽量减少经肛平台的使用时间。

（三）吻合口愈合不良

术后吻合口位置及吻合口愈合情况也会影响肛门功能，因此可从术前、术中及术后三个方面预防吻合口愈合不良。

1. 术前预防 包括纠正术前高危因素。对于存在低白蛋白血症或糖尿病的患者，应在

术前积极干预。可常规进行术前机械性肠道准备和应用抗生素。吸烟产生的尼古丁和一氧化碳可导致血管收缩、减少组织灌注、引起细胞缺氧，从而降低组织供氧、减少胶原沉积并延缓组织愈合。因此，术前控制吸烟是预防吻合口漏的必要手段。

2. 术中预防 良好的血供能确保吻合口安全，术中注意勿损伤边缘动脉。对于直肠系膜较肥厚的患者，经肛移出标本时尤其需要注意，必要时可通过腹部切口取出标本。对于LCA 的保留，目前存在诸多争议，但国内多数专家认为保留 LCA 能够改善直肠近端肠管的血供。对于接受术前放化疗的直肠癌患者，为保证乙状结肠远端血供良好，应尽可能切除受放疗照射的近端肠管。术中吻合口无张力是预防吻合口漏的重要因素，必要时可游离结肠脾曲以保证吻合口彻底无张力。同时，预防性造口可以降低术后吻合口漏引起的腹膜炎等严重并发症的发生率、患者再手术率及病死率。

3. 术后预防 TaTME 吻合口距离肛缘较近，术后应避免早期缩肛运动，以减少肛周肌肉对吻合口的牵扯作用。同时需注意引流管的引流情况，尤其是吻合口周围引流管的引流量及引流物性质，以判断是否发生吻合口漏。一旦发生吻合口漏，应尽早处理，常规可先通过引流管冲洗，如出现腹膜炎症状，则应尽早进行手术干预。

术后出现肛门功能异常的患者，可通过肛管直肠测压检查来评估肛门功能，并根据检查结果采取相应治疗措施。这些措施包括调节饮食、口服止泻药物、神经刺激疗法、生物反馈疗法等。神经刺激疗法通过刺激肛门括约肌和盆底肌肉神经，可增加肛管静息压和排便压力，同时减少顺行性结肠蠕动、增加逆行性结肠蠕动，最终实现控制排便。生物反馈疗法是通过对患者肛门收缩动作进行评估，然后反馈给患者，使其能够感知肛门收缩产生的变化，并经过不断强化训练，最终使患者掌握控制肛门括约肌收缩的方法。在上述治疗措施无效时，永久性造口可作为最终考虑的治疗措施，用以提高患者生活质量。

对于术后出现吻合口狭窄的患者，可根据吻合口狭窄的程度采取吻合口扩张、手术治疗等手段。吻合口扩张包括使用手指或探条进行机械性扩张，也可以在内镜下使用球囊或自扩张金属支架进行扩张。手术治疗目前包括吻合口瘢痕组织切除联合皮瓣转移术，以及内括约肌切开术。若患者耐受不佳，永久性造口仍是最终考虑的治疗措施。

四、经肛全直肠系膜切除术后泌尿生殖系统功能

TaTME 术后排尿功能和性功能障碍多与盆腔自主神经损伤或尿道损伤有关。

（一）盆腔自主神经损伤

由于直肠周围筋膜与盆腔自主神经关系密切，如果手术医师对经肛手术中的膜解剖及经肛盆腔术野等方面的独特性缺乏认识，容易导致自主神经损伤，从而引起患者术后性功能和泌尿功能障碍。损伤原因包括术中血管神经鞘的损伤、术中电刀的热灼伤或神经丛的部分误切除。

1. 盆丛 盆丛是位于盆腔器官外侧的网状结构，供应直肠、子宫、阴道、前庭球、阴蒂、膀胱、尿道、阴茎和前列腺。在游离直肠或进行盆腔侧方淋巴结清扫时，这一解剖结构极易受损，因为其距离手术平面非常近。TaTME 需要建立经肛气腹，盆丛神经周围的组织较为疏松，如果牵拉直肠系膜的力度过大，可能导致盆丛神经由上至下被切断。

2. 上腹下丛 在结扎 IMA 时，应距离动脉根部 1.5～2.0cm，避免损伤位于腹主动脉前方的上腹下丛神经纤维。术中应避免用力钳夹 IMA 主干。

3. 腹下神经 腹下神经左主干距离血管鞘比右主干更近，更容易受到损伤。在剥离输

尿管及生殖血管时,应注意保留 Gerota 筋膜,因为其中含有上腹下丛的神经纤维。

盆丛损伤对男性的勃起功能和女性的性功能均会产生影响。上腹下丛通过自主神经系统对射精产生影响。当部分保留腹下神经和盆丛时,患者射精和勃起功能的保持率可由66.7% 提升至 70.4%。当完全保留盆腔自主神经时,92.9% 的患者保持了勃起功能,82.5%的患者保持了射精功能,93.9% 的患者仍然能够达到性高潮。此外,精神因素同样会影响患者的性功能。

(二)尿道损伤

经肛操作过程中,术者在前方和侧方进行 TME 解剖时,可能会损伤前列腺及尿道膜部。TaTME 尿道损伤主要发生在尿道膜部,切除距齿状线距离≤2cm 的肿瘤时须特别警惕。对于肿瘤远端位于前列腺尖部以上的患者,多不会发生尿道损伤。TaTME 自尾侧向头侧游离时,由于男性尿道存在生理性弯曲,患者呈头低脚高仰卧位时,尿道膜受下垂前列腺牵拉呈现"Λ"形,因此有发生尿道损伤的风险。过多的 TME 外侧游离也增加了损伤盆丛及走行于肛提肌和前列腺包膜前外侧的 NVB 外侧支的风险。2018 年,低位直肠癌发展计划国际 TaTME 注册登记数据库报告了 1 594 例患者的 TaTME,尿道损伤发生率为 0.8%。此外,Lacy 等的研究认为尿道损伤的发生率可能被低估,因为肌肉组织的扭曲或放疗后局部组织纤维化会使术者不能正确辨认操作平面,从而导致能量器械损伤输尿管或膀胱。这大大增加了患者术后尿潴留、排尿困难、尿失禁等泌尿系统功能障碍的风险。

男性骨盆手术后,由自主神经损伤引起的性功能障碍表现为勃起功能障碍、阳痿和射精功能障碍。阳痿可以是部分或完全的,暂时的或永久性的;射精功能障碍包括无射精、逆行射精和射精痛。在女性中,神经损伤可能导致性交困难、阴道敏感性和润滑性降低,以及无法达到性高潮。由此可见,自主神经损伤是 TaTME 术后泌尿生殖系统功能障碍的主要原因。

术中对自主神经的保护可以有效降低泌尿系功能障碍的发生率。因此,在 TaTME 术中必须考虑神经解剖学及膜解剖的细节。在游离肛提肌上间隙时,应注意识别肛提肌顶点处的直肠后方融合筋膜,避免游离层面过深;游离侧后方间隙时,应适时切开腹下神经前筋膜,以确保进入直肠后间隙;前方间隙最狭窄,并有小神经穿过,间隙较致密不易分离,因此建议将其分离操作留至最后,并紧贴直肠固有筋膜进行,这有利于保护盆腔自主神经和 NVB,从而保护泌尿生殖功能。

五、经肛全直肠系膜切除术的术后功能康复

TaTME 治疗低位直肠癌既能保证肿瘤学效果,又能保障患者获得良好的生活质量,但任何手术都会对机体造成损伤。术后患者可能会出现排气排便时间延长、疼痛、营养状态不良、活动度受限、吻合口漏,以及具有特异性的 LARS 等。部分患者的 LARS 甚至可能长期存在,严重影响患者的生活质量。

(一)早期运动锻炼

患者术后长期卧床可能会导致肺部感染、肺不张、血栓栓塞、骨骼肌丧失等并发症。TaTME 术后早期运动可以促进血液循环和组织细胞的代谢,加快呼吸系统功能的恢复,降低并发症的发生率,是促进直肠癌患者术后康复的重要手段。目前,早期运动的方式主要包括呼吸运动、上肢和下肢功能锻炼、腹部按摩及下床活动等。影响术后活动的因素主要包括术后疲劳、术前身体状态、导管数量、心理因素及直立不耐受等。医务人员在早期运动

干预方面扮演着重要角色。由于临床上患者往往无法充分认识早期下床运动的重要性和必要性，医务人员应加强知识宣教和监督，做好患者术后的运动管理，提高患者的主观能动性，积极参与早期运动。此外，做好患者活动能力的评估并制订相应的活动计划是保证安全活动的前提。这需要医疗、护理、康复等多学科联合制订科学合理的运动计划。

（二）术后疼痛管理

疼痛现已成为血压、体温、脉搏、呼吸后的第五生命体征。术后疼痛多数表现在麻醉复苏后至术后48小时，疼痛程度逐渐加重。疼痛是患者术后的主要应激源，对疾病的预后有着重要影响。ERAS指出，术后疼痛可能会影响患者的情绪、早期活动和肠道功能恢复等，对早期康复十分不利。术后疼痛管理可采用多模式镇痛（multimodal analgesia，MMA）方式，它是指应用多种不同作用原理的镇痛药物，制订不同的镇痛方案，包括非甾体抗炎药、局部麻醉药切口浸润或静脉注射利多卡因、腹横肌平面阻滞、患者自控静脉镇痛（patient-controlled intravenous analgesia，PCIA）及硬膜外镇痛等多种方式。PCIA是目前术后镇痛常用的方法，患者可通过自控按压给药实现按需镇痛。

术后疼痛评估方法包括视觉模拟评分法（visual analogue scale，VAS）、数字等级评定量表（numeric rating scale，NRS）、语言等级评定量表（verbal rating scale，VRS）和Wong-Baker面部表情量表等，这些方法可用于评估术后疼痛的强度。在临床上，患者的疼痛程度主要是由医务人员进行评估，疼痛分值的准确性直接影响到镇痛方案的有效性。同时，疼痛也是患者的主观感受，受多种因素影响，包括生理、心理、文化等。医务人员运用心理暗示、注意力转移、音乐疗法、物理镇痛等方式，对减轻患者围手术期疼痛也有一定的效果。做好术后疼痛管理对患者的早期康复具有重要意义。

（三）营养支持

中国专家共识指出，营养不良是导致患者预后不良的独立危险因素。充足的营养可以维持机体各个器官的正常运行，提高机体抵抗力，促进身体恢复。因此，推荐直肠癌术后患者早期进食。同时，临床医师必须认识到，早期进食可能会增加呕吐的风险，应做好呕吐的预防工作。实施有效的术后营养干预，有利于患者术后的早期康复。

（四）低位前切除综合征

在直肠癌低位前切除及其他直肠癌保肛术后，可能会出现不同程度的肠道功能障碍，即LARS。其表现包括大便排空障碍、大便急迫、大便失禁、大便性状改变、大便遗漏、反复排便、排便后疼痛、里急后重，以及其他难以预测的肠功能改变。LARS严重影响了患者术后康复的进程。研究显示，LARS的治疗措施主要包括盆底康复治疗（pelvic floor rehabilitation，PFR）、骶神经刺激（sacral nerve stimulation，SNS）、经肛门灌洗（transanal irrigation，TAI）、药物治疗及手术等。

1. 盆底康复治疗 PFR是一系列盆底功能康复疗法的总称，包括盆底肌肉训练（pelvic floor muscle training，PFMT）、生物反馈治疗（biofeedback，BF）和直肠球囊训练（rectal balloon training，RBT）。PFMT通过患者有意识地对以肛提肌为主的肌肉进行自主收缩训练，从而延长盆底肌肉收缩时间，提高肌肉收缩时的协调性，以加强控便能力。BF则采用专门的设备，采集患者肛门括约肌在主动或被动收缩和舒张过程中产生的生理活动信号，并将其转换为视觉或听觉信号显示出来，让患者直观地体会到肌肉收缩和舒张的运动过程，以达到反馈效果，同时便于医务人员对患者进行指导。RBT通常利用直肠球囊来增强直肠敏感性。

2. **骶神经刺激**　SNS 是一种微创治疗方式,通过在皮下埋置发生器,以低电流刺激神经,起到调节神经支配的作用。其机制可能是肛管括约肌接受刺激后使直肠和肛管静息压增加,肛门外括约肌的收缩能力提高,从而有助于患者对排便反射的控制。同时,骶神经刺激还可以减少顺行性结肠蠕动,增加逆行性蠕动,有利于患者自主控制排便。但由于这种治疗方法成本较高且侵入性较大,其大范围推广应用受到明显限制。

3. **经肛门灌洗**　TAI 是一种将导管插入肛门,向结直肠内灌入温水,以刺激肠道并模拟正常蠕动,从而帮助肛门恢复正常功能的方法。这是一种经济且有效的缓解 LARS 的治疗方法,包括低容量和高容量 TAI。

4. **药物治疗**　对于仅有腹泻症状的 LARS 患者,通常采用药物治疗。药物能够增强肠道对肠液的吸收,并提高肛管静息压。同时,建议患者减少食用引起稀便和频繁排便的食物,并适当添加膳食纤维及益生菌的摄入。如果上述治疗方式均无效,可考虑手术治疗或永久性结肠造口术作为最后的治疗手段。

（洪清琦　朱靖涛　白浩宇　尤　俊）

第十七章 经肛全直肠系膜切除术的结构化培训

TaTME 是一种新兴的手术技术,用于低位、超低位结直肠癌的精准保肛。TaTME 术式要求外科医师具备高超的技术水平和丰富的经验,以确保手术的安全性和有效性。对"自下而上"入路的熟练度不足,以及 TaTME 术式较长的学习曲线,被认为是导致某些不良事件的原因。这些不良事件引发了广泛的批评,包括挪威暂停事件,以及英国和爱尔兰大肠直肠外科协会的暂停事件。因此,TaTME 结构化培训对于提高外科医师的手术水平和技术能力至关重要。早在 2014 年,荷兰、英国、澳大利亚和北美等国家或地区便建立了专门的课程体系,旨在促进 TaTME 技术的安全应用和广泛实施。我国几乎与西方国家同步引入并实施 TaTME,但直到 2017 年才建立了结构化培训体系。目前,国内外的结构化培训内容基本一致。本章旨在综述 TaTME 结构化培训的内容、现状及未来发展趋势,并探讨如何进一步提高 TaTME 培训的效果。

一、经肛全直肠系膜切除术结构化培训的现状

TaTME 结构化培训目前已成为全球范围内的热点话题,并得到了越来越多学术团体和医学中心的关注与支持。其中,欧洲结直肠疾病学会(European Society of Coloproctology,ESCP)和美国结直肠外科医师学会(American Society of Colon and Rectal Surgeons,ASCRS)是全球范围内最具代表性的学术团体之一,均开展了专门的 TaTME 结构化培训项目。此外,一些医学中心和专科医院也已开始开展自己的培训项目,以满足不同地区外科医师的培训需求。目前,TaTME 结构化培训的内容主要包括常规教育、观看手术直播、实践操作和效果评估。

1. **常规教育** 常规教育是 TaTME 结构化培训的第一步,主要通过教学课程、研讨会和讲座等形式,传授 TaTME 相关的基础知识、手术技能和理论知识,以帮助医师全面了解 TaTME。在常规教育中,医师需要掌握解剖学、生理学、手术器械和手术步骤等相关知识,并学习如何正确选择手术方案和处理手术并发症。此外,还需要了解术前准备、术中操作和术后处理等内容,以确保手术的顺利进行。

2. **观看手术直播** 多采用在线课程、视频教学和病例讨论等形式,以加强学员的学习和交流,为学员提供真实的手术操作环境,提供高质量的培训体验,从而帮助医师不断完善和提高手术技能。

3. **实践操作** 实践操作是 TaTME 结构化培训的核心环节,学员需要接受系统的实践训练,包括在动物实验室和人体标本中进行操作。同时,学员通常还需要参与实际手术操作,并在导师的指导和监督下,逐步掌握 TaTME 的技巧和技能。在这一阶段,学员须在导师的监督下完成至少 5 例实际手术。

4. **效果评估** 为了评估 TaTME 结构化培训的效果,需要建立合适的评价指标。当前,评价指标主要包括手术操作时间、术中出血量、切缘阳性率和术后并发症等。手术操作时间是评估手术效率和流畅度的重要指标。通常,TaTME 的操作时间较长,需要较高的手术技术水平和专业知识支持。术中出血量是评估手术安全性的重要指标,过多的术中出血可能会导致手术失败或发生并发症。切缘阳性率是评估手术彻底性的指标,切缘阳性率过高会影响手术的治疗效果。术后并发症是评估手术安全性和患者康复情况的重要指标,常见的并发症包括出血、感染和吻合口漏等。除了上述指标,一些研究还对培训医师的心理状态和满意度进行了评价。例如,一项针对 ESCP 的 TaTME 培训项目的研究发现,参与培训的医师对培训效果普遍持肯定态度,并且培训项目能够显著提高他们的自信心和技能水平。

尽管 TaTME 结构化培训具有许多优势,但也存在一些挑战和问题。TaTME 是一项高难度且高风险的手术,需要学员具备一定的手术技能和经验。因此,在 TaTME 结构化培训中,需要对学员和导师的资质和能力进行严格筛选和评估。目前,TaTME 结构化培训对学员的要求如下:①掌握腹腔镜 TME,并以主刀身份完成 30 例以上的腹腔镜 TME 手术;②至少完成 5 例 TEM 或 TAMIS。对导师的要求包括:①5 年以上的直肠癌腹腔镜手术经验;②完成至少 30 例经直肠内镜下 TME 手术;③具备采用新鲜冰冻尸体进行手术培训的经验;④每年发表至少 2 篇有关 TaTME 的学术研究论文。

二、经肛全直肠系膜切除术结构化培训仍应精进

为评估 TaTME 在中国实施初期的安全性和效果,笔者中心开展了一项研究,以验证结构化培训课程的有效性。研究涉及国内 7 家接受了 TaTME 结构化培训的高流量结直肠癌诊治中心,共纳入各中心在接受培训后前 25 例 TaTME 患者的数据。将这些患者分为 3 组进行分析:第 1 组为前 5 例手术,由导师直接监督完成;第 2 组为各中心独立完成的前 10 例手术;第 3 组为接下来的 10 例手术。

初步结果表明,结构化培训确保了 TaTME 的安全性和有效性,并取得了令人满意的围手术期和短期随访结果。然而,第 2 组在无导师指导的情况下出现了较差的病理结果和更多的围手术期并发症,特别是与吻合口相关的并发症。这提示中国的结构化培训课程可能需要进一步优化。

研究显示,队列中的围手术期并发症发生率为 24.3%,与国际 TaTME 注册登记数据库的研究结果相似(23.7%)。值得注意的是,第 2 组患者的围手术期并发症发生率为 9.1%,而在国际 TaTME 注册登记数据库的研究中,该指标为 6.0%。相比之下,第 3 组的并发症发生率降至 5.7%,低于其他未接受结构化培训的 TaTME 队列(Perdawood 等,8.0%;Persiani 等,13.0%)。Veltcamp 等的研究也表明,接受结构化培训后的前 10 例手术的围手术期并发症发生率为 5.0%,且无尿道损伤,这进一步证实了结构化培训能有效帮助外科医师克服 TaTME 的技术难点。然而,初期较高的围手术期并发症发生率应成为培训课程的关注重点。

术后严重并发症的发生率为 5.1%,低于其他研究报道的 8.6%～10.9%,表明国内的结构化培训课程可能有助于降低术后并发症和吻合口漏发生的风险。此外,研究中患者术后排便功能障碍的发生率显著降低(5.4%),与过去研究报道的 30%～42% 相比,显示了明显的改善。

完整直肠系膜切除率在研究中为 87.3%,低于其他研究(Veltcamp Helbach 等,100.0%;Zeng 等,94.5%)。此外,远端切缘阳性率为 4.1%,高于其他研究的 0.5%～2.0%。所有远端切缘阳性结果均出现在未经导师监督的患者中(第 2 组中 5 例,第 3 组中 2 例),显示出导师

监督的重要性。研究中出现较差的病理结果可能有几个原因。一方面，所有 7 例远端切缘阳性患者均为超低位肿瘤，肿瘤距肛缘距离的中位数为 3.3cm。笔者认为，由于经肛平台操作空间的局限性，这些病例获得远端切缘阴性的难度大大增加。另一方面，肿瘤浸润深度是 TME 的不利因素，而研究中超过一半的患者为 pT 分期≥3。因此，即使外科医师已接受结构化培训，但在实施 TaTME 的初期阶段仍应谨慎选择合适的患者（尤其是超低位肿瘤患者），这是由于经肛平台的操作空间有限会显著增加手术难度。

为应对手术初期的挑战，在完成结构化培训后，对相关中心的培训医师进行了问卷调查。结果显示，手术中的一些关键技能，如正确寻找解剖层面和荷包缝合技术，得到了充分练习。然而，神经保护、吻合质量和肿瘤切缘等更复杂的技术仍需要在实际手术中进一步完善。Tsai 等的研究建议，学员应在导师监督下完成至少 10 例手术，以进一步降低 TaTME 实施初期术后并发症的发生率。此外，在培训中，病理标本的质量方面也需要进一步提升。因此，建议在结构化培训课程中增加更多实际手术的实践机会，以进一步提高手术技术的熟练度和安全性。

三、经肛全直肠系膜切除术结构化培训的未来发展趋势

随着 TaTME 技术的不断发展和成熟，还需要进一步完善 TaTME 的结构化培训，以适应患者的多样化需求。TaTME 结构化培训的未来发展将遵循标准化与个性化相结合的原则，积极推进远程教育与协作。此外，跨学科合作与综合培训，以及国际合作与资源共享，也将成为培训的重要特点。

1. **标准化与个性化相结合，理论教育与临床实践相结合**　随着 TaTME 技术在全球范围内的普及，未来的结构化培训将更加注重标准化与个性化的结合。这意味着在制订统一培训标准的同时，根据医师的个人背景和经验提供针对性的培训方案。同时，为了提高医师的综合素质，培训将强调理论教育、模拟练习和临床实践的有机结合。这将有助于医师全面掌握手术原理、技术要点及实际操作技巧。

2. **在线课程与网络研讨会**　随着网络技术的发展，远程教育将成为 TaTME 结构化培训的重要组成部分。通过在线课程和网络研讨会，医师可以在任何地点接受高质量的培训，节省时间和成本。例如，远程手术指导和协作平台将促进全球范围内的专家共享经验和资源，以提高培训质量和效果。此类平台可以实时传输手术过程，让培训医师在专家的指导下进行实践操作。

3. **跨学科合作与国际合作**　未来的 TaTME 结构化培训将更加注重跨学科合作，包括麻醉学、影像学和病理学等相关领域的知识，帮助外科医师全面了解患者的临床状况和手术需求。综合培训还将关注术后康复和心理干预等方面，以提升患者的生活质量和满意度。

随着 TaTME 技术的全球推广，各国之间的合作将更加紧密。国际学术组织和专业协会将共同制订统一的培训标准和认证体系，确保各地区的医师能够在同一水平上开展手术。各国将积极分享优质资源，包括课程、教材、手术视频等，以提高培训质量并推动技术的进一步发展。此外，国际会议和研讨会将促进全球范围内的经验交流与技术合作。

综上，TaTME 结构化培训是培养医师掌握 TaTME 技术、提高手术成功率和患者康复质量的重要手段，然而目前的培训课程仍应进一步完善。未来，在不断优化和改进培训机制的基础上，有望更好地提升医师的操作技能和治疗效果，为患者提供更高质量的医疗服务。

（徐玺谟　张森　冯波）

第十八章　经肛腔镜手术的患者护理

TaTME 是一种新兴的直肠癌手术方法。与常规腹腔镜 TME 手术相比，TaTME 采用经肛入路和"自下而上"的解剖策略，可以在近距离直接观察远端切缘，更有利于对其进行准确判断，从而保证手术标本远端切缘的安全性。良好的经肛盆腔充气操作空间及放大的腔镜术野，使得能够准确进入直肠系膜周围间隙，这可能更有利于保证手术标本环周切缘的安全性，并获得更高质量的手术切除标本。由于 TaTME 与传统的手术方式有显著差异，其围手术期护理也具有自身的特点。

一、术前护理

（一）心理护理

1. 关心体贴患者，指导患者及其家属了解疾病诊治相关的新进展，帮助患者树立治疗疾病的勇气和信心。强调恰当的术后护理可以帮助患者早日回归正常生活，并减轻心理负担。

2. 让患者及家属了解手术的必要性，并告知术后需要对患者进行造口护理，取得其同意并帮助其做好心理准备。特别是针对已婚患者，应加强对其配偶的心理疏导，取得其理解与支持，使其能够接受患者术后形体上的改变，并给予患者最大的心理支持。

3. 分散患者的注意力，可选择舒缓的音乐以帮助患者放松心情，并缓解压力。

4. 对于需要行肠造口手术的患者，术前应通过图片、模型及视频录像等方式向患者介绍造口相关知识。

5. 必要时，可介绍恢复良好且心理健康的术后患者与其交流，以增强其对治疗疾病的信心。

（二）营养支持

营养不良在消化道恶性肿瘤中较为常见。直肠癌患者基础代谢和细胞代谢功能障碍，导致机体能量需求增加，呈现相对高代谢、高分解状态；直肠癌患者往往合并肠梗阻及胃肠道功能紊乱；部分患者因病情需要，在术前须接受新辅助放化疗。这些情况严重影响患者营养的正常摄入和吸收。因此，直肠癌患者可能存在不同程度的营养不良风险，且易出现营养不良。营养不良可严重影响患者的治疗效果与预后，并对术后生活质量造成一定程度的负面影响，如延长住院时间和康复时间、增加再住院率，以及缩短远期生存时间等。因此，围手术期的营养支持非常重要。

结合本院 TaTME 患者围手术期的营养管理经验，主要从营养风险筛查、营养评估、营养干预及营养治疗等方面进行营养管理，从而规范地识别患者的营养风险，并实施相应的营养治疗，以保证患者的营养需求。具体详见下方营养干预与评估流程图（图 18-1）。

```
                        ┌──────────┐
                        │ 患者入院 │
                        └────┬─────┘
                             │
                   ┌─────────────────┐
                   │ 护士进行营养初筛 │
                   └────┬────────────┘
                        │
        ┌───────────────┴──────────────┐
        │                              │
┌──────────────────┐              ┌────────┐
│ 医师根据患者营养状 │◄── │ 0项 │  │ ≥1项  │
│ 况决定是否重新评估 │    └─────┘   └───┬────┘
└──────────────────┘                   │
                    ┌──────────────────────────────┐
                    │ 报告医师，成人使用NRS-2002表、儿童 │
                    │ 使用STAMP表进行营养风险的评估    │
                    └────┬──────────────────────┬───┘
                         │                      │
                    ┌────────┐          ┌────────┐  门诊患者  ┌──────────────┐
                    │ <3分  │          │ ≥3分  │ ────────► │ 请咨询营养医 │
                    └───┬────┘          └───┬────┘          │ 师做进一步的 │
                        │          住院患者  │              │ 评估与处理   │
              ┌─────────────────┐    ┌──────────────────────┐ └──────────────┘
              │ 一周后          │    │ 请营养小组核心成员进行处理 │
              │ 医师复评        │    └──┬────────┬──────────┬─┘
              │ 营养状况        │       │        │          │
              └─────────────────┘  ┌────────┐ ┌────────┐ ┌──────────────┐
                              │ 肠内营养请 │ │ 肠外营养请肠外 │ │ 不请会诊需在病程 │
                              │ 营养科会诊 │ │ 营养小组会诊   │ │ 记录中写明原因   │
                              └────┬───────┘ └────┬───────┘ └──────────────┘
                         ┌──────────────────┐ ┌──────────────┐
                         │ 进行营养评估、营养 │ │ 营养支持前制订 │
                         │ 宣教和饮食指导，制 │ │ 诊疗计划书     │
                         │ 订个性化的营养治疗 │ └────┬─────────┘
                         │ 方案             │      │
                         └──┬─────────────┬─┘      │
                            │      ┌──────────────┐ │     ┌──────────────┐
              ┌──────────┐  │      │ 需营养食堂配餐的 │ │     │ 其他需要营养干预 │
              │ 患者自备饮食 │ │    │ 患者，营养医师开 │ │PIVAS│ 的患者可让营养科 │
              └──────────┘  │      │ 具饮食医嘱，由营 │ │     │ 直接进行干预     │
                            │      │ 养食堂配送       │ │     └──────────────┘
                            │      └──────────────┘ │
                   ┌────────────────────────────┐
                   │ 主管医师、护士、营养医师       │
                   │ 共同观察营养干预的效果        │
                   └────┬──────────────┬────────┘
                   ┌──────────┐   ┌──────────┐
                   │ 继续现有方案 │   │ 调整治疗方案 │
                   └──────────┘   └──────────┘
```

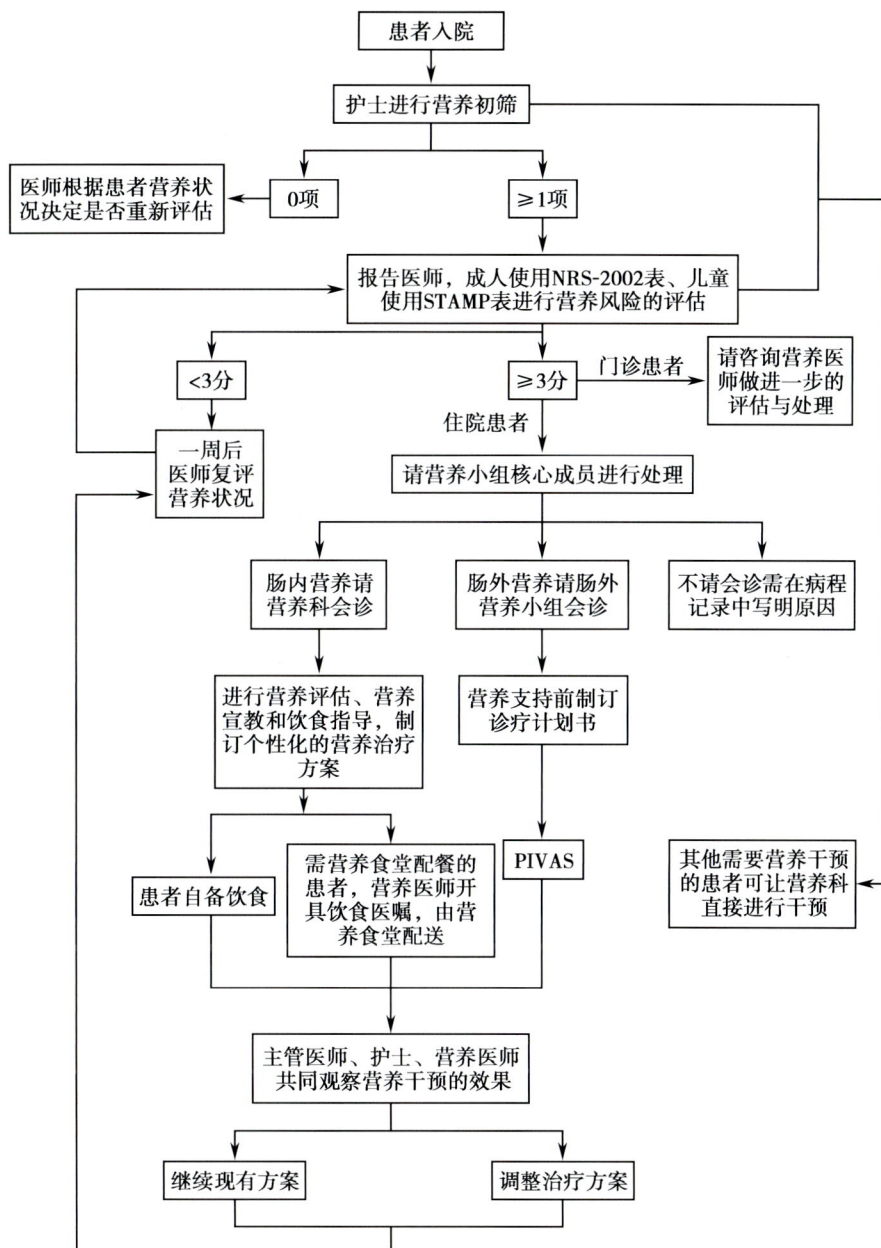

NRS-2002.营养风险筛查 2002；STAMP.儿科营养不良筛查工具；PIVAS.静脉用药集中调配中心。

图 18-1 营养评估与干预流程图

术前营养干预：强调早期开始营养干预。提倡食物多样化,满足能量、蛋白质、各类微量营养素和水分的摄入。补充高蛋白、高热量、高维生素、易于消化且营养丰富的少渣饮食,如鱼、瘦肉和乳制品等。必要时,可少量多次输血或输注白蛋白,以纠正贫血和低白蛋白血症。若患者出现明显脱水及急性肠梗阻,应遵医嘱及早纠正机体水、电解质及酸碱平衡失调,以提高其对手术的耐受性。针对性做好患者营养健康教育,主要包括为患者提供个性化饮食指导和调整,消除患者对饮食的顾虑,以及纠正部分患者认为摄入高蛋白食物会影响排便等不正确观念。通过优化膳食结构,增加蛋白质等营养物质的摄入,确保营养均衡,从而改善胃肠道功能。

(三)肠道准备

伤口感染和吻合口漏是结直肠癌术后的严重并发症。研究表明,其发生与肠道环境密切相关。因此,术前肠道准备成为结直肠手术实施的重要环节之一。充分的肠道准备可减少或避免术中污染和术后感染,预防吻合口漏,从而提高围手术期的安全性。为了顺利开展肠道准备,应在患者入院时充分告知其肠道准备的重要性,以提高患者的依从性。

1. 饮食准备 术前 3 日,患者可进食少渣半流质饮食,如稀饭、蒸蛋;术前 1～2 日进食无渣流质饮食。此外,患者也可以在术前 3 日开始口服全营养制剂,每日 4～6 次,持续至术前 12 小时,这样既能满足机体的营养需求,又能减少肠腔粪渣的形成。在 ERAS 处理中,推荐在术前 10 小时和术前 2 小时分别口服 800ml 和 400ml 的 12.5% 碳水化合物饮品。该措施可减缓饥饿、口渴及焦虑情绪,降低术后胰岛素抵抗和高血糖的发生率,同时不会增加误吸的风险。

2. 肠道清洁 术前肠道准备是指术前通过饮食调整、服用导泻药物或抗生素,以及采用机械性灌肠等方式,最大程度地清除肠道内粪便,减少术中可能引起的粪便污染,以降低术后吻合口漏的发生风险。肠道准备包括机械性肠道准备(mechanical bowel preparation,MBP)、单独口服抗生素,以及 MBP 联合口服抗生素等方式。目前,国内外对结直肠手术术前肠道准备已达成共识,但不同地区和不同临床医师对肠道准备方式的选择存在较大差异。笔者中心一般于术前 1 日进行肠道清洁。目前,临床多主张采用全肠道灌洗法,可遵医嘱口服硫酸镁或复方聚乙二醇电解质散溶液。如果患者年老体弱、无法耐受,或存在心、肾功能不全,或灌洗不充分的情况下,可考虑配合使用灌肠法,直至粪便呈清水样,肉眼观察不到粪渣为止。

3. 口服肠道抗生素 可使用肠道低吸收的药物,如新霉素等,通常与甲硝唑联用以减少 MBP 后的肠腔内细菌含量。

(四)肠造口定位

1. 定位原则 ①根据手术方式及患者的生活习惯选择造口位置;②造口位置应位于患者的视野范围内;③肠造口应位于腹直肌内;④造口所在位置应避开瘢痕、皮肤凹陷、皱褶、皮肤慢性病变处、系腰带处及骨突处。造口下方的腹壁面积应预留充分,以确保安装后的造口袋可自然下垂。

2. 定位方法 医师或造口治疗师选定造口位置后做好标记,用记号笔画出直径 25mm 的圆圈,再喷涂液体敷料进行保护,并嘱咐患者洗澡时请勿用力揉搓。必要时,可协助患者试戴造口袋并调整造口位置。

3. 注意事项 在术前进行造口定位时,应结合患者的视力、职业、衣着、行为活动、手指灵活度等因素,在预计的造口位置(脐与髂前上棘连线的中上 1/3 处)进行相应的调整。嘱患者配合完成坐、站、蹲、弯腰等动作,以选择最恰当的部位进行标记。

(五)其他常规准备

1. 住院期间禁止吸烟,提前 2 周戒烟,注意保持口腔卫生,并避免感冒。

2. 保持皮肤清洁 理发、剃须、洗头、洗澡、剪指甲,备皮(使用松节油清洁患者肚脐)。嘱患者家属准备腹带、便盆、尿壶(男性患者)、护理棉垫、小喷瓶、润唇膏等。

3. 术前健康指导 术前进行心肺功能锻炼,可根据患者情况选择爬楼梯、吹气球、使用呼吸功能锻炼器等方式。同时,指导患者练习床上排便、深呼吸及有效咳嗽、咳痰,并提供快速康复指导。

4. 术晨护理　术晨起床后须排尽大小便,更换病患服(去除内衣裤)。女患者的长发须梳理整齐并盘起。不得涂抹指甲油及唇膏,不得佩戴角膜接触镜。如有义齿、眼镜、首饰等,应取下并交由家属保管。为患者留置胃管、尿管,并进行备皮,备皮范围为肛周皮肤。

二、术后护理

(一)常规护理

1. 用物准备　按全身麻醉后护理常规,术日常规准备心电监护、吸氧装置、负压引流袋、引流管标识、管道固定专用胶布,必要时准备预防跌倒坠床标识和粉红色腕带扣。

2. 生命体征监测　术后应严密监测血压、脉搏和呼吸,待生命体征平稳后可适当延长监测间隔时间。如发现生命体征异常,应及时排除干扰因素,并迅速观察和处理。

3. 口腔护理　做好口渴管理,提高口腔舒适度。患者口唇干裂时可使用石蜡油或润唇膏涂抹唇部;患者诉口渴时须排查是否存在灌注量不足的因素;患者诉口腔疼痛或不适时可喷洒冰生理盐水。

4. 体位及运动　①患者术后送回病房后,应平卧并使用枕头。如术后出现恶心呕吐,应及时将患者头部偏向一侧,以防误吸。术后6小时后,可协助患者调整为低半卧位,以减轻腹部张力。指导患者及家属进行四肢活动、床上翻身及踝泵运动。②术后第1日(术后24小时后),在患者情况允许的情况下,可协助患者下床活动。下床活动应遵循以下步骤:靠坐-扶坐-自坐-床边坐-垂足坐-手扶床站立-依扶站立-自己站立-床旁小范围活动-床边大范围活动-随意活动。鼓励患者咀嚼无糖口香糖,以促进肠蠕动恢复,减轻腹胀,并减少肠粘连的风险。活动时应注意保护伤口,避免牵拉。

5. 疼痛护理　虽然TaTME术后手术切口小,但患者术后会出现明显的肛门疼痛及不适感。护士应认真评估患者疼痛的部位、性质和程度,协助患者采取舒适体位,给予心理安慰,并按医嘱进行止痛处理。同时,应教会患者及家属正确使用镇痛泵的方法及相关注意事项。

6. 呼吸道管理　指导患者进行深呼吸,协助其拍背、有效咳痰,并遵医嘱进行雾化吸入,以促进痰液排出。

7. 皮肤护理　指导患者修剪指甲,避免抓破皮肤;用清水清洁皮肤,避免使用刺激性洗涤用品;穿宽松、柔软的衣服;使用柔软的毛巾;建议使用气垫床;骨突处可使用透明敷贴或泡沫敷料进行保护;嘱患者勤翻身,鼓励患者至少每2小时翻身一次,侧卧时尽量选择30°侧卧位。

8. 导尿管护理　保持导尿管通畅和会阴部清洁,每日进行2次会阴擦洗。术后保留导尿管6～7天,观察尿液的颜色、性状和量。如尿液正常,可拔除导尿管;若出现脓尿、血尿或尿量减少等情况,应及时报告医师处理。

9. 深静脉置管护理　若患者留置深静脉导管,应注意以下事项:①在输注血液、血制品、脂肪乳剂后,或停止输液后,应及时更换输液管路。②巡视时,应评估导管是否通畅、固定是否妥善,以及有无扭曲、阻塞、渗血或渗液。③保持导管连接端口的清洁,注射药物前应进行消毒,待消毒液干燥后方可注射药物;如有血迹等污染,应立即更换相关部件。④更换置管穿刺点敷料时,严格执行手卫生操作,确保床旁配备速干手消毒剂。⑤保证输注液体的无菌操作。

10. 饮食护理　术后早期进食和饮水能够改善患者体内的氮平衡,促进肠胃蠕动,减少肠道菌群失调,避免出现严重的水、电解质紊乱,有利于患者全身功能恢复,并缩短住院时间。术后造口有排气、排便后,即可开始进食。患者恢复饮食后,应注意饮食指导,采取少量多次的进食方式,不宜过饱,循序渐进,从流质饮食逐渐过渡到普通饮食。建议选择"三高一低"饮食,即高蛋白、高热量、高维生素、易消化、少渣饮食。饮食应逐步过渡,即水→无渣流质→少渣低纤维半流质→低纤维软食→普通饮食,以保持大便软而成形。应少吃辣椒、洋葱、大蒜、山芋等易产生刺激性气体和导致胀气的食物。同时,注意饮食卫生,保持良好的饮食习惯。例如,吃饭时细嚼慢咽,避免边讲话边吃东西。

11. 引流管护理 妥善固定盆腔引流管,保持引流管通畅,观察并记录引流液的颜色、性状和量。保持引流管口周围皮肤清洁、干燥,定时更换敷料。3~5日后,待引流量减少且性状无异常时,即可拔除引流管。妥善固定各管道,防止堵塞、扭曲或受压,确保通畅。

12. 肠造口护理 ①肠造口评估。正常造口颜色应呈牛肉红色,表面光滑湿润。注意观察造口袋是否出现胀袋现象,以判断患者造口的排气情况。②指导患者及家属进行造口自我护理。第一次更换造口袋时,应由护士进行操作示范,家属使用便袋夹进行练习;第二次更换时,鼓励家属参与操作,护士指导并随时纠正错误;第三次更换时,鼓励患者及家属全程自行操作,护士协助,确保在患者出院前,患者及家属能够独立完成造口袋的更换及护理常见问题的观察和处理。③指导患者购买造口袋及安排造口门诊复查的后续流程,并进行饮食、沐浴、运动及工作方面的健康宣教。

(二)并发症的观察及护理

首先,严密观察患者有无吻合口漏的表现。一旦发生吻合口漏,应禁食、胃肠减压,进行盆腔持续冲洗和负压吸引,同时给予肠外营养支持和抗感染治疗,必要时实施二次手术。为减少吻合口漏事件的发生,应加强术后预防,其措施主要包括:①提高患者的营养状况,保证蛋白质和热量的充分摄入;②保持盆腔引流管通畅;③术后嘱咐患者不可过早进行收缩肛门训练,术后7~10天内禁止灌肠,以防止吻合口水肿和张力增加;④术后7天内避免取端坐位或长时间下蹲位,以免增加腹压和吻合口的张力。

其次,观察有无肛门出血及腹腔出血,动态监测患者生命体征变化。若发生出血事件,应及时记录出血量并告知医师,遵医嘱进行对症处理,必要时行内镜下止血或二次手术。

(三)出院指导

1. 告知患者出院后的注意事项,若出现腹胀、腹痛、排便困难等情况,应及时到医院就诊。

2. 对于接受临时性回肠造口的患者,建议在出院后1周至1个月内返回医院的造口门诊复诊。由造口专科护士对造口情况进行评估,以及时发现并处理存在的问题,选择更合适的造口产品,并讲解各阶段需要注意的事项。术后2~3个月,患者应到主诊医师门诊随访,以评估进行造口还纳手术的指征。

3. 指导患者术后饮食,应多食用新鲜蔬菜和水果,多饮水,避免高脂肪、辛辣及刺激性食物。对于造口术后患者,需注意控制粗纤维及易导致胀气食物的摄入量。

4. 保持心情舒畅,避免自我封闭,尽可能融入正常的生活、工作和社交活动。鼓励规律运动,适量参加体育锻炼。

5. 遵医嘱进行肛门功能锻炼,每日进行提肛练习,并定期复诊。如出现肛门狭窄的情况,应及时进行扩肛治疗。

(杜卫卫 杨小云)

参 考 文 献

［1］PATY P B，NASH G M，BARON P，et al. Long-term results of local excision for rectal cancer［J］. Ann Surg，2002，236（4）：522-529.

［2］GREENBERG J A，SHIBATA D，HERNDON J E，et al. Local excision of distal rectal cancer：an update of cancer and leukemia group B 8984［J］. Dis Colon Rectum，2008，51（8）：1185-1191.

［3］BUESS G，THEISS R，HUTTERER F，et al. Transanal endoscopic surgery of the rectum-testing a new method in animal experiments［J］. Leber Magen Darm，1983，13（2）：73-77.

［4］GILSHTEIN H，DUEK S D，KHOURY W. Transanal endoscopic microsurgery：current and future perspectives［J］. Surg Laparosc Endosc Percutan Tech，2016，26（3）：e46-e49.

［5］BERGER N F，SYLLA P. The role of transanal endoscopic surgery for early rectal cancer［J］. Clin Colon Rectal Surg，2022，35（2）：113-121.

［6］GUERRIERI M，BALDARELLI M，DE SANCTIS A，et al. Treatment of rectal adenomas by transanal endoscopic microsurgery：15 years' experience［J］. Surg Endosc，2010，24（2）：445-449.

［7］DE GRAAF E J，BURGER J W，VAN IJSELDIJK A L，et al. Transanal endoscopic microsurgery is superior to transanal excision of rectal adenomas［J］. Colorectal Dis，2011，13（7）：762-767.

［8］LÉONARD D，COLIN J F，REMUE C，et al. Transanal endoscopic microsurgery：long-term experience，indication expansion，and technical improvements［J］. Surg Endosc，2012，26（2）：312-322.

［9］KUMAR A S，SIDANI S M，KOLLI K，et al. Transanal endoscopic microsurgery for rectal carcinoids：the largest reported United States experience［J］. Colorectal Dis，2012，14（5）：562-566.

［10］CHEN W，WU N，ZHOU J，et al. Full-thickness excision using transanal endoscopic microsurgery for treatment of rectal neuroendocrine tumors［J］. World J Gastroenterol，2015，21（30）：9142-9149.

［11］BAI X，ZHOU W，LI Y，et al. Transanal endoscopic microsurgery with alternative neoadjuvant imatinib for localized rectal gastrointestinal stromal tumor：a single center experience with long-term surveillance［J］. Surg Endosc，2021，35（7）：3607-3617.

［12］LEZOCHE E，BALDARELLI M，LEZOCHE G，et al. Randomized clinical trial of endoluminal locoregional resection versus laparoscopic total mesorectal excision for T_2 rectal cancer after neoadjuvant therapy［J］. Br J Surg，2012，99（9）：1211-1218.

［13］MASLEKAR S, PILLINGER S H, SHARMA A, et al. Cost analysis of transanal endoscopic microsurgery for rectal tumours［J］. Colorectal Dis, 2007, 9(3): 229-234.

［14］PAPAGRIGORIDIS S. Transanal endoscopic micro-surgery(TEMS) for the management of large or sessile rectal adenomas: a review of the technique and indications［J］. Int Semin Surg Oncol, 2006, 3(1): 13.

［15］HERMAN R M, RICHTER P, WALEGA P, et al. Anorectal sphincter function and rectal barostat study in patients following transanal endoscopic microsurgery［J］. Int J Colorectal Dis, 2001, 16(6): 370-376.

［16］NIEUWENHUIS D H, DRAAISMA W A, VERBERNE G H M, et al. Transanal endoscopic operation for rectal lesions using two-dimensional visualization and standard endoscopic instruments: a prospective cohort study and comparison with the literature［J］. Surg Endosc, 2009, 23(1): 80-86.

［17］SERRA-ARACIL X, MORA-LOPEZ L, ALCANTARA-MORAL M, et al. Transanal endoscopic microsurgery with 3-D(TEM) or high-definition 2-D transanal endoscopic operation(TEO) for rectal tumors: a prospective, randomized clinical trial［J］. Int J Colorectal Dis, 2014, 29(5): 605-610.

［18］ATALLAH S, ALBERT M, LARACH S. Transanal minimally invasive surgery: a giant leap forward［J］. Surg Endosc, 2010, 24(9): 2200-2205.

［19］SCHIPHORST A H W, LANGENHOFF B S, MARING J, et al. Transanal minimally invasive surgery: initial experience and short-term functional results［J］. Dis Colon Rectum, 2014, 57(8): 927-932.

［20］DEVANE L A, BURKE J P, KELLY J J, et al. Transanal minimally invasive surgery for rectal cancer［J］. Ann Gastroenterol Surg, 2021, 5(1): 39-45.

［21］VERSEVELD M, BARENDSE R M, GOSSELINK M P, et al. Transanal minimally invasive surgery: impact on quality of life and functional outcome［J］. Surg Endosc, 2016, 30(3): 1184-1187.

［22］ABUTAKA A, AHMED A, ABUNADA M, et al. Transanal minimally invasive surgery(TAMIS)in Qatar: initial experience［J］. BMC Surg, 2020, 20(1): 138.

［23］王鑫, 蔡元坤. 单孔腹腔镜设备在经肛微创手术中的应用进展［J］. 中华结直肠疾病电子杂志, 2015(3): 74-77.

［24］HAKIMAN H, PENDOLA M, FLESHMAN J. Replacing transanal excision with transanal endoscopic microsurgery and/or transanal minimally invasive surgery for early rectal cancer［J］. Clinics in Colon and Rectal Surgery, 2015, 28(1): 38-42.

［25］LEONG K J, EVANS J, DAVIES M M, et al. Transanal endoscopic surgery: past, present and future［J］. Br J Hosp Med(Lond), 2016, 77(7): 394-402.

［26］KIM M J, LEE T G. Transanal minimally invasive surgery using laparoscopic instruments of the rectum: a review［J］. World J Gastrointest Surg, 2021, 13(10): 1149-1165.

［27］汪建平, 康亮. 经肛腔镜技术体系的建立与拓展［J］. 中华胃肠外科杂志, 2019, 22(3): 207-210.

［28］WHITEFORD M H, DENK P M, SWANSTRÖM L L. Feasibility of radical sigmoid colectomy performed as natural orifice translumenal endoscopic surgery（NOTES）using transanal endoscopic microsurgery［J］. Surg Endosc, 2007, 21（10）: 1870-1874.

［29］ SYLLA P, RATTNER D W, DELGADO S, et al. NOTES transanal rectal cancer resection using transanal endoscopic microsurgery and laparoscopic assistance［J］. Surgical Endoscopy, 2010, 24（5）: 1205-1210.

［30］ ATALLAH S. Transanal total mesorectal excision: full steam ahead［J］. Tech Coloproctol, 2015, 19（2）: 57-61.

［31］ SIMO V, TEJEDOR P, JIMENEZ L M, et al. Oncological safety of transanal total mesorectal excision（TaTME）for rectal cancer: mid-term results of a prospective multicentre study［J］. Surg Endosc, 2021, 35（4）: 1808-1819.

［32］ ZENG Z, LUO S, CHEN J, et al. Comparison of pathological outcomes after transanal versus laparoscopic total mesorectal excision: a prospective study using data from randomized control trial［J］. Surg Endosc, 2020, 34（9）: 3956-3962.

［33］ PERDAWOOD S K, THINGGAARD B S, BJOERN M X. Effect of transanal total mesorectal excision for rectal cancer: comparison of short-term outcomes with laparoscopic and open surgeries［J］. Surg Endosc, 2018, 32（5）: 2312-2321.

［34］ WASMUTH H H, FAERDEN A E, MYKLEBUST T, et al. Transanal total mesorectal excision for rectal cancer has been suspended in Norway［J］. Br J Surg, 2020, 107（1）: 121-130.

［35］ VAN OOSTENDORP S E, BELGERS H J, BOOTSMA B T, et al. Locoregional recurrences after transanal total mesorectal excision of rectal cancer during implementation［J］. Br J Surg, 2020, 107（9）: 1211-1220.

［36］ FEARNHEAD N S, ACHESON A G, BROWN S R, et al. The ACPGBI recommends pause for reflection on transanal total mesorectal excision［J］. Colorectal Dis, 2020, 22（7）: 745-748.

［37］ LAU S Y C, CHOY K T, YANG T W W, et al. Defining the learning curve of transanal total mesorectal excision: a systematic review and meta-analysis［J］. ANZ J Surg, 2022, 92（3）: 355-364.

［38］ FRANCIS N, PENNA M, MACKENZIE H, et al. Consensus on structured training curriculum for transanal total mesorectal excision（TaTME）［J］. Surg Endosc, 2017, 31（7）: 2711-2719.

［39］ VELTCAMP HELBACH M, VAN OOSTENDORP S E, KOEDAM T W A, et al. Structured training pathway and proctoring: multicenter results of the implementation of transanal total mesorectal excision（TaTME）in the Netherlands［J］. Surg Endosc, 2020, 34（1）: 192-201.

［40］ SCHIESSEL R, KARNER-HANUSCH J, HERBST F, et al. Intersphincteric resection for low rectal tumours［J］. Br J Surg, 1994, 81（9）: 1376-1378.

［41］ LIU Z, ZENG Z, JIE H, et al. Transanal total mesorectal excision combined with intersphincteric resection has similar long-term oncological outcomes to laparoscopic abdominoperineal resection in low rectal cancer: a propensity score-matched cohort study

［J］. Gastroenterol Rep（Oxf）, 2022, 10: goac026.

［42］ VAN GIJN W, MARIJNEN C A M, NAGTEGAAL I D, et al. Preoperative radiotherapy combined with total mesorectal excision for resectable rectal cancer: 12-year follow-up of the multicentre, randomised controlled TME trial［J］. Lancet Oncol, 2011, 12（6）: 575-582.

［43］ BUESS G, HUTTERER F, THEISS J, et al. A system for a transanal endoscopic rectum operation［J］. Chirurg, 1984, 55（10）: 677-680.

［44］ 李昀昊, 林国乐. 经肛门内镜显微手术治疗直肠肿瘤的现状及进展［J］. 中华腔镜外科杂志（电子版）, 2019, 12（6）: 326-329.

［45］ LEE L, EDWARDS K, HUNTER I A, et al. Quality of local excision for rectal neoplasms using transanal endoscopic microsurgery versus transanal minimally invasive surgery: a multi-institutional matched analysis［J］. Dis Colon Rectum, 2017, 60（9）: 928-935.

［46］ VAN DEN EYNDE F, JAEKERS J, FIEUWS S, et al. TAMIS is a valuable alternative to TEM for resection of intraluminal rectal tumors［J］. Tech Coloproctol, 2019, 23（2）: 161-166.

［47］ HEIDARY B, PHAM T P, RAVAL M J, et al. Transanal endoscopic microsurgery: a review［J］. Can J Surg, 2014, 57（2）: 127-138.

［48］ 何若冰, 高宏建, 赵虹. 经肛门内镜微创手术在直肠肿瘤局部切除术中的应用价值［J］. 当代医学, 2017, 23（4）: 86-87.

［49］ 夏立建, 陈景波. 经肛门内镜微创手术（TEM）技术专家共识（2016）［J］. 消化肿瘤杂志（电子版）, 2016, 8（3）: 136-138.

［50］ GRECO J M, ABELSON J S. Management of early-stage rectal cancer［J］. Dis Colon Rectum, 2021, 64（11）: 1313-1318.

［51］ BLESIUS A, CASSIER P A, BERTUCCI F, et al. Neoadjuvant imatinib in patients with locally advanced non metastatic GIST in the prospective BFR14 trial［J］. BMC Cancer, 2011, 11: 72.

［52］ LEE T G, LEE S J. Transanal single-port microsurgery for rectal tumors: minimal invasive surgery under spinal anesthesia［J］. Surg Endosc, 2014, 28（1）: 271-280.

［53］ 郑恢超, 王李, 童卫东, 等. 经肛微创手术（TAMIS）与经肛内镜显微手术（TEM）在直肠肿瘤局部切除中的应用优劣分析［J］. 中华结直肠疾病电子杂志, 2022, 11（3）: 254-260.

［54］ 任明扬, 杨选华, 杨旭芬, 等. 自制简易气腔恒压装置在经肛门全直肠系膜切除术中的应用［J］. 中华胃肠外科杂志, 2018, 21（8）: 942-944.

［55］ 姚宏伟, 杨盈赤, 张忠涛. 经肛门全直肠系膜切除的利与弊［J］. 中国实用外科杂志, 2017, 37（6）: 601-604.

［56］ WEXNER S D, BERHO M. Transanal total mesorectal excision of rectal carcinoma: evidence to learn and adopt the technique［J］. Ann Surg, 2015, 261（2）: 234-236.

［57］ 陈远光, 胡明, 雷建, 等. 经肛内镜全直肠系膜切除治疗直肠癌［J］. 中国内镜杂志, 2010, 16（12）: 1261-1265.

［58］ 张浩, 张云生, 金雄伟, 等. 完全经肛单孔腹腔镜全直肠系膜切除术治疗直肠癌［J］. 中

国内镜杂志, 2012, 18(4): 379-383.

[59] ZHANG H, ZHANG Y, JIN X, et al. Transanal single-port laparoscopic total mesorectal excision in the treatment of rectal cancer[J]. Tech Coloproctol, 2013, 17(1): 117-123.

[60] DEIJEN C L, VELTHUIS S, TSAI A, et al. COLOR Ⅲ: a multicentre randomised clinical trial comparing transanal TME versus laparoscopic TME for mid and low rectal cancer[J]. Surg Endosc, 2016, 30(8): 3210-3215.

[61] LYTTLE J A, PARKS A G. Intersphincteric excision of the rectum[J]. Br J Surg, 1977, 64(6): 413-416.

[62] ZHANG B, ZHAO K, LIU Q, et al. Clinical and functional results of laparoscopic intersphincteric resection for ultralow rectal cancer: is there a distinction between the three types of hand-sewn colo-anal anastomosis? [J]. Int J Colorectal Dis, 2017, 32(4): 587-590.

[63] RULLIER E, DENOST Q, VENDRELY V, et al. Low rectal cancer: classification and standardization of surgery[J]. Dis Colon Rectum, 2013, 56(5): 560-567.

[64] SHIN J K, KIM H C, LEE W Y, et al. Minimally invasive versus open intersphincteric resection of low rectal cancer regardless of neoadjuvant chemoradiotherapy: long-term oncologic outcomes[J]. Sci Rep, 2021, 11(1): 11001.

[65] 韩俊毅, 傅传刚. 低位直肠癌保肛手术方式及选择[J]. 结直肠肛门外科, 2020, 26(1): 5-10.

[66] MA B, GAO P, SONG Y, et al. Transanal total mesorectal excision (taTME) for rectal cancer: a systematic review and meta-analysis of oncological and perioperative outcomes compared with laparoscopic total mesorectal excision[J]. BMC Cancer, 2016, 16: 380.

[67] HEALD R J. A new solution to some old problems: transanal TME[J]. Tech Coloproctol, 2013, 17(3): 257-258.

[68] 中华医学会外科学分会结直肠外科学组, 中华医学会外科学分会腹腔镜与内镜外科学组. 直肠癌经肛全直肠系膜切除专家共识及手术操作指南(2017 版)[J]. 中国实用外科杂志, 2017, 37(9): 978-984.

[69] ALIMOVA I, CHERNYSHOV S, NAGUDOV M, et al. Comparison of oncological and functional outcomes and quality of life after transanal or laparoscopic total mesorectal excision for rectal cancer: a systematic review and meta-analysis[J]. Tech Coloproctol, 2021, 25(8): 901-913.

[70] CARMICHAEL H, SYLLA P. Evolution of transanal total mesorectal excision[J]. Clin Colon Rectal Surg, 2020, 33(3): 113-127.

[71] HU D, JIN P, HU L, et al. The application of transanal total mesorectal excision for patients with middle and low rectal cancer: a systematic review and meta-analysis[J]. Medicine(Baltimore), 2018, 97(28): e11410.

[72] LO BIANCO S, LANZAFAME K, PIAZZA C D, et al. Total mesorectal excision laparoscopic versus transanal approach for rectal cancer: a systematic review and meta-analysis[J]. Ann Med Surg(Lond), 2022, 74: 103260.

[73] KNOL J, KELLER D S. Total mesorectal excision technique-past, present, and future[J].

Clin Colon Rectal Surg, 2020, 33(3): 134-143.

［74］TREPANIER J S, LACY F B, LACY A M. Transanal total mesorectal excision: description of the technique[J]. Clin Colon Rectal Surg, 2020, 33(3): 144-149.

［75］BRACEY E, KNOL J, BUCHS N, et al. Technique for a stapled anastomosis following transanal total mesorectal excision for rectal cancer[J]. Colorectal Dis, 2015, 17(10): O208-O212.

［76］TERAMURA K, IMAI S, WATANABE Y, et al. Development of a performance rubric for transanal endoscopic rectal purse-string sutures[J]. Tech Coloproctol, 2022, 26(2): 109-115.

［77］SERRA-ARACIL X, CIDONCHA-SECILLA A, BADIA-CLOSA J, et al. Tips and tricks in transanal suture lines, knots and purse strings with TEO[J]. Tech Coloproctol, 2022, 26(12): 999-1001.

［78］KITAGUCHI D, ITO M. Optimal anastomotic technique in rectal surgery to prevent anastomotic leakage[J]. Ann Coloproctol, 2023, 39(2): 97-105.

［79］WU R, BENEDICT R, CAYCEDO-MARULANDA A. Distal purse-string suture technique for TaTME[J]. Tech Coloproctol, 2019, 23(1): 67-68.

［80］PERSIANI R, AGNES A, BELIA F, et al. The learning curve of TaTME for mid-low rectal cancer: a comprehensive analysis from a five-year institutional experience[J]. Surg Endosc, 2021, 35(11): 6190-6200.

［81］SYLLA P, KNOL J J, D'ANDREA A P, et al. Urethral injury and other urologic injuries during transanal total mesorectal excision: an international collaborative study[J]. Ann Surg, 2021, 274(2): e115-e125.

［82］BOKEY L, ZHANG M, FINGERHUT A, et al. Trans-anal total mesorectal excision-reflections on the introduction of a new procedure[J]. Colorectal Dis, 2020, 22(7): 739-744.

［83］LARSEN S G, PFEFFER F, KØRNER H, et al. Norwegian moratorium on transanal total mesorectal excision[J]. Br J Surg, 2019, 106(9): 1120-1121.

［84］ATALLAH S B, DUBOSE A C, BURKE J P, et al. Uptake of transanal total mesorectal excision in North America: initial assessment of a structured training program and the experience of delegate surgeons[J]. Dis Colon Rectum, 2017, 60(10): 1023-1031.

［85］ABBOTT S C, STEVENSON A R L, BELL S W, et al. An assessment of an Australasian pathway for the introduction of transanal total mesorectal excision(taTME)[J]. Colorectal Dis, 2018, 20(1): O1-O6.

［86］ROODBEEN S X, PENNA M, ARNOLD S, et al. A nationwide study on the adoption and short-term outcomes of transanal total mesorectal excision in the UK[J]. Minerva Chir, 2019, 74(4): 279-288.

［87］PENNA M, HOMPES R, ARNOLD S, et al. Transanal total mesorectal excision: international registry results of the first 720 cases[J]. Ann Surg, 2017, 266(1): 111-117.

［88］TaTME GUIDANCE GROUP REPRESENTING THE ESCP ICWTAAEEECCCCJSSSS-MIS. International expert consensus guidance on indications, implementation and quality measures for transanal total mesorectal excision[J]. Colorectal Dis, 2020, 22(7): 749-755.

[89] XU X, CAI Z, ZHANG H, et al. Structured training curriculums for transanal total mesorectal excision in China: refinement is needed[J]. Ann Transl Med, 2022, 10(8): 489.

[90] PENNA M, HOMPES R, ARNOLD S, et al. Incidence and risk factors for anastomotic failure in 1594 patients treated by transanal total mesorectal excision: results from the international TaTME registry[J]. Ann Surg, 2019, 269(4): 700-711.

[91] PERDAWOOD S K, AL KHEFAGIE G A. Transanal *vs* laparoscopic total mesorectal excision for rectal cancer: initial experience from Denmark[J]. Colorectal Dis, 2016, 18(1): 51-58.

[92] PERSIANI R, BIONDI A, PENNESTRÌ F, et al. Transanal total mesorectal excision *vs* laparoscopic total mesorectal excision in the treatment of low and middle rectal cancer: a propensity score matching analysis[J]. Dis Colon Rectum, 2018, 61(7): 809-816.

[93] LEE K Y, SHIN J K, PARK Y A, et al. Transanal endoscopic and transabdominal robotic total mesorectal excision for mid-to-low rectal cancer: comparison of short-term postoperative and oncologic outcomes by using a case-matched analysis[J]. Ann Coloproctol, 2018, 34(1): 29-35.

[94] PEREZ D, MELLING N, BIEBL M, et al. Robotic low anterior resection versus transanal total mesorectal excision in rectal cancer: a comparison of 115 cases[J]. Eur J Surg Oncol, 2018, 44(2): 237-242.

[95] YE J, TIAN Y, LI F, et al. Comparison of transanal total mesorectal excision (TaTME) versus laparoscopic TME for rectal cancer: a case matched study[J]. Eur J Surg Oncol, 2021, 47(5): 1019-1025.

[96] DE'ANGELIS N, PORTIGLIOTTI L, AZOULAY D, et al. Transanal total mesorectal excision for rectal cancer: a single center experience and systematic review of the literature [J]. Langenbecks Arch Surg, 2015, 400(8): 945-959.

[97] KNEIST W, WACHTER N, PASCHOLD M, et al. Midterm functional results of taTME with neuromapping for low rectal cancer[J]. Tech Coloproctol, 2016, 20(1): 41-49.

[98] PONTALLIER A, DENOST Q, VAN GELUWE B, et al. Potential sexual function improvement by using transanal mesorectal approach for laparoscopic low rectal cancer excision[J]. Surg Endosc, 2016, 30(11): 4924-4933.

[99] VELTCAMP HELBACH M, KOEDAM T W A, KNOL J J, et al. Residual mesorectum on postoperative magnetic resonance imaging following transanal total mesorectal excision (TaTME) and laparoscopic total mesorectal excision (LapTME) in rectal cancer[J]. Surg Endosc, 2019, 33(1): 94-102.

[100] DENOST Q, ADAM J P, RULLIER A, et al. Perineal transanal approach: a new standard for laparoscopic sphincter-saving resection in low rectal cancer, a randomized trial[J]. Ann Surg, 2014, 260(6): 993-999.

[101] PERDAWOOD S K, KROEIGAARD J, ERIKSEN M, et al. Transanal total mesorectal

excision：the Slagelse experience 2013-2019［J］. Surg Endosc，2021，35（2）：826-836.

［102］ROODBEEN S X，SPINELLI A，BEMELMAN W A，et al. Local recurrence after transanal total mesorectal excision for rectal cancer：a multicenter cohort study［J］. Ann Surg，2021，274（2）：359-366.

［103］顾磊，刘晔，蒋春晖. 经肛全直肠系膜切除术结构化培训后学员学习效果的评价分析［J］. 中华结直肠疾病电子杂志，2019，8（6）：631-635.

［104］TANIGUCHI K，MATSUKAWA H，KATAYAMA K，et al. The impact of transanal total mesorectal excision on the quality of life in patients with rectal cancer［J］. Int J Surg，2020，81：102-108.

［105］TSAI A Y，MAVROVELI S，MISKOVIC D，et al. Surgical quality assurance in COLOR Ⅲ：standardization and competency assessment in a randomized controlled trial［J］. Ann Surg，2019，270（5）：768-774.

［106］PIOZZI G N，BAEK S J，KWAK J M，et al. Anus-preserving surgery in advanced low-lying rectal cancer：a perspective on oncological safety of intersphincteric resection［J］. Cancers（Basel），2021，13（19）：4793.

［107］SHIROUZU K，MURAKAMI N，AKAGI Y. Intersphincteric resection for very low rectal cancer：a review of the updated literature［J］. Ann Gastroenterol Surg，2017，1（1）：24-32.

［108］ANDRÉ T，SHIU K K，KIM T W，et al. Pembrolizumab in microsatellite-instability-high advanced colorectal cancer［J］. N Engl J Med，2020，383（23）：2207-2218.

［109］CONROY T，BOSSET J F，ETIENNE P L，et al. Neoadjuvant chemotherapy with FOLFIRINOX and preoperative chemoradiotherapy for patients with locally advanced rectal cancer（UNICANCER-PRODIGE 23）：a multicentre，randomised，open-label，phase 3 trial［J］. Lancet Oncol，2021，22（5）：702-715.

［110］DEWDNEY A，CUNNINGHAM D，TABERNERO J，et al. Multicenter randomized phase Ⅱ clinical trial comparing neoadjuvant oxaliplatin，capecitabine，and preoperative radiotherapy with or without cetuximab followed by total mesorectal excision in patients with high-risk rectal cancer（EXPERT-C）［J］. J Clin Oncol，2012，30（14）：1620-1627.

［111］ERLANDSSON J，HOLM T，PETTERSSON D，et al. Optimal fractionation of preoperative radiotherapy and timing to surgery for rectal cancer（Stockholm Ⅲ）：a multicentre，randomised，non-blinded，phase 3，non-inferiority trial［J］. Lancet Oncol，2017，18（3）：336-346.

［112］JIN J，TANG Y，HU C，et al. Multicenter，randomized，phase ⅲ trial of short-term radiotherapy plus chemotherapy versus long-term chemoradiotherapy in locally advanced rectal cancer（STELLAR）［J］. J Clin Oncol，2022，40（15）：1681-1692.

［113］RULLIER E，LAURENT C，BRETAGNOL F，et al. Sphincter-saving resection for all rectal carcinomas：the end of the 2-cm distal rule［J］. Ann Surg，2005，241（3）：465-469.

［114］CHAMLOU R，PARC Y，SIMON T，et al. Long-term results of intersphincteric resection for low rectal cancer［J］. Ann Surg，2007，246（6）：916-922.

［115］ITO M，SAITO N，SUGITO M，et al. Analysis of clinical factors associated with anal function after intersphincteric resection for very low rectal cancer[J]. Dis Colon Rectum, 2009, 52(1): 64-70.

[116] MARTIN S T, HENEGHAN H M, WINTER D C. Systematic review of outcomes after intersphincteric resection for low rectal cancer[J]. Br J Surg, 2012, 99(5): 603-612.

[117] 中华医学会外科学分会结直肠外科学组. 低位直肠癌经括约肌间切除术中国专家共识(2023版)[J]. 中华胃肠外科杂志, 2023, 26(6): 536-547.

[118] 丛进春, 陈春生, 张宏. 括约肌间切除术的手术解剖再认识[J]. 中华胃肠外科杂志, 2021, 24(7): 598-603.

[119] KIM M J, PARK S C, PARK J W, et al. Robot-assisted versus laparoscopic surgery for rectal cancer: a phase Ⅱ open label prospective randomized controlled trial[J]. Ann Surg, 2018, 267(2): 243-251.

[120] RULLIER E, SA CUNHA A, COUDERC P, et al. Laparoscopic intersphincteric resection with coloplasty and coloanal anastomosis for mid and low rectal cancer[J]. Br J Surg, 2003, 90(4): 445-451.

[121] TOYOSHIMA A, NISHIZAWA T, SUNAMI E, et al. Narrow pelvic inlet plane area and obesity as risk factors for anastomotic leakage after intersphincteric resection[J]. World J Gastrointest Surg, 2020, 12(10): 425-434.

[122] BAEK S J, AL-ASARI S, JEONG D H, et al. Robotic versus laparoscopic coloanal anastomosis with or without intersphincteric resection for rectal cancer[J]. Surg Endosc, 2013, 27(11): 4157-4163.

[123] KANSO F, MAGGIORI L, DEBOVE C, et al. Perineal or abdominal approach first during intersphincteric resection for low rectal cancer: which is the best strategy?[J]. Dis Colon Rectum, 2015, 58(7): 637-644.

[124] KATSUNO H, SHIOMI A, ITO M, et al. Comparison of symptomatic anastomotic leakage following laparoscopic and open low anterior resection for rectal cancer: a propensity score matching analysis of 1014 consecutive patients[J]. Surg Endosc, 2016, 30(7): 2848-2856.

[125] KAWADA K, HASEGAWA S, HIDA K, et al. Risk factors for anastomotic leakage after laparoscopic low anterior resection with DST anastomosis[J]. Surg Endosc, 2014, 28(10): 2988-2995.

[126] KUO L J, LIN Y K, CHANG C C, et al. Clinical outcomes of robot-assisted intersphincteric resection for low rectal cancer: comparison with conventional laparoscopy and multifactorial analysis of the learning curve for robotic surgery[J]. Int J Colorectal Dis, 2014, 29(5): 555-562.

[127] PARK J S, KIM N K, KIM S H, et al. Multicentre study of robotic intersphincteric resection for low rectal cancer[J]. Br J Surg, 2015, 102(12): 1567-1573.

[128] SAITO N, ITO M, KOBAYASHI A, et al. Long-term outcomes after intersphincteric resection for low-lying rectal cancer[J]. Ann Surg Oncol, 2014, 21(11): 3608-3615.

[129] ZHANG B, ZHUO G Z, ZHAO K, et al. Cumulative incidence and risk factors of permanent stoma after intersphincteric resection for ultralow rectal cancer[J]. Dis Colon

Rectum, 2022, 65(1): 66-75.

[130] WEISER M R, QUAH H M, SHIA J, et al. Sphincter preservation in low rectal cancer is facilitated by preoperative chemoradiation and intersphincteric dissection[J]. Ann Surg, 2009, 249(2): 236-242.

[131] HUANG S H, TSAI K Y, TSAI T Y, et al. Preoperative risk stratification of permanent stoma in patients with non-metastatic mid and low rectal cancer undergoing curative resection and a temporary stoma[J]. Langenbecks Arch Surg, 2022, 407(5): 1991-1999.

[132] GUSTAFSSON C P, GUNNARSSON U, DAHLSTRAND U, et al. Loop-ileostomy reversal-patient-related characteristics influencing time to closure[J]. Int J Colorectal Dis, 2018, 33(5): 593-600.

[133] SOBRADO L F, NAHAS C S R, MARQUES C F S, et al. Pretreatment colostomy in patients with anal squamous cell carcinoma: risk factors for a permanent stoma[J]. J Surg Oncol, 2022, 126(4): 740-747.

[134] SCHIESSEL R, NOVI G, HOLZER B, et al. Technique and long-term results of intersphincteric resection for low rectal cancer[J]. Dis Colon Rectum, 2005, 48(10): 1858-1867.

[135] AKASU T, TAKAWA M, YAMAMOTO S, et al. Incidence and patterns of recurrence after intersphincteric resection for very low rectal adenocarcinoma[J]. J Am Coll Surg, 2007, 205(5): 642-647.

[136] AKAGI Y, SHIROUZU K, OGATA Y, et al. Oncologic outcomes of intersphincteric resection without preoperative chemoradiotherapy for very low rectal cancer[J]. Surg Oncol, 2013, 22(2): 144-149.

[137] KOYAMA M, MURATA A, SAKAMOTO Y, et al. Long-term clinical and functional results of intersphincteric resection for lower rectal cancer[J]. Ann Surg Oncol, 2014, 21 (Suppl 3): S422-S428.

[138] BURKE J P, MARTIN-PEREZ B, KHAN A, et al. Transanal total mesorectal excision for rectal cancer: early outcomes in 50 consecutive patients[J]. Colorectal Dis, 2016, 18 (6): 570-577.

[139] VAN DER HEIJDEN J A G, QADERI S M, VERHOEVEN R, et al. Transanal total mesorectal excision and low anterior resection syndrome[J]. Br J Surg, 2021, 108(8): 991-997.

[140] ARAUJO S E, CRAWSHAW B, MENDES C R, et al. Transanal total mesorectal excision: a systematic review of the experimental and clinical evidence[J]. Tech Coloproctol, 2015, 19(2): 69-82.

[141] SUN R, DAI Z, ZHANG Y, et al. The incidence and risk factors of low anterior resection syndrome (LARS) after sphincter-preserving surgery of rectal cancer: a systematic review and meta-analysis[J]. Support Care Cancer, 2021, 29(12): 7249-7258.

[142] INTRIAGO M, MALDONADO G, GUERRERO R, et al. LARS study: Latin American rheumatologist survey[J]. Clin Rheumatol, 2021, 40(1): 377-387.

[143] RAO S S C. Current and emerging treatment options for fecal incontinence[J]. J Clin

Gastroenterol, 2014, 48(9): 752-764.

[144] BLISS D Z, SAVIK K, JUNG H G, et al. Dietary fiber supplementation for fecal ncontinence: a randomized clinical trial[J]. Res Nurs Health, 2014, 37(5): 367-378.

[145] PAQUETTE I M, VARMA M G, KAISER A M, et al. The American Society of Colon and Rectal Surgeons' clinical practice guideline for the treatment of fecal incontinence[J]. Dis Colon Rectum, 2015, 58(7): 623-636.

[146] STALLER K, SONG M, GRODSTEIN F, et al. Increased long-term dietary fiber intake is associated with a decreased risk of fecal incontinence in older women[J]. Gastroenterology, 2018, 155(3): 661-667.e1.

[147] ITAGAKI R, KODA K, YAMAZAKI M, et al. Serotonin (5-HT3) receptor antagonists for the reduction of symptoms of low anterior resection syndrome[J]. Clin Exp Gastroenterol, 2014, 7: 47-52.

[148] MARTELLUCCI J. Low anterior resection syndrome: a treatment algorithm[J]. Dis Colon Rectum, 2016, 59(1): 79-82.

[149] ROSEN H, ROBERT-YAP J, TENTSCHERT G, et al. Transanal irrigation improves quality of life in patients with low anterior resection syndrome[J]. Colorectal Dis, 2011, 13(10): e335-e338.

[150] KOCH S M, RIETVELD M P, GOVAERT B, et al. Retrograde colonic irrigation for faecal incontinence after low anterior resection[J]. Int J Colorectal Dis, 2009, 24(9): 1019-1022.

[151] ENRIQUEZ-NAVASCUES J M, LABAKA-ARTEAGA I, AGUIRRE-ALLENDE I, et al. A randomized trial comparing transanal irrigation and percutaneous tibial nerve stimulation in the management of low anterior resection syndrome[J]. Colorectal Dis, 2020, 22(3): 303-309.

[152] VISSER W S, TE RIELE W W, BOERMA D, et al. Pelvic floor rehabilitation to improve functional outcome after a low anterior resection: a systematic review[J]. Ann Coloproctol, 2014, 30(3): 109-114.

[153] LIN K Y, GRANGER C L, DENEHY L, et al. Pelvic floor muscle training for bowel dysfunction following colorectal cancer surgery: a systematic review[J]. Neurourol Urodyn, 2015, 34(8): 703-712.

[154] LIANG Z, DING W, CHEN W, et al. Therapeutic evaluation of biofeedback therapy in the treatment of anterior resection syndrome after sphincter-saving surgery for rectal cancer[J]. Clin Colorectal Cancer, 2016, 15(3): e101-e107.

[155] 吴晓丹, 符春凤, 陈依琳, 等. 生物反馈联合盆底肌锻炼对直肠癌低位保肛患者低位前切除综合征的作用[J]. 中华医学杂志, 2019, 99(30): 2337-2343.

[156] RAMAGE L, QIU S, KONTOVOUNISIOS C, et al. A systematic review of sacral nerve stimulation for low anterior resection syndrome[J]. Colorectal Dis, 2015, 17(9): 762-771.

[157] MEGE D, MEURETTE G, VITTON V, et al. Sacral nerve stimulation can alleviate symptoms of bowel dysfunction after colorectal resections[J]. Colorectal Dis, 2017, 19

（8）：756-763.

［158］SARCHER T，DUPONT B，ALVES A，et al. Anterior resection syndrome：what should we tell practitioners and patients in 2018？［J］. J Visc Surg，2018，155（5）：383-391.

［159］KEANE C，PARK J，ÖBERG S，et al. Functional outcomes from a randomized trial of early closure of temporary ileostomy after rectal excision for cancer［J］. Br J Surg，2019，106（5）：645-652.

［160］DINNEWITZER A，JÄGER T，NAWARA C，et al. Cumulative incidence of permanent stoma after sphincter preserving low anterior resection of mid and ow rectal cancer［J］. Dis Colon Rectum，2013，56（10）：1134-1142.

［161］LOHSIRIWAT V，JITMUNGNGAN R. Rectovaginal fistula after low anterior resection：prevention and management［J］. World J Gastrointest Surg，2021，13（8）：764-771.

［162］CORTE H，MAGGIORI L，TRETON X，et al. Rectovaginal fistula：what is the optimal strategy？：an analysis of 79 patients undergoing 286 procedures［J］. Ann Surg，2015，262（5）：855-861.

［163］REX J C，KHUBCHANDANI I T. Rectovaginal fistula：complication of low anterior resection［J］. Dis Colon Rectum，1992，35（4）：354-356.

［164］MATTHIESSEN P，HANSSON L，SJÖDAHL R，et al. Anastomotic-vaginal fistula （AVF）after anterior resection of the rectum for cancer：occurrence and risk factors［J］. Colorectal Dis，2010，12（4）：351-357.

［165］ZHENG H，GUO T，WU Y，et al. Rectovaginal fistula after low anterior resection in Chinese patients with colorectal cancer［J］. Oncotarget，2017，8（42）：73123-73132.

［166］WATANABE J，OTA M，KAWAGUCHI D，et al. Incidence and risk factors for rectovaginal fistula after low anterior resection for rectal cancer［J］. Int J Colorectal Dis，2015，30（12）：1659-1666.

［167］HUANG M J，YE D X，LIN Y，et al. A nomogram for predicting rectovaginal fistula after low anterior resection for rectal cancer［J］. Surg Today，2020，50（10）：1206-1212.

［168］RIVADENEIRA D E，RUFFO B，AMRANI S，et al. Rectovaginal fistulas：current surgical management［J］. Clin Colon Rectal Surg，2007，20（2）：96-101.

［169］SACLARIDES T J. Rectovaginal fistula［J］. Surg Clin North Am，2002，82（6）：1261-1272.

［170］顾晋，王林. 低位直肠癌术后直肠阴道瘘的诊断和治疗［J］. 中华外科杂志，2006，44（23）：1587-1591.

［171］EMOTO S，NOZAWA H，YONEYAMA S，et al. Rectovaginal fistula after low anterior resection for rectal cancer healed by nonoperative treatment［J］. Int J Surg Case Rep，2017，41：121-123.

［172］KONDO W，RIBEIRO R，TRIPPIA C H，et al. Spontaneous healing of a rectovaginal fistula developing after laparoscopic segmental bowel resection for ntestinal deep infiltrating endometriosis［J］. Case Rep Obstet Gynecol，2013，2013：837903.

［173］LAMAZZA A，FIORI E，SCHILLACI A，et al. Treatment of rectovaginal fistula after colorectal resection with endoscopic stenting：long-term results［J］. Colorectal Dis，

2015, 17(4): 356-360.

［174］SHIBATA M, MIZUGUCHI T, TAKEDA K, et al. Successful closure of a rectovaginal fistula following low anterior resection by endoscopic fibrin glue application［J］. Colorectal Dis, 1999, 1(1): 42-44.

［175］HIRAKI M, TANAKA T, KANAI T, et al. The treatment for refractory rectovaginal fistula after low anterior resection with estriol, polyglycolic acid sheets and primary closure: a case report［J］. Int J Surg Case Rep, 2020, 75: 483-487.

［176］ARTIFON E L A, SILVA G L R, FURUYA C K, et al. Endoscopic stent combined with endovaginal clipping for resolution of rectovaginal fistula after colorectal anastomotic dehiscence［J］. Gastrointest Endosc, 2015, 81(3): 759-760.

［177］VAN VLEDDER M G, DOORNEBOSCH P G, DE GRAAF E J R. Transanal endoscopic surgery for complications of prior rectal surgery［J］. Surg Endosc, 2016, 30(12): 5356-5363.

［178］WOO I T, PARK J S, CHOI G S, et al. Optimal strategies of rectovaginal fistula after rectal cancer surgery［J］. Ann Surg Treat Res, 2019, 97(3): 142-148.

［179］MAGGIORI L, BLANCHE J, HARNOY Y, et al. Redo-surgery by transanal colonic pull-through for failed anastomosis associated with chronic pelvic sepsis or rectovaginal fistula［J］. Int J Colorectal Dis, 2015, 30(4): 543-548.

［180］HEALD R J, HUSBAND E M, RYALL R D. The mesorectum in rectal cancer surgery: the clue to pelvic recurrence? ［J］. Br J Surg, 1982, 69(10): 613-616.

［181］KEARNEY D E, COFFEY J C. A randomized trial of laparoscopic versus open surgery for rectal cancer［J］. N Engl J Med, 2015, 373(2): 194.

［182］AUBERT M, MEGE D, PANIS Y. Total mesorectal excision for low and middle rectal cancer: laparoscopic versus transanal approach-a meta-analysis［J］. Surg Endosc, 2020, 34(9): 3908-3919.

［183］HOL J C, VAN OOSTENDORP S E, TUYNMAN J B, et al. Long-term oncological results after transanal total mesorectal excision for rectal carcinoma［J］. Tech Coloproctol, 2019, 23(9): 903-911.

［184］XU W, XU Z, CHENG H, et al. Comparison of short-term clinical outcomes between transanal and laparoscopic total mesorectal excision for the treatment of mid and low rectal cancer: a meta-analysis［J］. Eur J Surg Oncol, 2016, 42(12): 1841-1850.

［185］HASHIGUCHI Y, MURO K, SAITO Y, et al. Japanese Society for Cancer of the Colon and Rectum (JSCCR) guidelines 2019 for the treatment of colorectal cancer［J］. Int J Clin Oncol, 2020, 25(1): 1-42.

［186］TAFLAMPAS P, CHRISTODOULAKIS M, DEBREE E. Prognostic impact of inferior mesenteric artery lymph node metastasis in colorectal cancer［J］. Ann Surg Oncol, 2011, 18(Suppl 3): S235-S236.

［187］王廷豪, 洪清琦, 陈东汉, 等. 经肛腔镜部分内括约肌切除术治疗超低位直肠癌的应用价值［J］. 中华消化外科杂志, 2021, 20(10): 1098-1104.

［188］DINDO D, DEMARTINES N, CLAVIEN P A. Classification of surgical complications: a new proposal with evaluation in a cohort of 6336 patients and results of a survey[J]. Ann Surg, 2004, 240(2): 205-213.

[189] SACKS D, BAXTER B, CAMPBELL B C V, et al. Multisociety consensus quality improvement revised consensus statement for endovascular therapy of acute ischemic stroke[J]. Int J Stroke, 2018, 13(6): 612-632.

[190] 李杨, 任明扬, 张宏宇, 等. 经肛全直肠系膜切除术中困难或意外及术后并发症发生情况调查报告(一项基于全国性登记数据库的研究)[J]. 中国实用外科杂志, 2022, 42(11): 1260-1264.

[191] VÖLKEL V, SCHATZ S, DRAEGER T, et al. Transanal total mesorectal excision: short- and long-term results of the first hundred cases of a certified colorectal cancer center in Germany[J]. Surg Endosc, 2022, 36(2): 1172-1180.

[192] CAYCEDO-MARULANDA A, VERSCHOOR C P. Experience beyond the learning curve of transanal total mesorectal excision (taTME) and its effect on the incidence of anastomotic leak[J]. Tech Coloproctol, 2020, 24(4): 309-316.

[193] 许峰铭, 安勇博, 吴国聪, 等. 中低位直肠癌经肛全直肠系膜切除术后短期并发症分析[J]. 中华胃肠外科杂志, 2022, 25(3): 235-241.

[194] ALHANAFY M K, PARK S S, PARK S C, et al. Early experience with transanal total mesorectal excision compared with laparoscopic total mesorectal excision for rectal cancer: a propensity score-matched analysis[J]. Dis Colon Rectum, 2020, 63(11): 1500-1510.

[195] KIM C W, BAEK S J, HUR H, et al. Anastomotic leakage after low anterior resection for rectal cancer is different between minimally invasive surgery and open surgery[J]. Ann Surg, 2016, 263(1): 130-137.

[196] 顾磊, 安勇博, 任明扬, 等. 中国经肛全直肠系膜切除术后吻合口漏发生情况及其危险因素: 基于全国协作研究数据库的回顾性分析[J]. 中华胃肠外科杂志, 2021, 24(6): 505-512.

[197] SHIOMI A, ITO M, MAEDA K, et al. Effects of a diverting stoma on symptomatic anastomotic leakage after low anterior resection for rectal cancer: a propensity score matching analysis of 1014 consecutive patients[J]. J Am Coll Surg, 2015, 220(2): 186-194.

[198] 姚宏伟, 陈建志, 于刚, 等. 腹腔镜辅助经肛全直肠系膜切除术后并发症报告及吻合口漏危险因素分析: 一项全国性登记数据库研究[J]. 中华胃肠外科杂志, 2019, 22(3): 279-284.

[199] VAN DER PAS M H, HAGLIND E, CUESTA M A, et al. Laparoscopic versus open surgery for rectal cancer (COLOR Ⅱ): short-term outcomes of a randomised, phase 3 trial[J]. Lancet Oncol, 2013, 14(3): 210-218.

[200] 申占龙, 叶颖江, 谢启伟, 等. 经肛门微创手术在直肠肿瘤中的应用前景[J]. 中华胃肠外科志, 2015(5): 419-422.

[201] 李昊泽, 高加勒, 姚宏伟, 等. 经肛全直肠系膜切除术与腹腔镜全直肠系膜切除术后短期泌尿生殖系统功能研究现状[J]. 中华胃肠外科杂志, 2022, 25(6): 552-557.

［202］ENGEL J, KERR J, SCHLESINGER-RAAB A, et al. Quality of life in rectal cancer patients：a four-year prospective study［J］. Ann Surg, 2003, 238(2): 203-213.

［203］HAVENGA K, MAAS C P, DERUITER MC, et al. Avoiding long-term disturbance to bladder and sexual function in pelvic surgery, particularly with rectal cancer［J］. Semin Surg Oncol, 2000, 18(3): 235-243.

［204］JAYNE D G, BROWN J M, THORPE H, et al. Bladder and sexual function following resection for rectal cancer in a randomized clinical trial of laparoscopic versus open technique［J］. Br J Surg, 2005, 92(9): 1124-1132.

［205］HOMPES R, ASHRAF S Q, GOSSELINK M P, et al. Evaluation of quality of life and function at 1 year after transanal endoscopic microsurgery［J］. Colorectal Dis, 2015, 17(2): O54-O61.

［206］ROUANET P, MOURREGOT A, AZAR C C, et al. Transanal endoscopic proctectomy：an innovative procedure for difficult resection of rectal tumors in men with narrow pelvis［J］. Dis Colon Rectum, 2013, 56(4): 408-415.

［207］范雨诗, 杨邦翠, 任明扬. 经肛门全直肠系膜切除术后肛门功能评估现状及研究进展［J］. 中国普外基础与临床杂志, 2021, 28(6): 821-825.

［208］侯晓华. 消化道高分辨率测压图谱［M］. 北京: 科学出版社, 2014: 1-3.

［209］EMMERTSEN K J, LAURBERG S. Low anterior resection syndrome score：development and validation of a symptom-based scoring system for bowel dysfunction after low anterior resection for rectal cancer［J］. Ann Surg, 2012, 255(5): 922-928.

［210］MEYER R, ALCALAY M, JAMAL R, et al. Validation of the Wexner scale in a Hebrew-speaking population［J］. Int Urogynecol J, 2020, 31(12): 2583-2587.

［211］江滨. 论直肠癌保肛手术前后肛门结构和功能评估的重要性［J］. 中国肿瘤外科杂志, 2021, 13(2): 113-116.

［212］CHOI E P H, LAM C L K, CHIN W. Validation of the international prostate symptom score in Chinese males and females with lower urinary tract symptoms［J］. Health Qual Life Outcomes, 2014, 12: 1.

［213］ROSEN R, BROWN C, HEIMAN J, et al. The female sexual function index (FSFI): a multidimensional self-report instrument for the assessment of female sexual function［J］. J Sex Marital Ther, 2000, 26(2): 191-208.

［214］KRETSCHMER A, BISCHOFF R, CHALOUPKA M, et al. Health-related quality of life after open and robot-assisted radical prostatectomy in low- and intermediate-risk prostate cancer patients：a propensity score-matched analysis［J］. World J Urol, 2020, 38(12): 3075-3083.

［215］GUJRAL S, CONROY T, FLEISSNER C, et al. Assessing quality of life in patients with colorectal cancer：an update of the EORTC quality of life questionnaire［J］. Eur J Cancer, 2007, 43(10): 1564-1573.

［216］武爱文, 何国礼. 经肛全直肠系膜切除术并发症的预防与处理［J］. 中华消化外科杂志, 2019, 18(8): 741-746.

［217］BERTRAND M M, COLOMBO P E, ALSAID B, et al. Transanal endoscopic proctectomy and nerve injury risk: bottom to top surgical anatomy, key points[J]. Dis Colon Rectum, 2014, 57(9): 1145-1148.

[218] MARTIN-PEREZ B, ANDRADE-RIBEIRO G D, HUNTER L, et al. A systematic review of transanal minimally invasive surgery (TAMIS) from 2010 to 2013[J]. Tech Coloproctol, 2014, 18(9): 775-788.

[219] 中国医师协会外科医师分会经肛门全直肠系膜切除术专业委员会, 中国医师协会外科医师分会结直肠外科医师委员会, 中国经肛腔镜外科学院. 中国经肛腔镜手术专家共识(2019)[J]. 中华胃肠外科杂志, 2019, 22(6): 501 506.

[220] JAFARI M D, WEXNER S D, MARTZ J E, et al. Perfusion assessment in laparoscopic left-sided/anterior resection (PILLAR Ⅱ): a multi-institutional study[J]. J Am Coll Surg, 2015, 220(1): 82-92.

[221] MATZEL K E, STADELMAIER U, HOHENFELLNER M, et al. Electrical stimulation of sacral spinal nerves for treatment of faecal incontinence[J]. Lancet, 1995, 346(8983): 1124-1127.

[222] BYRNE C M, SOLOMON M J, YOUNG J M, et al. Biofeedback for fecal incontinence: short-term outcomes of 513 consecutive patients and predictors of successful treatment[J]. Dis Colon Rectum, 2007, 50(4): 417-427.

[223] 王申捷, 孙晶, 陆爱国. 直肠癌术后吻合口狭窄的病因分析及治疗进展[J]. 外科理论与实践, 2017, 22(2): 170-173.

[224] 尤俊, 王廷豪, 陈东汉, 等. 经肛全直肠系膜切除术的膜解剖特点与盆腔自主神经保护策略[J]. 中华胃肠外科杂志, 2021, 24(7): 593-598.

[225] 罗良弢. 腹腔镜直肠癌根治术中的神经保护[J]. 中华胃肠外科杂志, 2018, 21(5): 513.

[226] 申占龙, 叶颖江, 王杉. 直肠癌全直肠系膜切除术中盆腔植物神经的易损区域及保护[J]. 中华结直肠疾病电子杂志, 2018, 7(1): 8-11.

[227] LINDSEY I, GUY R J, WARREN B F, et al. Anatomy of Denonvilliers' fascia and pelvic nerves, impotence, and implications for the colorectal surgeon[J]. Br J Surg, 2000, 87(10): 1288-1299.

[228] 申占龙, 叶颖江, 赵龙, 等. 经肛全直肠系膜切除术的器官功能保护[J]. 中华胃肠外科杂志, 2019, 22(3): 224-227.

[229] LACY A M, ADELSDORFER C, DELGADO S, et al. Minilaparoscopy-assisted transrectal low anterior resection (LAR): a preliminary study[J]. Surg Endosc, 2013, 27(1): 339-346.

[230] LINDSEY I, MORTENSEN N J M. Iatrogenic impotence and rectal dissection[J]. Br J Surg, 2002, 89(12): 1493-1494.

[231] 江志伟, 李宁. 结直肠手术应用加速康复外科中国专家共识(2015 版)[J]. 中国实用外科杂志, 2015, 35(8): 841-843.

[232] 马晶晶, 朱晓萍. 低位直肠癌保肛术后康复影响因素的研究进展[J]. 中华结直肠疾病电子杂志, 2021, 10(5): 556-560.

[233] 中华医学会肠外肠内营养学分会, 中国医药教育协会加速康复外科专业委员会. 加速

康复外科围术期营养支持中国专家共识（2019 版）［J］. 中华消化外科杂志, 2019, 18（10）: 897-902.

［234］余可欣, 罗绰, 汪晓东, 等. 直肠癌术后肛门功能康复的研究进展［J］. 中华结直肠疾病电子杂志, 2021, 10(3): 298-301.

［235］KINUGASA Y, MURAKAMI G, SUZUKI D, et al. Histological identification of fascial structures posterolateral to the rectum［J］. Br J Surg, 2007, 94(5): 620-626.

［236］池畔. 基于膜解剖的腹腔镜与机器人结直肠肿瘤手术学［M］. 北京: 人民卫生出版社, 2019.

［237］ATALLAH S. Transanal minimally invasive surgery（TAMIS）and transanal total mesorectal excision（taTME）［M］. Cham: Springer, 2019.

［238］STELZNER S, HEINZE T, NIKOLOUZAKIS T K, et al. Perirectal fascial anatomy: new insights into an old problem［J］. Dis Colon Rectum, 2021, 64(1): 91-102.

附录 腔镜辅助监视在腹会阴联合切除术中的应用

腹会阴联合切除术（abdominoperineal resection，APR）作为直肠癌根治性手术的经典方式之一，是无法进行保肛手术患者的最终选择。传统 APR 的经会阴操作部分通常是在肉眼直视下进行。随着切除范围的深入，这种手术方式所获得的术野将逐渐变差，这种劣势在某些肥胖患者或盆腔狭小的患者中尤为明显。在术野不良的情况下进行 APR 往往伴随较高的手术风险，极易导致男性尿道或女性阴道损伤，甚至直肠破裂。

APR 的手术体位通常采用截石位，在分离直肠前壁时，术野的显露尤为困难。因此，某些医院在完成腹腔操作部分后，会将患者体位更换为折刀位，以获得更好的术野。即便如此，相对于腔镜下放大的术野而言，直视下的手术更依赖于主刀的经验与直觉。

有学者将 TAMIS 平台应用于 APR 中。TAMIS-APR 手术具有术野显露良好的特点，尤其在分离直肠前壁时优势尤为突出。然而，该方法也存在一些缺点，包括操作平台不易固定、气密性较差，以及主刀缺乏足够的触觉反馈。这项技术在临床使用中仍需要进一步改进。总体而言，该方法术野显露良好，不改变传统手术操作方式，学习曲线较短，易于掌握，具有一定优势。

一、手术步骤

手术步骤与开放操作基本一致，操作简便，易于推广。一般采用 Lone Star 盘状拉钩来协助显露术野，并在腔镜监视下进行无气腹操作，可发挥腔镜的放大作用，使解剖更为精细。术中采用倒镜法辅助显露直肠前壁的术野，同时保留主刀的手术触感，从而增加手术的安全性。

患者体位采用截石位。首先，在直视下切开皮肤与皮下组织，并用 Lone Star 盘状拉钩拉开切缘皮肤（附图 1）。然后，在腔镜监视下进行坐骨直肠窝内的淋巴脂肪组织切除（附图 2）。进一步获得手术空间后，重新调整 Lone Star 盘状拉钩的位置，继续深入拉开深部组织以显露术野（附图 3）。

显露肛提肌，于尾骨尖前方切断肛尾韧带（附图 4），进入肛提肌上间隙，与腹组会合。围绕直肠周围间隙，逐步从后向前切开肛提肌（附图 5、附图 6）。在肿瘤侧，可适当多切除肛提肌以获得安全切缘，同时肿瘤对侧应多保留肛提肌，以利术后创面修复。在操作过程中，需注意两侧肛门血管的离断与止血。

直肠前壁的操作是 APR 会阴组手术的重点和难点，也是腔镜辅助监视 APR 的优势所在。通常将直肠前壁的分离操作留在最后进行，主要原因是直肠后壁和侧壁经过充分游离后，直肠受重力作用向后方下坠，对直肠前壁形成牵拉作用。此时，直肠尿道肌（女性为直肠阴道肌）在腔镜的放大作用下可以清晰显露，表现为放射状走行的肌肉纤维。在腔镜放大术野下，可精准离断直肠尿道肌，最大程度保护尿道或阴道，避免尿道损伤与阴道穿孔的发生（附图 7、附视频 1、附视频 2）。

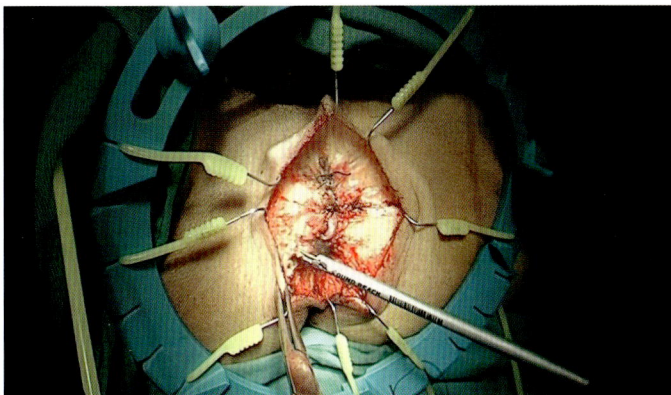

附图 1　直视下切开皮肤、皮下组织，Lone Star 盘状拉钩拉开切缘皮肤

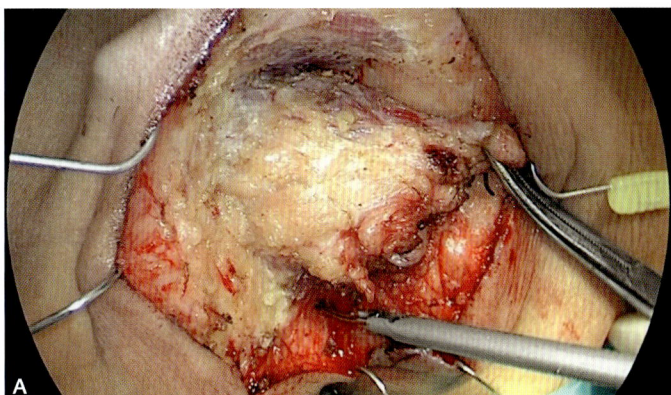

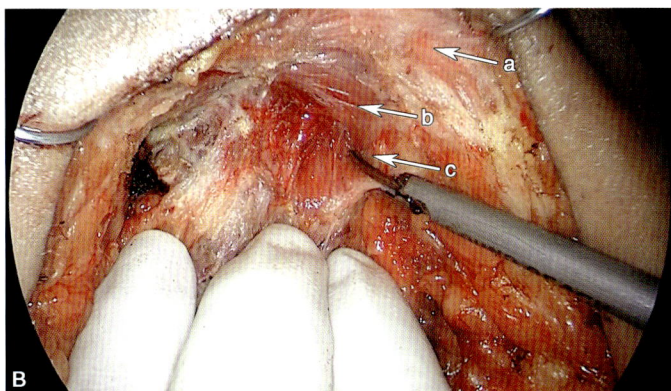

a. 会阴浅横肌；b. 球海绵体肌；c. 肛提肌。

附图 2　进一步切除坐骨直肠窝脂肪淋巴组织并显露肛提肌
A. 切除坐骨直肠窝内的脂肪淋巴组织；B. 显露肛提肌。

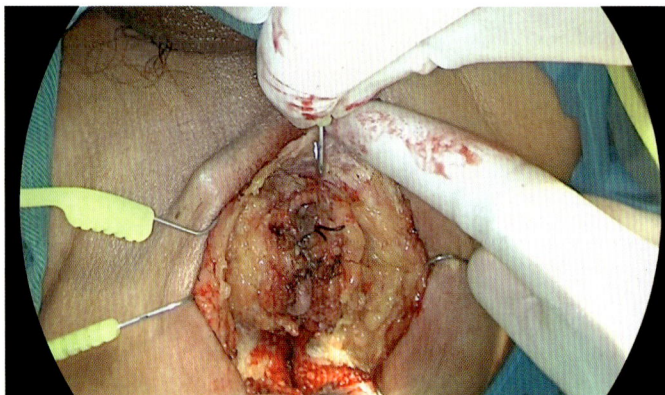

附图 3　Lone Star 盘状拉钩深入拉开深部组织以显露术野

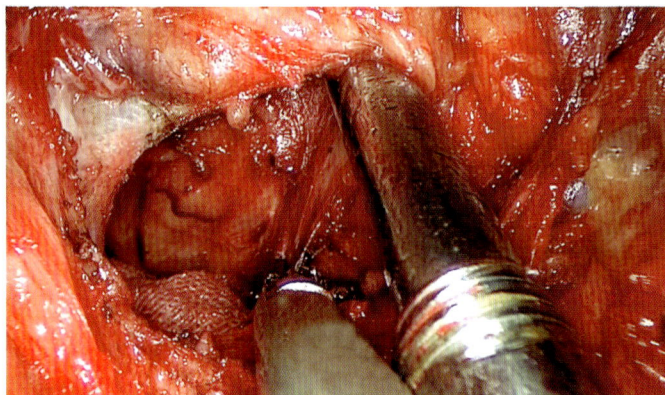

附图 4　以尾骨尖为指引切开肛尾韧带，进入肛提肌上间隙

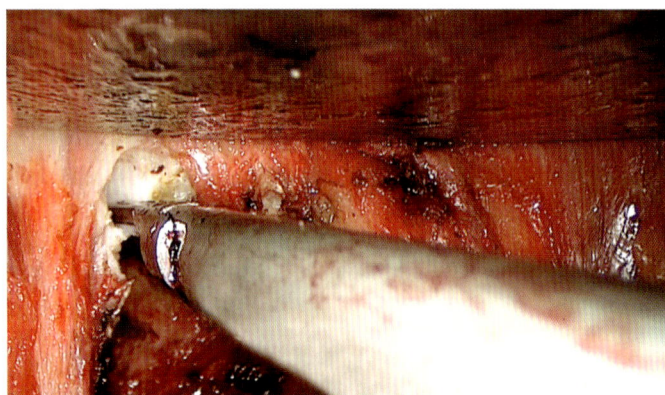

附图 5　腔镜监视下离断右侧肛提肌

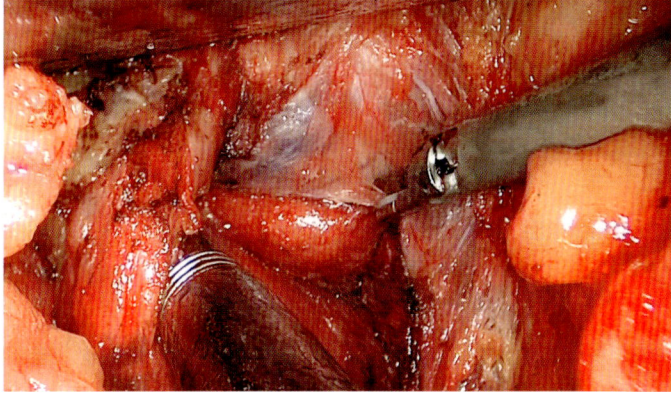

附图 6　腔镜监视下离断左侧肛提肌

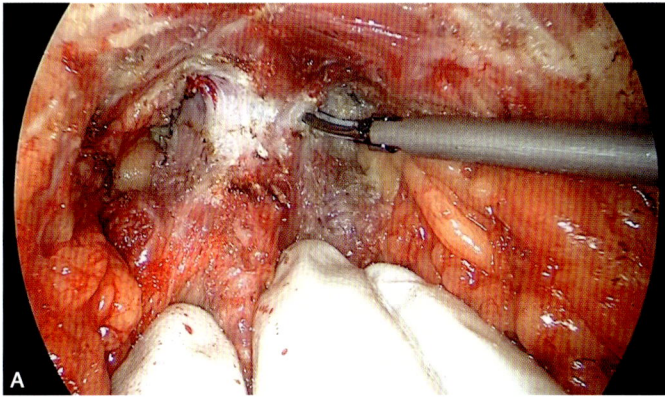

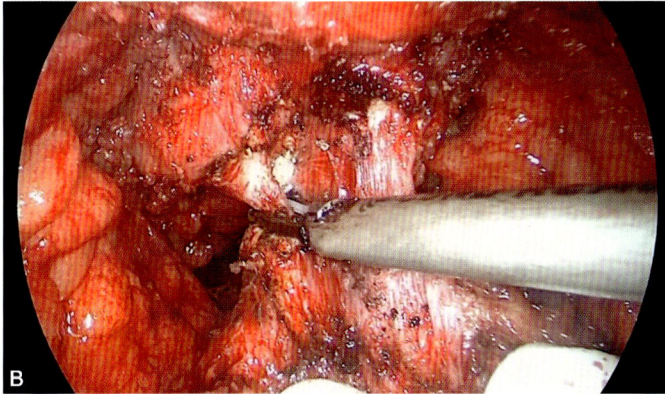

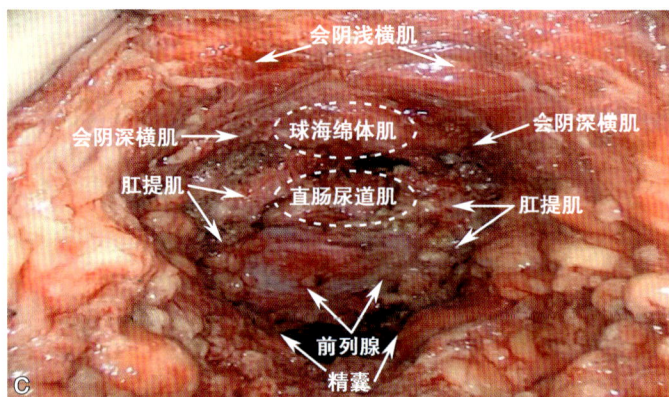

附图 7　腔镜监视下清晰显示并离断直肠尿道肌纤维及两侧耻骨直肠肌纤维

A.腔镜监视下显露直肠尿道肌纤维的手术图；B.腔镜监视下离断直肠尿道肌纤维的手术图；C.移除标本后，腔镜监视下手术创面及解剖标志图。

附视频 1　腹腔镜辅助腹会阴联合切除术（一）

附视频 2　腹腔镜辅助腹会阴联合切除术（二）

二、小结

相较于传统 APR 会阴组在直视下操作，该方法术野显露良好，不改变传统手术操作方式，学习曲线较短，易于掌握，具有一定优势。

（余荒岛　尤　俊）